药品监管科学系列丛书

Comparative Study on
International Drug Regulatory Models

国际药品监管模式对比研究

刘佐仁　陈　旻　李杨玲　编著

化学工业出版社

·北京·

内容简介

《国际药品监管模式对比研究》在新公共管理理论的基础上引入G管理模式的IOS模型，以政府监管理念、结构和方法三个维度为基本框架，对美国、欧盟、日本和中国的药品、医疗器械和化妆品监管模式类型和监管强度进行比较分析，以期为我国药品监管创新奠定基础。

全书共五章，其中第一章是监管模式对比研究概述；第二至四章为各论部分，分别从基本概念、监管范围、监管理念、系统结构和监管方法等模式现状入手，对美国、欧盟、日本和中国的药品、医疗器械和化妆品监管模式进行深度研究和对比分析，并总结归纳各监管方法、监管时机、监管强度的监管创新优势；第五章则是基于对比分析的结论，结合我国药品监管的发展现状，在理念、结构和方法三个维度的框架下，分别对药品、医疗器械和化妆品的监管提出创新监管建议。

《国际药品监管模式对比研究》可作为高等院校药事管理等药学类专业开设药品监管科学课程的参考教材，也可作为从事药事管理、药品监管等相关方向的从业人员的参考书。

图书在版编目（CIP）数据

国际药品监管模式对比研究 / 刘佐仁，陈旻，李杨玲编著. -- 北京 : 化学工业出版社，2024. 8. -- ISBN 978-7-122-46602-0

Ⅰ. R954

中国国家版本馆 CIP 数据核字第 2024E0G167 号

责任编辑：褚红喜　　　　文字编辑：马学瑞
责任校对：李雨晴　　　　装帧设计：刘丽华

出版发行：化学工业出版社
(北京市东城区青年湖南街 13 号　邮政编码 100011)
印　　装：中煤（北京）印务有限公司
787mm×1092mm　1/16　印张 19½　字数 395 千字
2025 年 1 月北京第 1 版第 1 次印刷

购书咨询：010-64518888　　　　售后服务：010-64518899
网　　址：http://www.cip.com.cn
凡购买本书，如有缺损质量问题，本社销售中心负责调换。

定　　价：98.00 元　　

前言

为进一步加强药品（含医疗器械、化妆品，下同）监管创新，贯彻落实国家药品监督管理局坚持药品监管科学化、法制化、国际化、现代化的发展要求，广东省药品监督管理局（简称省局）于 2020 年启动了药品监管体系和监管能力现代化综合改革（简称药品监管综合改革）。“他山之石，可以攻玉”，立足国情，对标国际通行规则，借鉴国际先进经验是实现药品监管能力现代化的有效途径。

为此，省局委托广东药科大学开展国际药品监管模式研究课题，广东药科大学高度重视，组织了专业团队，对国际上药品产业发达国家和地区的药品监管模式进行对比分析，并结合中国药品监管实际，提出药品监管模式创新的相关建议。经过两年多的反复研究、修改，我们编写了本书。

本书共五章，第一章是监管模式对比研究概述，界定了核心概念、研究理论和分析框架；第二至四章围绕药品、医疗器械和化妆品领域，从监管理念、监管结构和监管方法三个维度对美国、欧盟、日本和中国的药品监管模式进行了比较分析；第五章根据分析结果分别提出了相应的创新监管建议。（注：本书收集的欧盟资料是英国“脱欧”前的内容。）

本书由刘佐仁负责全书统筹撰写及第一章、第四章和第五章的核对与校稿，陈旻负责第二章内容核对和校稿，李杨玲负责第三章内容核对和校稿。在编写过程中，得到了广东省药品监督管理局相关领导的指导和支持，特别是原二级巡视员谢志洁的悉心指导，对办公室副主任程朝辉及原创新办邢立镛、陈坚生、苟强的无私奉献，在此表示衷心感谢。在资料收集和书稿完成过程中，广东药科大学药学院临床药学与药事管理系徐梦丹副教授和王怡老师及药事管理研究团队王含贞、曹爔、余清雅、吴亦凡、吴闻雨、陈雪莹、黄浩婷、杨雨曼、陈子婷、何俊瑶等同学做了大量的具体工作，在此一并致谢。

由于时间仓促，加之篇幅有限，本书不足之处在所难免，恳请读者批评指正。

编委会

2024 年 8 月

目录

第一章
监管模式对比研究概述

第一节 研究背景

药品（含医疗器械、化妆品，下同）是与人类生命和健康息息相关的特殊商品，对药品实施有效监管，关系到公众生命健康权益的维护和保障。多年来，中国政府不断建立健全药品安全监管体制，完善药品安全监管技术支撑体系和药品安全监管法律法规体系，为药品安全监管提供法制和技术保障。从我国国情出发，借鉴国际先进经验，构建药品监管创新模式，适应我国治理体系和治理能力现代化的需要。

《国务院办公厅关于全面加强药品监管能力建设的实施意见》（国办发〔2021〕16 号）中第十八条指出：提升监管国际化水平。适应药品监管全球化需要，深入参与国际监管协调机制，积极参与国际规则制定。加强与主要贸易国和地区、“一带一路”重点国家和地区的药品监管交流合作。以重点产品、重点领域为突破口，推动实现监管互认。借鉴国际经验，健全国家药品监管质量管理体系，鼓励地方药品监管能力和水平提档升级，推动京津冀、粤港澳大湾区、长三角等区域药品监管能力率先达到国际先进水平。

第二节 研究内容

本书在对国内药品监管模式的监管理念、监管系统结构和监管方法进行深入研究的基础上，考察国内现阶段药品监管需求；并且对国外监管模式进行深度研究，借鉴国外药品监管模式演变进程中的先进经验；充分结合我国的实际国情进行分析，对我国药品监管模式创新改革提出了新方向和建议，为构建符合要求的药品监管创新模式框架提供思路。

本书第一章是研究概述，提出国际药品监管模式的研究背景和研究意义，并对国内外相关研究情况进行阐述，构建药品监管模式的分析框架；第二章从药品监管基本概念及监管范围、监管理念、监管系统结构、监管方法几个方面对美国、欧盟、日本和中国的药品监管模式进行比较分析，同时对不同时间维度药品监管模式的演进进行了分析；第三章对医疗器械监管模式进行比较分析；第四章比较分析化妆品的监管模式；第五章根据分析结果分别提出了药品、医疗器械和化妆品的监管建议。本书逻辑框架如图 1-1 所示。

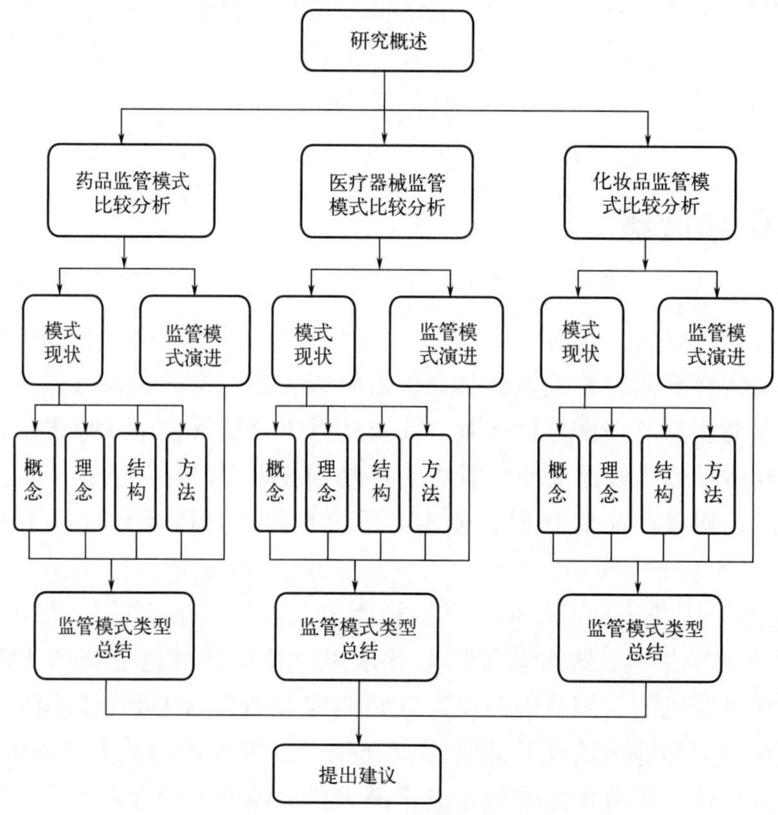

图 1-1 本书基本逻辑图

第三节 研究框架

一、核心概念

（一）模式

模式研究❶，是学术界关注的一个热点问题。值得注意的是，许多关于模式的研究似乎直接将模式作为一个给定的概念加以应用，而没有深入探讨模式本身的概

❶ 孙忠良. 中国现代化模式的政治维度[M]. 北京：九州出版社，2016.

念、内涵及其特征。那么，到底什么是模式呢？这个问题如果没有回答清楚，那么关于模式的相关研究也就自然而然变得杂乱无章了。

“模式”一词，指涉的范围很广。在《辞海》中其被解释为“作为范本、模本的式样”。作为术语时，不同学科对于模式的解读也不尽相同。模式的概念最早可能来自社会学和心理学。在社会学理论中，模式通常是指一种研究自然现象或社会现象的理论图式和解释方案，同时也是一种思想体系和思维方式，例如进化模式、结构功能模式等。在心理学理论中，模式通常被理解为一种心理图像或认识结构，例如瑞士心理学家让·皮亚杰提出的关于儿童认识发展过程中的认知结构和“基模”的概念。在经济学理论中，模式通常是指一种理论性架构，指一种经济体制的结构以及运行的方式，描摹现实经济中的一些特定关系，例如东欧的经济发展模式、中国的社会主义市场经济模式等。在建筑学理论中，美国著名的建筑师克里斯托弗·亚历山大对模式的经典定义是：每个模式都描述了一个不断出现的问题，以及该问题的解决方案。通过这种方式，你可以无数次使用那些屡试不爽的解决方案，无须每次都“重新发明汽车的轮子”。

提到模式，人们首先想到的是模型、模本、示范或样板。在某种意义上，模式似乎就是模型化、固定化、规范化的代名词。而实际上，模式并不是一个僵化的概念，它有一个随着实践的发展不断演化变迁的过程，这个过程是长期的，是渐进的，也是独特的。从理论的研究角度来看，模式是一种分析问题的框架，是解决某类问题的方法论。因此，模式通常是一种得到很好研究的范例。从实践的研究角度来看，模式是解决某一类问题的具体操作方案。因此，模式蕴含了在特定条件下解决某类问题方案的内在含义和本质结构。❶ 简单地说，模式可以被理解为一种结构，即各个组成部分之间的排列和搭配，或者各个组成部分之间的安排、组合和相互关系。结构不同，模式也就各异。以西方国家为例，尽管都以私有制和市场经济为基础，可谓属性相同，但由于结构有异，例如政府作用、市场开放程度、政治运作方式以及经济管理方式等有所不同，便也呈现出较大的差异性，形成了不同的模式，如英美模式、日本模式、德国模式、瑞典模式等。结构一旦形成便具有长期性和稳定性，但同时结构也呈现动态变化，它以其内外部条件的发展变化为转移，并不是静止不变的。因此，各种模式均有一套自我发展、运行和调节的机制，根据不同的形势不断进行调整与适应，以求最大限度地发挥作用，它也不是固定僵化、一成不变的。从本质上说，模式是一种最佳结构的创造，它有助于形成一个解决特定问题的最佳方案，因此一般来说，模式都具有一定的学习价值和典型的意义。

（二）监管与管理

1. 监管

“监管”一词是本书的核心概念之一，它是由英文“regulation”翻译而来。英

---

❶ 李晓庆，郑先友. 浅析亚历山大“模式语言”的现实意义[J]. 工程与建设，2006，20（6）：714～716.

文词典中对 regulate 的解释主要包括两方面：一是（以规章制度）控制或管理（某事物）；二是调校，校准（仪器机械等），控制（速度、压力等）。“regulation”作为名词词性的解释：一是管理、调校、校准、调节、控制；二是用作复数时为规章、规则、法规、条例。[1] 可见英文 regulation 的基本含义为通过一定的规则对事物进行调节和控制，以达到正常运转的状态。

监管问题在经济学、法学和政治学领域中受到广泛研究，在这些专业领域，监管一词的含义不同于一般意义上的监管。

(1) 经济学对监管理论的研究

主要集中于对某些产业的价格决定、市场进入、服务质量等的控制上。《新帕尔格雷夫经济学大辞典》中将“regulation”翻译为“管制”，有两种解释。一是罗伯特·博耶（Robert Boyer）的观点，“管制”这个术语是指国家以经济管理的名义进行干预，而它的反义词“放松管制”（或称“放松规章限制”）的使用更为广泛。在经济政策领域，按照凯恩斯（Keynes）主义的概念，管制是指通过一些反周期的预算或货币干预手段对宏观经济活动进行调节[2]。二是斯蒂芬·布雷耶尔（Stephen Breyer）和保罗·W. 麦卡沃伊（Paul W. Mac Avoy）认为，“管制，尤其在美国，指的是政府为控制企业的价格、销售和生产决策而采取的各种行动，政府公开宣布这些行动是要努力制止不充分重视‘社会利益’的私人决策”，“这些管制活动涉及这样一类机构、委员会或管理局，它们：①含有政府官僚；②在与私营部门相对立的关系中运转”[2]。在经济学领域，卡恩（Kahn）教授和斯蒂格勒（Stigler）对监管都有很具影响力的界定，卡恩（Kahn）教授认为，“监管的本质是以政府命令作为一种基本的制度手段来代替市场的竞争机制，以期获得良好的经济绩效”[3]，针对公共事业，“监管是对该种产业结构及其经济绩效的主要方面的直接政府规定，比如进入控制、价格决定、服务条件及质量的规定，以及在合理条件下服务所有的客户时应尽义务的规定”[3]。美国经济学家斯蒂格勒（Stigler）认为管制是产业所需并主要为其利益所设计和操作的。在他看来，管制是国家强制权力的运用。[4]

(2) 法学对监管理论的研究

主要集中于涉及对经济活动进行监管的规则体系及其执行、监管权力的正当性及对其的控制等。《牛津法律大辞典》中“regulation”的解释为“规范，规则，法规，条例。它在广义上指任何旨在规范行为的法律规定，而它通常指政府各部门按照法定权力所发布的各种从属性法律”。“regulatory agency”解释为“管理机构，

---

[1] 霍恩比. 牛津高阶英汉双解词典. [M]. 4 版. 北京：商务印书馆，1997：1259.

[2] 约翰·伊特韦尔，默里·米尔盖特，彼得·纽曼. 新帕尔格雷夫经济学大辞典：第 4 卷[M]. 北京：经济科学出版社，1996：137.

[3] Alfred. E. Kahn. The Economics of Regulation：Principles and Institutions[M]. Cambridge：The MIT Press，1988.

[4] 丹尼尔·F. 史普博. 管制与市场[M]. 余晖，何帆，钱家骏，等译. 上海：格致出版社，2008：29.

美国的准司法性政府委员会，职能是管理一个特定的经济领域，制定规章并予以执行，以及裁决被指控违反其规章的案件。第一个管理机构是管理铁路的州际商业委员会。它规定了合理的地方税，颁发许可证，制止歧视性惯例，颁布规则，使国会关于其主管事项的政策付诸实施。其他的还包括联邦贸易委员会（1914），联邦动力委员会（1930），联邦通讯委员会（1934），证券交易委员会（1934）以及民用航空委员会（1940）”❶。《布莱克法律词典》对“regulate”的解释为“国会授予的监管商业的权力，它是制定规则或条件的权力，通过遵守这些规则或执行这些条件以决定什么情况下免除义务，什么情况下应课以义务或其他税收。这个权力也包括在它的控制下所有的工具和手段，通过这些工具商业能够顺利进行，通过这些手段可以扶持和鼓励商业”。“regulation”是指“监管的行为；为管理而制定的规则或命令；监管的原则；（法律中的）令状”❷。英国曼彻斯特大学法学教授安东尼·奥格斯（Anthony I. Ogus）提出工业化社会存在两类经济组织体系间的紧张关系：第一类为市场体系，私人、私营经济组织可以自由地追求各自的经济目标，只受到一些基本的限制；第二类是社群体系，国家寻求指导或鼓励那些如果没有国家干预就不会发生的经济活动。而“规制”这个概念就是用来指称支撑社群体系的法律。❸

(3) 政治学对监管理论的研究

政治学将监管界定为针对私人行为进行控制以达到公共目的的公共行政决策。米尼克（Mitnick）对监管的定义是：“管制是针对私人行为的公共行政政策，它是从公共利益出发而制定的规则。”❹ 还有学者将监管界定为“公共机构针对社会共同体认为重要的活动所施加的持续且集中的控制”❺。政治学注重研究监管决策形成过程中公众、国会、监管机构、被监管者等利益团体的博弈以及决策实施与监督。里普莱（Ripley）和弗兰克林（Franklin）就将政策的实施过程概括为：“作为美国政治之核心的讨价还价是发生在政策实施阶段的。”他们声称：“在美国，有人也假定，在政策的每个阶段，许多团体和个人都会有办法接近政策制定者及政策实施者，从而努力对后者做什么以及如何做施加影响。”❻

由于不同学科之间的特点和研究侧重点不同，它们对于监管的界定呈现出不同的表述，但它们的基本内涵具有一致性：以市场经济为背景，公共性质的组织或机构运用一定的规则对市场经济主体和活动进行干预和控制，目的是解决市场失灵。在基本内涵的基础上，监管的具体范围依理论研究的需要而有所差异。

---

❶ 戴维·M. 沃克. 牛津法律大辞典[M]. 李双元，译. 北京：法律出版社，2003：954.

❷ Henry Campbell Black. Black's Law Dictionary[M]. St. Paul：West Publishing，1891：1009.

❸ 安东尼·奥格斯. 规制：法律形式与经济学理论[M]. 骆梅英，译. 北京：中国人民大学出版社，2008：1-2.

❹ 丹尼尔·F. 史普博. 管制与市场[M]. 余晖，何帆，钱家骏，等译. 上海：格致出版社，2008：37.

❺ P. Selznick. Focusing organizational research on regulation[C]. R. G. Noll. Regulatory policy and the social sciences. Berkeley：University of California Press，1985：363-367.

❻ 丹尼尔·F. 史普博. 管制与市场[M]. 余晖，何帆，钱家骏，等译. 上海：格致出版社，2008：38，79.

至此，我们对监管定义如下：监管是政府行政机构在市场机制的框架内，为矫正市场失灵，依据有关法律、规章，通过各种行政手段（包括裁决、许可、政策等），对市场主体的经济活动以及伴随其经济活动而产生的社会问题进行的微观层面上的控制和干预活动。[1]

2. 管理

“管理”一词含义较广，不同的学者从不同的角度解释了这一概念。英文的管理“manage”一词源于意大利文“maneggiare”，原意为“训练马匹”及“处理”。从中国汉字字义上理解，管理就是管辖和处理，即管人和理事。管辖指权限，处理则是在权限内行使职权。按照《世界大百科全书》的解释，“管理就是对工商企业、政府机关、人民团体，以及其他各种组织的一切活动的指导。它的目的是要使每一行为或决策有助于实现既定的目标”。

古典管理学家、科学管理的奠基人泰勒（Frederick W. Taylor，1911）认为，“管理就是确切地了解你希望工人干什么，然后设法使他们用最好、最节约的方法完成它”。古典管理理论代表人之一亨利·法约尔（Henri Fayol，1916）认为，“管理，就是实行计划、组织、指挥、协调和控制”。美国洛杉矶加州大学教授哈罗德·孔茨（Harold Koontz，1955）在其名著《管理学》中指出：“人们活动的领域或许没有比管理更为重要的了，因为在不同类型的企业中，各级管理者都担负着创造和保持一种使人们在群体中相互配合工作的环境的职责，从而达成精心选择的任务的目标。”诺贝尔经济学奖得主、决策学派创始人之一赫伯特·西蒙（Herbert A. Simon，1960）在他的著作《管理决策新科学》中认为，“管理就是决策”。在西蒙教授看来，管理者所做的一切工作归根结底是在面对现实与未来，面对环境与员工时不断地做出各种决策，使组织的一切都可以不断运行下去，直到获得满意的结果，实现令人满意的目标要求。1996 年，罗宾斯（Robbins）和库尔塔（Coultar）对管理下的定义是：“管理这一术语指的是和其他人一起并且通过其他人来切实有效完成活动的过程。”

我国的一些管理学教材中也给管理下了定义。如周三多教授认为，“管理是社会组织中，为了实现预期的目标，以人为中心进行的协调活动”。芮明杰教授认为，“管理是对组织的资源进行有效整合以达到既定目标与责任的动态创造性活动”。杨文士教授则认为，“管理是指一定组织中的管理者，通过实施计划、组织、人员配备、指挥与领导、控制等职能来协调他人的活动，使别人和自己一起来实现既定目标的活动过程”。

由此我们认为，管理是管理者设计和保持良好的环境，组织团队科学高效地利用资源以实现组织目标的过程。[2]

---

[1] 王蕾. 政府监管政策绩效评估研究[M]. 北京：首都经济贸易大学出版社，2012.

[2] 尤利群. 管理学[M]. 杭州：浙江大学出版社，2019.

(1) 管理职能

它是指任何管理者必须做的基本工作或基本步骤。20 世纪初，法国工业家亨利·法约尔第一次提出了管理的五种职能：计划（plan）、组织（organize）、指挥（command）、协调（coordinate）和控制（control）。到 20 世纪 70 年代后，五种职能简化为四种职能：计划、组织、领导、控制，循序完成，并形成周而复始的循环，最后实现组织的目标。其中每项职能之间是相互联系、相互作用的。

计划是为实现组织既定目标而对未来的行动进行规划和安排的工作过程。人们从事一项活动之前，首先要制订计划，这是进行管理的前提，是整个管理过程的依据。

计划的基本要求是目标正确、指标可行、全面兼顾、重点突出、分工落实，计划要留有余地，其核心问题是明确“做什么”。

组织职能是管理的主要职能之一，是保证决策目标的有效实现而进行的管理活动。它包括两方面的含义：一是为保证目标实现进行的组织结构设计，即组织结构和表现形式；二是组织实施，即把人、财、物、时间、信息等资源进行有效配置。人员管理是其中最重要的内容，它包括对各种人员进行恰当而有效的选择、培训以及考评，把合适的人员配备到组织机构各岗位中去，以保证组织活动的正常进行，进而实现组织既定目标。

组织职能的核心问题是解决“怎么做”“谁去做”的问题。

领导就是对组织内每名成员和全体成员的行为进行引导和施加影响的活动过程，其目的在于使个体和群体能够自觉自愿而有信心地为实现组织既定目标而努力。领导所涉及的是主管人员与下属之间的相互关系，它是一种行为活动，如管理者激励他的下属、指导下属的行动、选择最有效的沟通途径或解决组织成员间的纷争等。领导职能有两个要点：一是努力搞好组织的工作；二是努力满足组织成员的个人需要。领导工作的核心和难点是调动组织成员的积极性，它需要领导者运用科学的激励理论和合适的领导方式。目前已形成了专门的领导科学，成为管理科学的一个新分支。

领导职能的核心问题是“如何培养下属、激励下属积极性”，即“怎么管”。

控制职能是指管理人员为了保证实际工作与计划一致而进行的各种管理活动。包括根据计划标准，检查和监督各部分、各环节的工作，预测工作结果与计划要求之间是否存在偏差，如果存在偏差则要分析偏差产生的原因以及偏差产生后对业务活动的影响程度。在此基础上，如有必要，还要针对原因制订并实施纠正偏差的措施，以确保计划活动的顺利进行和计划目标的有效实现。

控制工作是一个连续不断的、反复发生的过程，其目的在于保证组织实际的活动及其成果同预期目标相一致。控制职能包括三种形式：事前控制、事中控制、事后控制。

控制职能的核心问题是“明确标准、监督检查”。在实际工作中，管理者只有每天花一定的时间和精力对下属的工作进行监督检查，才能取得较好的管理效果，并且控制职能的履行情况在一定程度上可以体现出管理者的工作态度与作风。

上述四大职能是相互联系、相互制约的，其中计划是管理的首要职能，是组织、领导和控制职能的依据；组织、领导和控制职能是有效管理的重要环节和必要手段，是计划得以顺利实施的保障。计划是前提，组织与领导是保障，控制是关键。只有统一协调这四个方面，使之形成前后关联、连续一致的管理活动整体过程，才能保证管理工作的顺利进行和组织目标的完满实现。

由此我们可以知道，监督检查是管理职能中的控制部分。

(2) 管理的种类

管理的种类有很多，除了商业管理，还有行政管理、经济管理、社会管理、城市管理、卫生管理等。

① 企业管理❶　是对企业生产经营活动进行计划、组织、指挥、协调和控制等一系列活动的总称，是社会化大生产的客观要求。

企业管理的目的是尽可能利用企业的人力、物力、财力、信息等资源，实现“多、快、好、省”的目标，取得最大的投入产出率。

② 工商管理❷　是我们经济生活中常见的一个概念，它实际上指的是企业管理，即一个企业为了追求最大利润对其自身经营活动的计划、组织、协调和控制。企业管理的主体是某个企业的经营管理者，管理的对象是某个企业的生产经营活动，管理的目标是实现利润最大化。

③ 工商行政管理　是指国家为了建立和维护市场秩序，通过市场监督管理和行政执法机关，依法对市场经营主体及其经营行为的监督管理。工商行政管理是政府对市场的监督管理系统的重要组成部分。

为了更好地阐明工商行政管理这一概念的含义，我们需要明确以下几点。

a. 工商行政管理是我国国民经济管理工作中的一个特有概念，是新中国成立以后，在工商行政管理工作实践中逐步形成的有特定含义的概念。

b. 工商行政管理的主体是政府及其授权机构。工商行政管理与工商管理是有着根本区别的。工商行政管理并不是工商企业管理，也不能简单理解为对工商企业的管理。任何一个企业的行为都可分为市场行为和内部行为。企业的市场行为主要包括：购买行为，如购买原材料、机器、设备，筹措资金，招收、聘用劳动力等；销售行为，如销售产品和服务、为产品和服务项目定价；投资行为，如投资建设工厂，收购和兼并企业，购买专利、商标等无形资产等。在这些市场行为中，都会涉及合同、商标、广告等方面的问题，都会涉及和其他企业之间的竞争关系，也会涉及消费者的利益。而企业的内部行为很多，包括生产管理、设备管理、人力资源管理、财务管理、技术管理等。工商行政管理并不涉及企业的内部管理，而是企业的

---

❶ 黄勇，蔡静霞，周海娟. 现代工商企业管理[M]. 西安：西安交通大学出版社，2014.

❷ 叶光林. 工商行政监督执法与数字工商建设规划指导[M]. 北京：经济日报出版社，2013.

市场行为。同时，更应明确，工商行政管理的范围包括所有行业的企业或其他经营主体，不仅仅是工业企业和商业企业。

c. 工商行政管理是政府的经济管理体系的组成部分。在社会主义市场经济体制下，政府对经济活动的管理是多方面的、多层次的，政府经济管理是一个复杂的系统，包括宏观经济的调控、重要产业的规划与调控、经济活动的监督以及经济管理体制的协调等许多方面。工商行政管理从性质上看，属于政府对经济活动的监督系统的重要组成部分。从这个意义上说，工商行政管理和一般的行政管理也有着很大的区别。工商行政管理的手段之一是行政手段，但并不是一般的行政管理。从狭义上看，行政管理指的是政府对社会事务和自身事务的管理活动，它包括的范围十分广泛，涉及政府行政系统对国家政治、经济和社会事务进行管理的全部活动，例如外交、国防、公安、经济、文化、教育、科技等，还包括对行政机构自身事务的管理，即所谓的机关管理。从广义上看，行政管理也可以说是公共管理，包括对政府事务和非营利组织的管理。可见，工商行政管理与行政管理既有区别又有联系。工商行政管理和行政管理的主体都是政府或都有政府，这是二者的共同点。二者的不同之处在于工商行政管理只是行政管理的一个组成部分。工商行政管理一般来说也不包括对工商行政机构自身事务的管理，即不包括对工商行政机关内部事务的管理。

④ 公共管理[1]：中国行政学的开山鼻祖夏书章教授认为，公共管理有广义和狭义之分，广义的公共管理指政府、公共事业单位和所有非政府组织部门的公共事务管理；而狭义的公共管理则指政府对社会公共事务的管理。厦门大学陈振明教授给出的定义是，公共管理是一种客观的社会活动及过程，它构成了公共管理学的研究对象。北京大学陈庆云教授则给出这样的理解，即认为公共管理是指那些不以营利为目的，旨在追求有效增进与公平分配社会公共利益的调控活动。布赖顿·米勒德认为，公共管理与社会科学理论有着而且应该有着或紧密或松散的联系；它研究的是基于实践经验的方法和管理技术。公共管理中的所有问题都与绩效和管理有关。绩效的意义在于公共组织或非营利组织如何在各种形势、背景、条件下改善与提高纳税人所要求的效率与有效性；管理则是指在一个赋予公共管理者以充分权力的活动领域中对公平、关心和责任产生作用的一种新的安排，包括采取私有化、公私合伙和承包等方式。监管与管理的异同点如表 1-1 所示。

表 1-1　监管与管理的异同点

	监管	管理
字典含义	《汉典》监视看管罪犯 《现代汉语词典》监视管理；监督管理	《汉典》①主持或负责某项工作。②经管，料理。③约束；照管 《现代汉语词典》①负责某项工作使顺利进行；②保管和料理；③照管并约束（人或动物）

[1] 杨艳. 公共管理[M]. 北京：国家行政学院出版社，2005.

续表

	监管	管理
近义词	规制、管制	料理、管制、管束、经管、执掌、治理、处理
英文翻译	"regulation" 《布莱克法律词典》监管的行为；为管理而制定的规则或命令；监管的原则；（法律中的）令状 《元照英美法词典》 （1）管理办法；规则；规章；条例。广义上指任何规范行为的法律规定，狭义上通常指政府各部门根据法定权限所发布的各种从属性法律。 （2）管理；管制；规制；监管控制 （3）内部章程；内部规章 公司或社团等用以进行内部管理的规则或管理规定	"manage"或"management" 《元照英美法词典》（manage）v. （1）管理；处理；经营 （2）控制；统治；指挥 （3）监管 本词一般适用于对较复杂事物的处理，涉及知识和判断能力。 （management）n. （1）管理；指导；控制 （2）管理活动；经营活动；管理事务的行为 包括以指导、规章或行政等手段进行管理，如家务、服务、企业或重要事务的管理
实施主体	政府行政机关、管制者	管理者（宏观管理是政府部门，微观管理是业务部门）
客体	各种经济主体（主要是企业），通常称为被管制者	组织（社会管理、经济管理和文化管理）
目标	政府监管的目的是干预完全竞争市场的市场配置机制，为市场经济条件下的正当竞争扫清障碍	管理的目标（objective of management）是有效地实现组织的目标

通过上面的描述我们了解到管理的范围比较宽泛，管理主体的承担者可分为宏观管理和微观管理，宏观管理是政府部门，微观管理是业务部门，微观管理是宏观管理的基础；管理客体的活动属性可分为社会管理、经济管理和文化管理，经济管理是基础，卫生事业管理总的来说属社会管理范畴；管理主体的管理方式可分为决策管理和实施管理，二者互相渗透，决策是管理的核心。管理的职能中控制的核心目标是监督检查。而监管的主体主要是政府行政机关；监管的客体包括各种经济主体（主要是企业），通常称为被管制者，监管的方式主要是对微观经济的干预。

《布莱克法律词典》中监管（regulation）是指为管理而制定的规则或命令。《元照英美法词典》中"regulation"有"管理；管制；规制；监管控制"的意思；并且"manage"有监管的含义，所以监管（regulation）和管理（manage）在英美法学界有共通的含义，本书中我们把监管和管理放在一起讨论。

（三）管理模式

国内学者李志黎等[1]（1995）认为管理模式是建立科学的组织结构、健全的内

[1] 李志黎，陈炳文，周新文. 探讨管理模式转向制度创新[J]. 航天工业管理，1995，(01)：1-3.

部制度和合理进行资源配置的一种管理体系。魏杰（2001）把管理模式定义为一个企业在管理制度上那些和别人不一样的规则和做法[1]。李众（2003）则将管理模式定义为一个企业在一定管理理论或管理思想的指导下，结合企业自身情况所制定的管理体系[2]。李胜馨（2005）也从另一个视角把管理模式定义为一种系统化的指导方法[3]。虽然不同学者对管理模式定义的视角不尽相同，但学者对管理模式定义的本质都是指企业在一定思想或理念的指导下对企业各种资源进行配置的方式或方法。

学者郭咸纲[4]将管理模式定义为将一种或一套管理理念、管理方法、管理工具反复运用于企业，使企业在运行过程中自觉加以遵守的管理规则体系。其表现形式为制度、操作程序、风格等。

当代管理模式是建立在多元化的管理背景之上的。首先，社会多元化，其主要表现在世界政治和经济呈多极化方向发展；其次，国家处于多元化的环境中，国家的政治环境、文化环境等都不再是原来的单一环境，呈现出多元性。由于国家处于一种动态的多元化背景之下，所以必须高瞻远瞩，不断调整自己的发展方向以适应社会的变化。战略管理在当代显得尤为关键。

一个企业，如果没有管理模式，那么其运行将会有太多的随机性，也就很难谈得上稳健发展。同样，一个国家在一定时间内必须有相当固定的法律制度、组织结构等。所以，建立运行一套行之有效的适合本国国情实际的政府管理模式，对于确保政府管理职能的发挥、行政管理体系的建立，乃至整个国家经济、社会和文化的全面、协调可持续发展都具有十分重要的意义。

二十世纪七八十年代，随着国家财政压力日益加大和官僚主义弊端的日益显现，英国首先开始实施行政改革措施，随后，西方各国根据各自市场化的经济发展制定了与之相适应的行政改革方案，虽然各国的国情不同，改革的具体措施不同，但是基本原理都一样，即借鉴企业的管理技术和管理经验来改革政府。美国学者奥斯本和盖布勒[5]在《改革政府》中提出了“企业化政府”的概念，并指出，将企业管理的方式引入到政府的管理中，同时还要改变陈旧的激励机制，注重效率，并不断地进行创新。《公共管理体制改革的模式》中提到企业化政府这种政府模式要做到机构精简，政府应该是释放权力而不是只注重提供公共物品，体现其监督性。丹尼斯·缪勒[6]在《公共选择》中提到以布坎南和图络克为代表人物的公共选择理论，可以看出，从理性人的角度看，人是追求效用最大化的。因此，政府官员就像

---

[1] 魏杰.企业前沿问题：现代企业管理方案[M].北京：中国发展出版社，2001.

[2] 李众.企业管理模式研究[D].武汉：武汉大学，2003.

[3] 李胜馨.我国现代企业管理模式的发展趋势[J].引进与咨询，2005（02）：10-11.

[4] 郭咸纲.G管理模式：打造管理平台的理论基石[M].广州：广东经济出版社，2004.

[5] 戴维·奥斯本，特德·盖布勒.改革政府：企业家精神如何改革着公共部门[M].周敦仁，译.上海：上海译文出版社，1996.

[6] 缪勒.公共选择[M].王诚，译.北京：商务印书馆，1992.

企业家一样，关注的是政府部门的预算最大化，支持选票最大化。基于这一特点，政府官员为了增加自身部门的预算而大量获取资源，使得政府越来越膨胀，从而导致服务质量在逐渐下降。公共选择理论便提出了“企业化政府”的改革思想，通过市场竞争化来改变传统政府权力高度集中的特点，力求改变服务质量，提高效率。到了20世纪后期，由弗里德里克·泰勒提出的管理理论，发展成管理主义。管理主义主张将公共组织的决策职能和管理职能分开，引入类似市场的竞争机制，把公众看作是顾客，提高服务质量，重视绩效考核。新公共管理理论更关注的是借鉴企业的理念和方法，强调市场化的竞争机制，推进政府职能的市场化。❶

国家管理模式是一种组织框架，其实质在于运用公共权力，制定和实施公共政策，有效配置公共资源，实现社会公共利益，基本要素为国家整体的管理结构、基本管理单元、管理单位的职能及相互关系等，用来归结不同历史阶段国家管理的基本走向与特征。当“模式”被用于描述一定社会的管理形式时，它所具有的含义，应该是指一定的政府代表统治阶级组织社会的经济、政治、文化生活时所提倡的理念、所组建的体制和所采取的政策、方针等。任何一种国家管理模式都是具体的，它一旦离开其特定的历史条件和具体环境，就不再具有合理性和实际的价值。

（四）监管模式

美国的卡恩（Kahn）教授多次再版的经典教科书《管制经济学原理与制度》中对政府管制的定义是对某种产业的结构及其经济绩效的主要方面的直接的政府规定，比如，进入控制、价格决定、服务条件及质量的规定，以及在合理条件下服务所有客户时应尽义务的规定。

维斯库斯（W. Kip Viscusi）、弗农（John M. Vernon）和小约瑟夫·哈林顿（Joseph E. Harrington，Jr）合著的《反垄断与管制经济学》一书认为，政府管制是政府以制裁手段，对个人或组织的自由决策的一种强制性限制，政府的主要资源是强制力，政府管制就是为限制经济主体的决策而运用这种强制力。

植草益在《微观规制经济学》一书中认为，管制是指在以市场机制为基础的经济体制条件下，以改善、矫正市场机制内在的问题（广义的“市场失灵”）为目的，政府干涉和干预经济主体（特别是企业）活动的行为。根据这个定义，监管包括全部与市场失灵（宏观经济领域内和微观经济领域内）相关的法律以及以法律为基础制定的公共政策，既包括微观经济政策，也包括宏观经济政策。

中国学者王俊豪认为，政府管制是指具有法律地位的、相对独立的政府管制者（机构），依照一定的法规对被管制者（主要是企业）所采取的一系列行政管理与监督行为。

余晖对政府管制给出的定义是，政府的许多行政机构，以治理市场失灵为己任，以法律为根据，以大量颁布的法律法规、规章、命令及裁决为手段，对微观经

---

❶ 王晶. 企业经营管理模式视野下的政府管理创新研究[D]. 北京：对外经济贸易大学，2015.

济主体（主要是企业）的不完全公正的市场交易行为进行直接的控制或干预。

国家监管模式可以理解为国家为实现某些公共政策目标，凭借公共权力采取一定标准或模型的监管理念、结构、方法等，依法对社会经济活动的供需关系主体和产生的公共问题进行管理和约束的方法论。

二、研究理论

（一）理论基础

“新公共管理”是一种国际性思潮，它起源于英国、美国、新西兰和澳大利亚，并迅速扩展到其他西方国家。新公共管理运动的兴起意味着公共部门管理尤其是政府管理研究领域范式的转变。例如休斯（Owen E. Hughes）在《公共管理导论》一书中所说，自从20世纪80年代中期以来，发达国家的公共部门管理已发生了转变，曾经在本世纪的大部分时间中居于支配地位的传统公共行政管理的那种刻板（僵化）、层级官僚体制形式逐步转变为一种灵活的、以市场为基础的（新）公共管理形式。后者并不是一种改革事务或管理方式的微小变化，而是政府作用以及政府与公民社会关系的一种深刻变化。传统的公共行政管理形式在理论与实践上都已受到怀疑。新公共管理形式的采纳意味着公共部门管理领域中新范式的出现。“新公共管理”范式的出现构成了对传统的公共行政学范式的严峻挑战，它改变了传统行政学的研究范围、主题、方法、学科结构、理论基础和实践模式，日益成为当代西方公共管理尤其是政府管理研究领域的主流。“新公共管理”有其新颖、合理之处，它反映了当代西方公共管理实践的发展趋势，体现了公共部门管理研究的新成就。也可以说，它是当代西方政府改革实践在理论上的总结，反过来成为政府改革实践的指导思想。[1]

新公共管理方法论在“服务行政”理念的指导下，强调公共行政管理活动的服务性与民主化，关注公共管理者与公民之间的关系，这使得公共责任与公共服务的主题成为新公共管理的重要内容。与传统公共行政相比，新公共管理利用当代西方经济学和私人部门管理领域（工商管理）所发展起来的理论、原则、方法和技术以及管理经验和管理模式，并将其相融合，为新公共管理方法补充了大量的新主题与新方法，如公共选择、交易成本、绩效目标、成本核算、合同雇佣制、业绩工资制、顾客至上、人力资源开发、信息管理、制度安排、组织发展等，并对其作了新的解释，赋予其新的内涵。这些方法的引入及在公共行政管理中的运用，突出了政府公共行政的人性化管理，突出了公共行政的竞争性与绩效评估，从而提高了政府的管理质量与效率，使得新公共管理方法的理论视野开阔、研究主题创新，为公共管理的发展提供了更加广阔的空间。[2]

---

[1] 陈振明.评西方的“新公共管理”范式[J].中国社会科学，2000（06）：73-82，207.

[2] 何颖，李思然.新公共管理理论方法论评析[J].中国行政管理，2014（11）：66-72.

"新公共管理"理论代表了政府管理研究领域发展的新阶段，它是在对传统的公共行政学理论的批判基础上逐步发展起来的。新公共管理理论采用工商管理的理论、方法及技术，引入市场竞争机制，形成新的政府管理模式。[1]

工商管理是我们经济生活中常见的一个概念，它实际上指的是企业管理，新公共管理理论建立在公共选择理论、制度经济学理论、交易成本理论及私营管理理论等经济学理论和企业管理理论基础之上的。本书也创新运用工商管理理论——G管理模式，将G管理模式的方法运用到政府管理模式上。

G管理模式的核心理论是管理最优境界理论，它由多维博弈人性假设出发，从"人＋制度＋创新"的全新角度来透视企业管理状态，无论是在理论基础、思维模式，还是在操作方法上都与以往的管理模式存在着根本的区别。G管理模式的核心思想具体表现为"人＋制度＋创新"，它以企业四种内在基本场力分析为线索，通过构造G当量（管理水平和管理等级评价体系）来测评企业管理水平，并通过实战操作体系——标准型场变管理模式（IOS-X操作系统）实现企业管理水平不断提升，最终使企业达到管理最优境界。管理最优境界理论是在总结前人管理思想研究成果的基础上创立的一种管理思想体系，它强调人、制度和创新三个因素在管理中的重要性，应该说是符合当前管理思想发展的趋势，符合当前全球化背景下知识经济发展的客观需要的，管理最优境界理论对解决当前管理思想发展面临的困境有着重大的现实意义。[2]

（二）分析方法

新公共管理运用当代工商管理所发展起来的理论、原则、方法和技术以及管理经验和管理模式，并将其相融合。新公共管理理论建立在公共选择理论、制度经济学理论、交易成本理论及私营管理理论等经济学理论和企业管理理论基础之上。

本书在新公共管理理论的基础上引入工商管理理论G管理模式的IOS模型，从政府监管的理念、结构和方法三方面入手分析美国、欧盟、日本和中国的政府的监管模式。

"G管理模式"对管理模式的表述为：从特定的管理理念出发，在管理过程中固化下来的一套操作系统（management system），其外化表现形态即为管理模式，是管理理念、管理系统和操作方法的有机结合。

用公式将管理模式表述为：

$$\text{管理模式}=\text{理念}+\text{系统}+\text{方法}$$

$$MS=f(I)+f(O)+f(S)\text{（IOS模型）}$$

式中　MS——management system；

---

[1] 陈振明，薛澜.中国公共管理理论研究的重点领域和主题[J].中国社会科学，2007（03）：140-152，206.

[2] 郭咸纲.G管理模式：打造管理平台的理论基石[M].广州：广东经济出版社，2004.

I——idea/ideology；

O——operation/organization；

S——stratagem/strategy。

我们将G管理模式的IOS模型运用到政府监管模式的分析框架中，可以表述为：

国家监管模式＝监管理念＋监管系统结构＋监管方法。

比较研究法是将比较方法系统地运用于科学研究而形成的一种特定的研究活动和研究方式。一般来说，比较研究有宏观比较与微观比较、功能比较与概念比较、动态比较与静态比较之分。行政的比较研究一般可分为四个过程：第一，确定要比较国家所要解决的“共同社会问题或社会需要”；第二，掌握所要比较的不同国家的有关材料；第三，对这些材料进行比较，也即发现其同异；最后，分析同异的原因并作出适当的评价。❶

监管是监管主体依据法律的明确规定对市场经济进行的微观干预和控制，目的是解决市场失灵。从法学理论的角度分析，行政监管的实质就是行政公权力对市场经济的介入，直接限制市场主体的权利或增加其义务，用斯蒂格勒的话来说管制的实质其实就是国家强制权力的运用，这种强制权力就是行政监管权。

监管是特定主体依据法律授权运用强制权力对市场经济进行的干预和控制，私人之间基于自愿而为的自我监管不在本书的范围之内。国家作为社会公共利益的代表，对市场经济的干预必然涉及所有公权力机关，监管权力的事前获取、事中执行和事后监督离不开立法、行政、司法机关。但是，不能否认，从监管的具体实施来看，监管是以行政机关为主体实施的，我们更多地将监管看成是行政权力的作用，而且，随着现代经济的飞速发展，行政监管权力已经超越传统行政权力的界限，成为集准立法权、行政权、准司法权于一身的权力集合。

现代行政监管制度自19世纪末起源于美国，现已蔓延至世界各个角落。尽管可以将行政监管权力产生的正当性最终归因于应对市场经济失灵，维护公平的社会经济秩序，但是，不同国家在不同历史时期政府与市场的关系也不尽相同，各国政府在依据本国实际需要的基础上形成了各具特色的行政监管模式。总体来讲，当代市场经济国家所实行的都是在政府监管下的市场经济制度，基本可以划分为三种模式：美英市场主导型监管模式、德国社会市场经济监管模式和日韩政府主导型监管模式。

尽管上述几个国家都是现代市场经济模式，但西方国家和东方国家、同一时期的不同国家和同一国家的不同时期，政府对市场的监管模式却选择迥异，而且国家监管本身也有周期性变化的趋势。总结不同国家的不同选择模式进行比较分析，有助于我们找到在不同情况下国家监管更有效的模式。

---

❶ 范逢春，陈昌文. 比较行政学[M]. 成都：四川人民出版社，2003.

历史和现实证明了不可能有千篇一律的经济模式，同样，国家在监管经济的程度和方式上也必然受不同国家的经济基础、历史和文化传统以及具体国情影响而存在明显差异。某种国家监管模式选择的成功与否不在于它属于哪种类型，具有哪些特征，而在于是否植根于本国国情，能否有效促进本国经济的发展。

本书对美国、欧盟、日本和中国的药品监管模式类型和监管强度进行比较分析，从政府主导型、市场主导型、社会共治型总结各个国家的药品监管模式类型；从事前监管、事中监管、事后监管划分政府监管的强度，为寻找适合我国现阶段国情的药品监管模式提出对策和建议。

（三）模式构成解读

1. 管理理念

管理理念[1]是关于管理工作和管理活动的普遍性、必然性的知识，或者为管理者的一般化的观念；它是人类在长期实践和思考中总结而得出的理性认识，因而是管理的思想灵魂和行动指南。

管理理念在形态上有着多样性。各种组织的社会目标、宗旨、使命，有稳定性的组织的主要目标，管理的基本原则，主要的社会责任，伦理道德观，观察和思考问题的基本观点和方法，某些对工作和人要求的思想境界，都可以理解为管理的理念。

2. 管理系统结构

要弄清管理结构[2]的定义，首先要理解何谓结构。从系统原理来分析，结构主要是指这些系统的要素的组成形式，合理的结构才能使系统的功能得到更好的发挥。从利益相关者理论分析，结构的设置要正确处理利益相关者的利益以及他们之间的关系。从管理理论分析，管理的过程是计划、执行、检查和处理四个环节组成的循环，结构的设置要符合关系理论的需求，并完成管理的目标。从政治结构角度分析，结构功能主义者认为，“政治结构，是指一个政治系统中相关的政治角色之间固定关系的形式，亦即政治行为的模式，主要有政府的宪政结构、行政结构、司法结构和非政府的政党结构、利益集团结构、政治文化结构”。马克思主义认为，政治结构是在经济结构之上的一系列政治法律制度及其实施方式。

国家管理系统是由政治权力系统、社会组织系统和市场经济系统构成的，而这些系统的构成本身就具有结构特质。

3. 管理方法

管理方法[3]是在管理活动中为实现管理目标、保证管理活动顺利进行所采取的具体方案和措施。

---

[1] 张勤国，朱敏. 管理学：理念，方法与实务[M]. 上海：立信会计出版社，2003.

[2] 兰旸. 中国国家治理结构研究[M]. 北京：知识产权出版社，2018.

[3] 周三多. 管理学——原理与方法[M]. 7版. 上海：复旦大学出版社，2018.

管理原理必须通过管理方法才能在管理实践中发挥作用。管理方法是管理理论、原理的自然延伸和具体化、实际化，是管理原理指导管理活动的必要中介和桥梁，是实现管理目标的途径和手段，它的作用是一切管理理论、原理本身所无法替代的。

管理方法一般可分为管理的法律方法、管理的行政方法、管理的经济方法、管理的教育方法和管理的技术方法，它们构成一个完整的管理方法体系。

此外，也可从其他特定角度出发来对管理方法进行分类。例如，按照管理对象的范围，管理方法可划分为宏观管理方法、中观管理方法和微观管理方法；按照管理方法的适用普遍程度，管理方法可划分为一般管理方法和具体管理方法；按照管理对象的性质，管理方法可划分为人事管理方法、物资管理方法、资金管理方法、信息管理方法；按照所运用方法的量化程度，管理方法可划分为定性方法和定量方法；等等。

本书中我们将管理和监管放在一起讨论，将监管系统结构分为政府监管系统、法规标准系统、企业自治系统和社会共治系统，将监管的方法分为监管行政方法（手段）和监管的技术方法（手段）。

三、分析框架

本书从理念、结构、方法三个维度分析药品监管模式，见图 1-2。

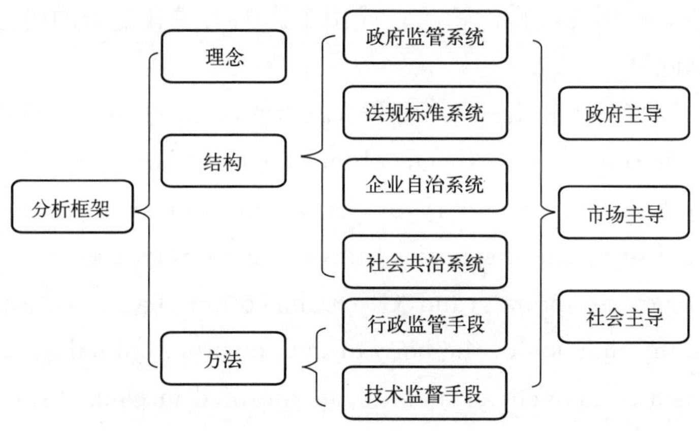

图 1-2 药品监管模式分析框架

第二章
药品监管模式比较分析

第一节　模式现状

一、基本概念

（一）美国[1]

根据美国《联邦食品、药品和化妆品法案》(*Federal Food ,Drug ,and Cosmetic Act* ,FDCA)201(g)(1)(B)(C)，药品定义为《美国药典》《美国顺势疗法药典》《国家处方集》或任何其增补所认定的物品；或者是指用于诊断、治疗、缓解、处理或预防人和动物疾病或病症的物品；或用于影响人或其他动物机体结构和任何功能的物品（食品除外）。

英文原文：(g)(1)The term“drug”means(A)articles recognized in the official United States Pharmacopeia, official Homeopathic Pharmacopeia of the United States,or official National Formulary,or any supplement to any of them;and(B)articles intended for use in the diagnosis,cure,mitigation,treatment,or prevention of disease in man or other animals;and(C)articles(other than food)intended to affect the structure or any function of the body of man or other animals;and(D)articles intended for use as a component of any article specified in clause(A),(B),or(C). A food or dietary supplement for which a claim,subject to sections 403(r)(1)(B)and 403(r)(3)or sections 403(r)(1)(B)and 403(r)(5)(D),is made in accordance with the requirements of section 403(r)is not a drug solely because the label or the labeling contains such a claim. A food, dietary ingredient, or dietary supplement for which a truthful and not misleading statement is made in accordance with section 403(r)(6)is not a drug under clause(C)solely because the label or the labeling contains such a statement.

---

[1] 杨悦. FDA 职责与权力[M]. 北京：中国医药科技出版社，2018.

（二）欧盟[1][2]

指令 2001/83/EC 对药品的定义：已展现出具有治疗或预防人类疾病属性的任何物质或物质组合。通过发挥其在药理学、免疫学或代谢方面的作用，可用于协助人类恢复、纠正、改变生理功能或做出医疗诊断的任何物质或物质组合。

另有与兽药有关的第 2001/82/EC 号指令[3]，对兽药的定义：为治疗或预防动物疾病而提出的任何物质或物质组合。为了医学诊断或恢复，校正或改变动物的生理功能而可施用于动物的任何物质或物质的组合也被认为是兽药。

药品定义原文：Medicinal product：Any substance or combination of substances presented for treating or preventing disease in human beings.

Any substance or combination of substances which may be administered to human beings with a view to making a medical diagnosis or to restoring，correcting or modifying physiological functions in human beings is likewise considered a medicinal product.

兽药定义原文：2. Veterinary medicinal product：Any substance or combination of substances presented for treating or preventing disease in animals.

Any substance or combination of substances which may be administered to animals with a view to making a medical diagnosis or to restoring，correcting or modifying physiological functions in animals is likewise considered a veterinary medicinal product.

（三）日本

日本《确保药品、医疗器械等的质量、有效性和安全性的法律》（简称《药机法》，也称《药事法》）第二条对药品的定义如下[4]：

一、日本药典中收载的药品；

二、用于人体或者动物体的疾病诊断、治疗或预防目的的药品，非器械器具、牙科材料、医疗用品及卫生用品（以下称“器械器具等”）（除医药部外品）；

三、用于对人体或动物体的构造或机能产生影响的药品，非器械器具等（除医药部外品及化妆品）。

原文为：

---

[1] 郭薇. 立法 50 年：欧盟药品监管法律法规纲要——原则、程序、体系及一般药品规制[M]. 北京：中国医药科技出版社，2017：13.

[2] Directive 2001/83/EC of the European Parliament and of the Council of 6 November 2001 on the Community code relating to medicinal products for human use.

[3] Directive 2001/82/EC of the European Parliament and of the Council of 6 November 2001 on the Community code relating to veterinary medicinal products.

[4] 医薬品、医療機器等の品質、有効性及び安全性の確保等に関する法律（昭和三十五年法律第百四十五号）。

第二条　この法律で「医薬品」とは、次に掲げる物をいう。

一　日本薬局方に収められている物

二　人又は動物の疾病の診断、治療又は予防に使用されることが目的とされている物であつて、機械器具等（機械器具、歯科材料、医療用品、衛生用品並びにプログラム（電子計算機に対する指令であつて、一の結果を得ることができるように組み合わされたものをいう。以下同じ。）及びこれを記録した記録媒体をいう。以下同じ。）でないもの（医薬部外品及び再生医療等製品を除く。）

三　人又は動物の身体の構造又は機能に影響を及ぼすことが目的とされている物であつて、機械器具等でないもの（医薬部外品、化粧品及び再生医療等製品を除く。）

（四）中国

《中华人民共和国药品管理法》（2019 年修订）第二条关于药品的定义：本法所称药品，是指用于预防、治疗、诊断人的疾病，有目的地调节人的生理机能并规定有适应证或者功能主治、用法和用量的物质，包括中药、化学药和生物制品等。

药品概念对比见表 2-1。

表 2-1　药品概念对比

国家（地区）	美国	欧盟	日本	中国
属性	人用药/兽药	人用药	人用药/兽药	人用药
用途	诊断、治疗、缓解、处理或预防	治疗、预防	诊断、治疗或预防	预防、治疗、诊断
作用	影响机体结构和任何功能	康复、纠正或改善生理功能	对构造或机能产生影响	—
称谓	物品（articles）	物质或物质组合（substance or combination of substances）	「医薬品」	物质
法律来源	《联邦食品、药品和化妆品法案》	指令 2001/83/EC	《确保药品、医疗器械等的质量、有效性和安全性的法律》	《中华人民共和国药品管理法》（2019 年修订）

二、监管范围

（一）【药品注册】新药、仿制药、进口药

1. 新药

(1) 美国[1]

FDCA 201（p）对新药的定义是：任何未被充分认识，需要凭借专家的科学

[1] *FEDERAL FOOD, DRUG, AND COSMETIC ACT.*

知识和经验去评价其安全性和有效性，并在处方条件下以及标签推荐或建议下使用才能保证其安全性和有效性的药品（新兽药或含有新兽药的动物饲料除外）。

（2）欧盟❶

在欧盟法规第二卷《人用医药产品的申请人须知和监管指南》中对新药的定义如下。

新药指新的化学药品、生物制品或放射性药物活性物质，包括：

一种化学药品、生物制品或放射性药物，以前未经欧盟批准作为药品；

同分异构体、同分异构体的混合物、复合物或衍生物或盐，该化学物质在安全性和有效性方面与先前批准的化学物质不同；

一种生物物质，以前在欧盟被授权为医药产品，但在分子结构、原料性质或制造工艺上有所不同；

作为放射性核素的放射性制药物质，或在欧盟之前未被授权为医药产品的配体，或连接分子和放射性核素的耦合机制在欧盟之前未获得授权。

（3）日本

《确保药品、医疗器械等的质量、有效性和安全性的法律》第14-4条规定：

下列各项中所列的药品，根据第14条获得承认者，应在各项规定的期限内申请该药品，并接受厚生劳动大臣的再审查。

与已经得到第14条或第19-2条承认的医药品在有效成分、分量、用法、用量、功效、效果等方面有明显不同的医药品，由厚生劳动大臣在批准时指示的药品（以下称为“新医药品”）。❷

日本制药工业协会（JPMA）官网上对新药的定义为：新药（原研药）是指新成分经过长期的研究开发，确认其有效性和安全性后，经国家批准上市的处方药。开发新药的制药企业有义务在销售后的一定时间内（再审查期间）确认其有效性和安全性。当新药再审查期间和专利权期限届满时，其他制药企业将有可能将与新药活性成分相同的药品作为仿制药进行生产和销售。在生产和销售仿制药时，需要获得厚生劳动省的生产和销售许可。这时候就需要科学证明有效成分与原研药相同的材料。

（4）中国

2015年8月18日《国务院关于改革药品医疗器械审评审批制度的意见》（国发〔2015〕44号）发布，其中第（六）项规定“将新药由现行的‘未曾在中国境内上市销售的药品’调整为‘未在中国境内外上市销售的药品’。根据物质基础的原创性和新颖性，将新药分为创新药和改良型新药”。

---

❶ EudraLex-Volume 2-Pharmaceutical legislation on notice to applicants and regulatory guidelines for medicinal products for human use.

❷ 医薬品、医療機器等の品質、有効性及び安全性の確保等に関する法律（昭和三十五年法律第百四十五号）第14-4条。

新药管理对比见表 2-2。

表 2-2 新药管理对比

国家（地区）	美国	欧盟	日本	中国
定义	未被充分认识，需专家评价	未经欧盟批准	已上市批准，不同于已批准上市药品	未在中国境内外上市销售的药品
称谓	new drug	a new active substance	「新医薬品」	新药
监管部门	美国食品药品管理局（FDA）	欧洲药品管理局（EMA），各成员国药品监管部门	厚生劳动省	国家药品监督管理局（NMPA）
法律来源	《联邦食品、药品和化妆品法案》	欧洲联盟管理药品规则 EudraLex	《确保药品、医疗器械等的质量、有效性和安全性的法律》	《药品管理法实施条例》《国务院关于改革药品医疗器械审评审批制度的意见》

2. 仿制药

(1) 美国

美国食品药品管理局（FDA）对仿制药的定义为：仿制药或称非专利药，是指在剂型、安全性、规格、给药途径、质量、性能特征及适应证等方面与已上市品牌药相同的药品。所有批准的产品，无论是创新产品还是非专利产品，均列在 FDA 的具有治疗等效性评估的批准药品（橙皮书）中。

21CFR 314.92 对于仿制药注册申请（ANDA）是这么定义的：仿制药需要在原料药、剂型、规格、给药途径和使用条件（除非因专利问题无法做到使用条件相同）等方面与已上市药品相同。❶

(2) 欧盟

仿制药是一种被开发成与已经被批准的药物（“参考药物”）相同的药物。公司只有在原药的 10 年排他性期满后才能销售仿制药。❷

根据欧盟 2001/83/EC 指令第 10 条（2）（b）规定，仿制药的定义为：①与对照药相比，有相同活性成分，且活性成分的含量相同；②相同的剂型；③通过生物等效性研究证明等效，对于活性成分相同的，不同的盐、酯、醚、异构体、配合物或混合物，如果安全性和有效性相同，则视为相同的活性成分。

(3) 日本

仿制药（後発医薬品）是指与原研药（先発医薬品）含有相同的有效成分，从

❶ Code of Federal Regulations Title 21 Sec. 314.92.

❷ European Medicines Agency（EMA）官网。

同一途径给药的制剂，功效、效果、用法、用量原则上相同，可以得到与原研药同等的临床效果、作用的医药品。[1]

仿制药是指在专利期满后，经临床试验确认并承认的具有新活性成分、新适应证等的新药（也称原研药）有效成分含量相同、给药途径相同的制剂，原则上具有相同的功效/作用、用法/剂量，经验证彼此等效。[2]

（4）中国

2015 年国务院发布《关于改革药品医疗器械审评审批制度的意见》，将仿制药由现行的“仿已有国家标准的药品”调整为“仿与原研药品质量和疗效一致的药品”。仿制药审评审批要以原研药品作为参比制剂，确保新批准的仿制药质量和疗效与原研药品一致。[3]

《药品注册管理办法》[4] 第三十五条规定：仿制药应当与参比制剂质量和疗效一致。申请人应当参照相关技术指导原则选择合理的参比制剂。

仿制药管理对比见表 2-3。

表 2-3 仿制药管理对比

国家（地区）	美国	欧盟	日本	中国
与原研药相同点	剂型、安全性、规格、给药途径、质量、性能特征及适应证等方面	与参考药物相同的活性物质，并且以与参考药物相同的剂量用于治疗相同的疾病	相同的有效成分，其功效、效果、用法、用量基本不变	质量和疗效与原研药品一致
与原研药不同点	—	药物名称，外观（例如颜色或形状）及其包装可能不同	不同的添加剂	—
生物等效性研究[5]	一致性评价	一致性评价	一致性评价	一致性评价

3. 进口药

（1）美国

进口药：无具体定义。

根据《美国法典》（*United States Code*）第 21 章　食品与药品　951 条定义(a)，“进口”一词，就任何物品而言，是指将该物品带入或引入任何地区（无论这

---

❶ 救急蘇生法の指針（2015）。

❷ 独立行政法人医薬品医療機器総合機構（PMDA，Pharmaceuticals and Medical Devices Agency）官网-後発医薬品。

❸《关于改革药品医疗器械审评审批制度的意见》（国发〔2015〕44 号）。

❹《药品注册管理办法》（国家市场监督管理总局令第 27 号）。

❺ 胡宇，宗欣，于森，等. 国外仿制药一致性评价经验与启示[J]. 中国药物评价，2020，37(05)：327-331.

种带入或引入是否构成美国关税法意义上的进口)。

药物要在美国上市，必须首先获得美国 FDA 批准并符合 1938 年《联邦食品、药品和化妆品法案》中规定的标准。任何“未经批准”的药物，意味着它不符合这些标准，不符合进口条件。目前，合法进口的药品类型是：

① 在国外 FDA 检查的设施中生产，是 FDA 批准的药品申请的主体，供美国消费者使用，并由药品制造商进口到美国；

② 那些经美国批准并在美国制造，运往国外，然后在极少数情况下进口回美国的产品，例如用于紧急医疗目的或产品召回。这些进口法规仅适用于药品本身，与进口产品的成本无关。[1]

美国对药品进出口的管理逐步形成财政部、海关、卫生与公众服务部(HHS)、食品药品管理局(FDA)和麻醉品管制局(Drug Enforcement Administration，简称 DEA)的多级联动管理体制。

FDCA 是美国生产或进出口药品及流通和销售药品的主要依据，《管制物质法》(*Controlled Substances Act*，CSA)则是预防和管理诸如麻醉药品、精神药品、兴奋剂、致幻剂等被称作“管制物质”滥用的法律。针对被外国承销商拒绝而转入国内销售的出口产品导致国外掺假药品进口的问题，美国国会于 1987 年正式通过了《处方药营销法》(*The Prescription Drug Marketing Act*)，规定禁止销售药物样品，处方药的再进口是违法的。

FDCA 规定，所有进口药品都采用国民待遇的标准，这就要求这些药品不仅要安全、有效，而且标签和说明书都要有英文标注，并且所描述的信息要求真实、完整。另外，对于进口药品，还需经 FDA 进行生产现场的检查和验收，并获得国家药品登记号(national drug code，简称 NDC)后才能实施进口。[2]

(2) 欧盟[3][4]

进口药：无具体定义。

欧盟对进口药品的管理主要遵循欧盟 2001/83/EC 指令(Directive 2001/83/EC)指导性规章的规定，在此之外还有附件、指南等文件，各成员国根据以上法规文件制定本国的法律法规加以实施，定期进行交流以利于对指导规定进行修订。

欧盟成员国之间是统一市场，成员国之间的药品流通不属于进出口，从欧盟以外的国家到欧盟成员国的药品属于进口，要遵守欧盟关于进口药品指导性规章的规定，各成员国对进口商递交的申请材料的审查要求不完全相同，可以有自己的灵活性。

---

[1] Meredith Freed，Tricia Neuman，Juliette Cubanski. 10 FAQs on Prescription Drug Importation. 2021.

[2] 郭晓丹，杨悦，谈圣采. 美国药品进出口管理制度对我国的启示[J]. 中国药房，2010，21 (25)：2326-2329.

[3] Directive 2001/83/EC of the European Parliament and of the Council of 6 November 2001 on the Community code relating to medicinal products for human use.

[4] Directive 2011/62/EU of the European Parliament and of the Council of 8 June 2011.

2001/83/EC 指导规章的总体要求是，进口到欧洲的药品要经过严格的质量控制，保证其生产条件符合 GMP 要求。

2011/62/EU 号指令第 46b 规定如下。

① 成员国应采取适当措施，以确保在其领土上的生产、进口和分销的活性物质（包括拟出口的活性物质）符合活性物质的生产质量管理规范和良好分销规范。

② 只有在满足以下条件的情况下，才可以进口活性物质：

(a) 活性物质是按照生产质量管理规范的标准生产的，至少等同于欧盟根据第 47 条第三款所规定的标准；

(b) 活性物质应附有第三方出口国主管当局的书面确认。

欧盟委员会 GMP 附录 21❶《医药产品的进口》（草案）为新增文件，此文件针对药品供应链中的所有行为者，并定义了他们的角色，以确保药品供应链的完整性。

就本附件而言，进口一词是指从欧洲经济区（EEA)/EU 领土以外实际携带医药产品的行为，这意味着实物进口和通关之后，有必要对药品批次进行 QP 认证，在 EU/EEA 国家清关。在适当的 QP 认证或确认之前，进口的制剂和中间体可能会根据上市许可进行进一步的生产操作。

(3) 日本

进口药：无具体定义。

日本药品进口要求：(医薬品等の輸入）分为以销售为目的的情况和对于个人使用的情况。

——以销售为目的的情况

即使尝试从海外进口和销售药品，也请确保不在日本销售无效和有害的产品等缺陷产品，和日本国内制造一样，需要制造销售业或制造业许可，每个品种都需要制造销售承认、许可或注册。

如需获得许可等，请联系办公室或制造设施所在的都道府县药事主管部门。❷

——对于个人使用的情况

随着《确保药品、医疗器械等的质量、有效性和安全性的法律》的修订，自令和 2 年 9 月 1 日以后，以前取得药监证明后进行进口的药品，可以用进口确认证（輸入確認証）代替药监证明（薬監証明)。

为了进口药品、医药部外品、化妆品、医疗器械、体外诊断药品或再生医疗产品，根据医药品医疗器械等法的规定，需要获得厚生劳动大臣的承认/许可。

一般个人自用进口（所谓的个人进口）(包括从国外带回的情况），原则上向地

---

❶ EudraLex-The Rules Governing Medicinal Products in the European Union-Volume 4 EU Guidelines for Good Manufacturing Practice for Medicinal Products for Humanand Veterinary Use-Annex 21：Importation of medicinal products.

❷ 関東信越厚生局公式ホームページ（关东信越厚生局官网）。

方厚生局提交必要的文件，不属于进口商品。需要取得证明，但在以下范围内，作为特殊情况，可以在与海关确认后进口。当然，在这种情况下，以进口商将其用于自己的个人用途为前提，因此不允许将进口药品出售或转让给其他人，也不允许批量进口其他人的部分。❶

根据《确保药品、医疗器械等的质量、有效性和安全性的法律》，获得制造销售业或制造业许可的企业，制造和销售已取得许可的，进口已取得制造销售业承认书、制造销售认证书、制造销售备案书等的医药产品时，每次办理进口清关、营业许可证，进口项目的生产、销售批件等，提交给海关办理清关手续。

将医药品作为商品进行销售时，需要制造销售事业或生产经营许可证，以及各项目的生产销售许可。如果您想获得许可等，请联系您的办公室或制造工厂所在的县政府药事科。

(4) 中国

进口药：境外生产在中国境内上市销售的药品，符合《药品进口管理办法》。

进口药材要求：应符合《进口药材管理办法》❷。

进口药品必须取得国家药品监督管理局核发的《进口药品注册证》（或者《医药产品注册证》），或者《进口药品批件》后，方可办理进口备案和口岸检验手续。

首次进口药材，应当按照《进口药材管理办法》规定取得进口药材批件后，向口岸药品监督管理部门办理备案。非首次进口药材，应当按照《进口药材管理办法》规定直接向口岸药品监督管理部门办理备案。非首次进口药材实行目录管理，具体目录由国家药品监督管理局制定并调整。

进口药品管理对比见表 2-4。

表 2-4 进口药品管理对比

国家（地区）	美国	欧盟	日本	中国
要求	达到和美国本土药品相同的标准	要遵循欧盟 2001/83/EC 指令（Directive 2001/83/EC）指导性规章的规定	制造业或制造销售业许可/进口确认证	符合《药品进口管理办法》《进口药材管理办法》
资质	国家药品登记号	出口国监管部门的书面声明	制造销售承认、许可或注册/获得厚生劳动大臣的承认或许可	《进口药品注册证》（或者《医药产品注册证》）或者《进口药品批件》
法律来源	《联邦食品、药品和化妆品法案》《处方药营销法》	2011/62/EU 号指令/欧盟委员会 GMP 附录 21	《确保药品、医疗器械等的质量、有效性和安全性的法律》	《药品进口管理办法》《进口药材管理办法》

❶ 医薬品等を海外から購入しようとされる方へ（厚生劳动省官网）。

❷ 《进口药材管理办法》（国家市场监督管理总局令第 9 号）。

(二)【药品分类】处方药、非处方药

1. 处方药

(1) 美国

处方药（prescription drug）的定义：美国《联邦法规》第 203.3 条（y）中，处方药是指联邦法律（包括联邦法规）要求仅通过处方配发的任何药物（包括任何生物制品，用于输血的血液和血液成分或也属于医疗器械的生物制品除外）和受该法案第 503(b) 条约束的成品剂型和散装原料药。

美国 FDA 官网对处方药的定义：

① 由医生开具处方；

② 在药房买的；

③ 规定供一个人使用；

④ 由美国 FDA 通过新药申请（NDA）程序进行监管。这是药品申请人要求 FDA 考虑批准一种在美国上市的新药的正式步骤。NDA 包括所有动物和人类数据和对数据的分析，以及有关药物在人体中的行为及其制造方式的信息。

(2) 欧盟

根据 Directive 2001/83/EC 第 71 条，在授予上市许可时，主管部门应将药品的分类具体规定为：

① 需要医疗处方的医药产品；

② 不受医疗处方约束的医药产品。

根据 Directive 2001/83/EC 第 71 条（1）规定，[1] 在下列情况下，医药产品应需要医疗处方：

① 在没有医疗监督的情况下使用，即使按照患者的信息使用，也可能对人员健康造成直接或间接的危险；

② 经常并且在很大程度上使用不当，因此可能对人员健康造成直接或间接的危险；

③ 含有需要进一步审查的活性成分和/或有副作用的药物或其制剂；

④ 是专门用于非消化道给药的。

(3) 日本

日本处方药与非处方药无直接定义。

关于处方药（处方箋医薬品），《药事法》第 49 条规定：未经医师、牙医或兽医开具处方，无正当理由的，药房的所有人或药品销售商不得向他人出售、提供厚生劳动省指定的药品；但是，这不适用于出售或提供给药剂师的情况。

---

[1] Directive 2001/83/EC of the European Parliament and of the Council of 6 November 2001 on the Community code relating to medicinal products for human use.

(4) 中国

处方药的定义：根据《处方药与非处方药分类管理办法（试行）》第二条，处方药指必须凭执业医师或执业助理医师处方才可调配、购买和使用的药品。

处方药管理对比见表 2-5。

表 2-5 处方药管理对比

国家（地区）	美国	欧盟	日本	中国
要求	通过处方配发； 在药房购买； 规定一个人使用	需在医师处方下使用	由医师、牙医、兽医使用或凭处方使用	凭执业医师或执业助理医师处方才可调配、购买和使用
称谓	prescription drug	prescription drug	处方箋医薬品	处方药
相关法案	《联邦食品、药品和化妆品法案》	指令 2001/83/EC	《确保药品、医疗器械等的质量、有效性和安全性的法律》	《药品注册管理办法》《处方药与非处方药分类管理办法》（试行）

2. 非处方药

(1) 美国[1]

非处方药（over the counter drug）是：

① 不需要医生处方的药物；

② 在商店购买现成的；

③ 由 FDA 通过 OTC 药物专论进行监管。OTC 药物专论是一本“处方书”，涵盖了可接受的成分、剂量、制剂和标签。专论将不断更新，并根据需要添加其他成分和标签。符合专论的产品可能未经 FDA 的进一步批准就可以销售，而没有专论的产品必须通过新药批准制度进行单独的审核和批准。

(2) 欧盟

非处方药的定义：根据 Directive 2001/83/EC 第 72 条，不需要处方的药品应是不符合第 71 条所列标准的药品。

不符合第 71 条所列标准的药品即非处方药。

(3) 日本

日本处方药与非处方药无直接定义。

非处方药（一般用医薬品）：根据 2006 年 6 月 14 日发布的《〈药事法〉部分修正案法》（第 69 号法律），非处方药是指对人体没有强烈的预期作用，根据药师或其他医务人员提供的信息由消费者选择使用的药品。[2]

---

[1] Prescription Drugs and Over-the-Counter（OTC）Drugs：Questions and Answers（FDA 官网）。

[2] 薬事法の一部を改正する法律について（平成 18 年 6 月 14 日薬食発第 0614006 号）。

(4) 中国

非处方药的定义：根据《处方药与非处方药分类管理办法》第二条，非处方药指不需要凭执业医师或执业助理医师处方即可自行判断、购买和使用的药品。

国家食品药品监督管理局曾于2012年发布了《处方药转换为非处方药评价指导原则（试行）》等6个技术文件，规范和指导处方药转换为非处方药评价工作，包含非处方药适应证范围等内容。

2020年新修订的《药品注册管理办法》第三十六条明确规定了可以直接提出非处方药上市许可申请的各种情形；第三十八条规定，非处方药（上市许可申请审评时）还应当转药品评价中心进行非处方药适宜性审查。药品注册申请符合要求的，药品上市后将直接认定为非处方药。

非处方药管理对比见表2-6。

表2-6 非处方药管理对比

国家（地区）	美国	欧盟	日本	中国
特点	无需处方即可购买	无需处方	药师或其他医务人员提供的信息	不需要凭执业医师或执业助理医师处方
购买	在商店购买现成的	由使用者选择	由使用者选择	使用者自行判断、购买
称谓	OTC drugs	OTC drugs	一般用医薬品	非处方药
专论	有	—	有	无

(三)【药品注册分类】化学药、中药（植物药）、生物制品

1. 化学药

(1) 美国

化学药：美国无化学药的说法，一般所说的drug就是指化学药。

(2) 欧盟

化学药：根据指令2001/83/EC第1条（3），药品中的活性物质来源为化学元素，天然存在的化学材料和通过化学变化或合成获得的化学产品。

(3) 日本

化学药：无定义。

(4) 中国

化学药：无具体定义。

2. 中药（植物药）

(1) 美国

植物药的定义：[1] 根据FDA官网，植物药产品旨在用于诊断、治愈、缓解、治疗或预防人类疾病。

---

[1] What is a Botanical Drug?（FDA官网）。

植物药由植物材料组成，其可以包括植物材料、真菌或其组合。

植物药物可以（但不限于）溶液（例如茶）、粉剂、片剂、胶囊剂、酏剂、局部用药或注射剂的形式提供。

植物药通常具有独特的特征，例如，混合物复杂、缺乏独特的活性成分，以及先前已被人类大量使用。发酵产品和高度纯化或化学修饰的植物物质不属于植物药产品。

植物药的特殊功能需要在FDA审查过程中加以考虑和调整。FDA药品评价与研究中心（CDER）发布了《植物药研发工业指南》（*Guidance for Industry Botanical Drug Products*），以考虑到这些特征并促进植物源性新疗法的开发。该指南仅适用于拟开发和用作药物的植物药产品。

（2）欧盟[1]

《欧洲药典》中“植物药”的定义等同于传统植物药指令中的“植物药材”。《欧洲药典》中强调植物药必须是未加工的，除应去除杂质和非药用部位外，不应进行切制或粉碎。《欧洲药典》要求按照双名法（拉丁名和系统命名法）标注植物药的基源植物的学名。《欧洲药典》中规定的植物药原料是指植物药经过提取、蒸馏、压榨、分离、纯化、浓缩或发酵等方式处理所获得的药剂，包括粉碎或粉末状的植物药、酊剂提取物、精油、压榨汁和经过加工的分泌物等。

传统草药（traditional herbal medicinal product）定义：根据2004/24/EC指令第1条，传统草药产品指满足第16a（1）条规定的条件的草药产品。

所以传统草药产品可以总结为口服、外用或吸入制剂且适用于传统草药产品的适应证的使用了30年以上的非处方药。

草药产品（herbal medicinal product）定义：根据2004/24/EC指令第1条，草药产品指仅包含一种或多种草药物质或一种或多种草药制剂，或一种或多种此类草药物质与一种或多种此类草药制剂组合作为有效成分的任何药物。

草药（herbal substances）定义：根据2004/24/EC指令第1条，草药指未经加工的，通常为干燥的，但有时是新鲜的，主要是整株、破碎的或切碎的植物、植物部分、真菌、地衣。某些未经特殊处理的渗出液也被视为草药。根据双名法（属，种，变种和命名人），通过所使用的植物部分和植物名称精确定义草药。

草药制剂（herbal preparations）定义：根据2004/24/EC指令第1条，草药制剂指通过对草药物质进行诸如提取、蒸馏、压榨、分馏、纯化、浓缩或发酵等处理获得的制剂。这些包括粉碎的或粉末状的草药物质、酊剂、提取物、精油、浓缩汁液和加工后的分泌物。

[1] 祁悦，卞鹰．欧盟与中国植物药标准的比较研究[J]．时珍国医国药，2009，20（05）：1286-1288.

(3) 日本

日本医药品和医疗器械管理局（PMDA）官网对“中药”的定义：“中药”是根据某些规则与日本确立的中药治疗相结合的粗制药物的组合，并且是在中国和其他国家/地区销售的“中药制剂（中药或中成药）”。质量和标准与“药物”不同。另外，以下“中药”是指已被批准作为非处方药（非处方药和医药品）的“中药”。

日本制药工业协会（Japan Pharmaceutical Manufacturers Association，JPMA）对“中药”的定义如下：❶ 起源于中国，在日本发展的“汉方医学”中使用的药膏。自然界中存在的植物、动物、矿物等具有药效的部分称为“生药”，基本上是由两种以上的物质组合而成。

在现在的医疗场合，中药主要使用的是将生药煎过的液体干燥得到的提取物制成颗粒状的提取物制剂。

日本中草药协会❷：自奈良时代（公元 710—794 年）以来，中药一直是日本医学的主流。但是，在江户时代（公元 1602—1867 年）中期以后引入西药时，将其称为“蘭方”，而将中药称为“漢方”来加以区分。（在日本，“漢方”一词是一个相对较新的日语名称。）在中国，传统医学被称为“中医”，这是一种融合了后来出现的新思想，同时又充分尊重经典的变革。两者的对比见表 2-7。

表 2-7 中国中医学与日本汉方医学对比

名称	中医学（中国）	漢方医学（日本）
理论	根据中医药史在近代系统化	基于中国经典作品《伤寒论》和《金匮要略》中的思想
用药	被称为“中药”，根据远古时代的处方，根据患者的情况组合处方	被称为“漢方薬”，以远古至清朝的优良药方为基础，并改良的药方

汉方药特点如下所述。

材料：它是包含许多有效成分的粗制药物的组合。粗制药物是指仅通过简单加工就将全部或部分天然植物、矿物质、动物等用作药物的那些药物。每种草药都包含具有多种作用的多种成分。

作用：各个草药的医学特性（经验上已知的作用）相互交织在一起，共同发挥作用。

作用要点：它从局部到整个人体都可以广泛发挥作用，并增强人类的自然治愈能力。

副作用：中草药也有副作用，但已经不再使用从经验上讲危险的药物。

❶ Q4. 漢方薬（かんぽうやく）とは、どういうものですか。（JPMA 官网）

❷ 漢方医学（日本の伝統医学）≠中医学（中国の伝統医学）。日本漢方生薬製剤協会（日漢協）。

如何使用：它是根据使用目的使用的，以中文方式记录其体质和症状。

(4) 中国

中药是指在我国中医药理论指导下使用的药用物质及其制剂。[1]

天然药物是指在现代医药理论指导下使用的天然药用物质及其制剂。天然药物参照中药注册分类。

中药（植物药）管理对比见表 2-8。

表 2-8 中药（植物药）管理对比

国家（地区）	美国	欧盟	日本	中国
名称	botanical drug	phytopharmaceuticals	主要指汉方药（漢方薬）和生药制剂	中药
属性	由植物材料组成	药剂	粗制药物的组合	药用物质及其制剂
用途	用于诊断、治愈、缓解、治疗或预防人类疾病	—	从局部到整个人体都可以广泛发挥作用，并增强人类的自然治愈能力	—
理论基础	—	—	中国经典作品《伤寒论》和《金匮要略》中的思想	中医药理论
监管部门	FDA	EMA、欧洲药品质量管理局（EDQM）、草药委员会（HMPC）	PMDA	NMPA
法律来源	《植物药研发工业指南》Botanical Drug Development Guidance for Industry	欧盟传统草药指令 2004/24/EC	《一般用汉方制剂承认基准》	《药品管理法》《中医药法》《药品注册管理办法》《中药注册分类及申报资料要求》

3. 生物制品

(1) 美国

生物制品：根据《联邦法规》第 600.3 条（h）[2] 规定，生物制品是指适用于预防、治疗或治愈人类的疾病或病症的病毒、治疗性血清、毒素、抗毒素、疫苗、血液、血液成分或衍生物、变应原性产品、蛋白质或类似产品、砷凡纳明或砷凡纳明的衍生物（或任何其他三价有机砷化合物）。

[1] 国家药监局关于发布《中药注册分类及申报资料要求》的通告（2020 年第 68 号）。

[2] 21CFR. PART 211—CURRENT GOOD MANUFACTURING PRACTICE FOR FINISHED PHARMACEUTICALS.

(2) 欧盟

生物制品（biological medicinal product）定义：根据欧盟指令 2003/63/EC 第 3.2.1.1 条（b），对于生物医药产品，原料应指任何生物来源的物质，例如微生物、植物或动物来源的器官和组织，人或动物来源的细胞或液体（包括血液或血浆）以及生物技术细胞构建体（细胞底物，无论是否重组，包括原代细胞）。

生物制品是指其活性物质是生物物质的产品。生物物质是由生物来源生产或从中提取的物质，需要结合物理化学、生物学测试以及生产过程及其控制对其进行表征和质量的确定。下列产品应被视为生物药品：免疫药品和源自第 1 条第（4）款和第（10）款所定义的人血和人血浆的药品；属于 2309/93 号法规（EEC）附件 A 部分范围内的药品及本附件第四部分中定义的高级治疗药物。

用于制造或提取一种或多种活性物质但不能直接衍生出该活性物质的任何其他物质，例如试剂、培养基、胎牛血清、添加剂和色谱中涉及的缓冲液等，都被称为原料。

(3) 日本

生物制品（生物由来製品）定义：根据《确保药品、医疗器械等的质量、有效性和安全性的法律》第二条第十款，本法所称的“生物制品”一词是指由厚生劳动省在听取药事和食品卫生审议会意见后指定使用的，以使用人体或者其他生物（不包括植物）制造的材料为原料或者包装材料的药品、准药品、化妆品或者医疗器械，在公共卫生方面需要特别注意。

(4) 中国

生物制品是指以微生物、细胞、动物或人源组织和体液等为起始原材料，用生物学技术制成，用于预防、治疗和诊断人类疾病的制剂，如疫苗、血液制品、生物技术药物、微生态制剂、免疫调节剂、诊断制品等。

预防用生物制品是指为预防、控制疾病的发生、流行，用于人体免疫接种的疫苗类生物制品，包括免疫规划疫苗和非免疫规划疫苗。

治疗用生物制品是指用于人类疾病治疗的生物制品，如采用不同表达系统的工程细胞（如细菌，酵母菌，昆虫、植物和哺乳动物细胞）所制备的蛋白质、多肽及其衍生物；细胞治疗和基因治疗产品；变态反应原制品；微生态制品；人或者动物组织或者体液提取或者通过发酵制备的具有生物活性的制品等。生物制品类体内诊断试剂按照治疗用生物制品管理。

按照生物制品管理的体外诊断试剂包括用于血源筛查的体外诊断试剂、采用放射性核素标记的体外诊断试剂等。预防用生物制品注册分类包括：创新型疫苗、改良型疫苗、境内或境外已上市的疫苗。[1]

生物制品管理对比见表 2-9。

---

[1] 国家药监局关于发布生物制品注册分类及申报资料要求的通告（2020 年第 43 号）。

表 2-9 生物制品管理对比

国家（地区）	美国	欧盟	日本	中国
官方定义	有	有	有	有
属性	产品	产品	药品，准医药产品，化妆品或医疗器械	产品
原始材料	病毒，治疗性血清，毒素，抗毒素，疫苗，血液，血液成分或衍生物，变应原性产品，蛋白质或类似产品，砷凡纳明或砷凡纳明的衍生物	任何生物来源的物质，例如微生物，植物或动物来源的器官和组织，人或动物来源的细胞或液体（包括血液或血浆）以及生物技术细胞构建体（细胞底物，无论是否重组，包括原代细胞）	由厚生劳动省指定使用的原材料或人类或其他动物（植物除外）来源的原料	微生物、细胞、动物或人源组织和体液等
用途	适用于预防、治疗或治愈人类的疾病或病症	—	—	用于预防、治疗和诊断人类疾病
监管部门	FDA	EMA、欧盟委员会（EC）	PMDA	NMPA
法律	《生物制品管制法》《公共健康与服务法》《生物制品价格竞争与创新法案（2009年）》《紫皮书》❶	欧盟指令 2003/93/EC	《确保药品、医疗器械等的质量、有效性和安全性的法律》	《生物制品注册分类及申报资料要求》

（四）【监管角度】假药、劣药、掺假药品、标识不当药品

1. 美国

FDCA 第二章第 321 部分规定：“假药”（counterfeit drugs）是指一种药品，或者它的容器、标识，在未经授权的情况下，擅自仿冒真正的药品生产者、加工者、包装者、经销者的名称、商标或其他标记和标识，而使人错误地认为是真正的药品生产者、加工者、包装者或经销者的产品。可见，美国的假药具有“冒充”或“以假充真”的含义，一般由生产者仿冒行为所致，并非重点关注药品是否具有质量合规性。

掺假药（adulterated drugs）和错误标识药品（misbranded drugs）出自 FDCA 第五章“药品和医疗器械”项下。

掺假药是指美国 FDCA 第五章第 351 部分规定掺假药的具体违法情形，可归

❶ 杨建红，李洁，杨柳，等. 美国紫皮书制度研究与构建我国“生物制品已上市产品目录集”必要性及可行性探讨[J]. 中国药事，2019，33(09)：966-971.

纳为3类：药品有效成分的含量、质量、纯度等与法定规范不符；药品生产操作条件或容器不符合规范造成间接污染；药品混有异物造成直接污染。

对于错误标识药品，FDCA规定："若由于标识或广告有误导之嫌而被指称为错误标识，认定时不仅需考虑标识所作建议、声明、文字、设计、图案或其综合表述，还需考虑标识或广告未能揭示的事实材料。"FDCA第352部分指出错误标识情形，可归纳为两类：药品名称、标识设计的形式内容等不符合法定要求；标识披露的信息存在缺陷，包括信息有误、不显著或易引起误解，或者按照标识信息使用药品可能会危害健康等情形。

2. 欧盟

欧盟指令2011/62/EU规定如下：

任何有以下虚假情况的药品：

① 标识，包括包装和标签，包括辅料在内的名字或成分，以及这些组分的量；

② 来源，包括生产商、生产国，原研国或上市许可持有人；

③ 历史，包括与销售相关的记录和文件。

该定义不包括无意的质量缺陷，并且不侵犯知识产权。

2011年6月8日，欧盟委员会通过了2011/62/EU指令（伪造药品指令），并修订2001/83/EC指令制定关于人用药品的欧共体法典（Community Code）。

伪造药品指令（Directive 2011/62/EU）是2008年12月欧盟委员会提议对欧盟人用药品管理法（2001/83/EC指令）修订的结果，于2011年7月21日起生效，成员国需从2013年1月开始实施相关措施（将新指令内容融入其国家法律）。新的伪造药品指令引入了更为严格的规则，以新的、统一的、泛欧盟的措施来确保药品的安全和药品贸易的严格管理，主要包括：①一个符合法定要求的、真实的药品外包装特征，这个特征由以后的授权决定；②一个欧盟境内通用的、识别合法网上药店的标识，以便更容易识别欧盟境内合法和非法网上药店；③对原料药生产商进行更为严格的管理和检查；④加强对批发分销商销售记录的管理，强化生产商和批发分销商报告任何可疑假药的义务。[1]

欧盟伪造药品指令（Falsified Medicine Directive，FMD），适用于欧盟所有处方药物和选定的非处方药。利用"二维矩阵码"对单件药品进行赋码，采用"配药点验证"模式，通过强制实行发药前监管码信息验证，以实现对药品的安全监管及流向追溯。

Reg.（EU）2016/161将影响整个医药供应链，从药物制造到终端销售。

授权条例的范围：Reg.（EU）2016/161规定适用于所有处方药（POM）的销售单位，除白名单产品外（例如医用气体和放射性核素发生器）。非处方药

---

[1] 李轩，李景华，都晓春. 欧盟药品监督管理局新的假药监管法令简析[J]. 医药导报，2015，34（09）：1264-1266.

(OTC) 一般不受影响，除非在黑名单上（存在伪造风险的药物）。

3. 日本

在《确保药品、医疗器械等的质量、有效性和安全性的法律》中，对于包含“伪造医药品”（偽造医薬品、模造に係る医薬品）的未经批准的医药品，根据第55条第2项，禁止以销售、授予为目的销售、授予、制造、进口、贮存或陈列伪造医药品。

所谓“伪造医药品”，是指其容器或包装的形状、色彩、图案等仿制其他医药品而成的东西。❶

4. 中国

《药品管理法》规定，有下列情形之一的，为假药：

（一）药品所含成分与国家药品标准规定的成分不符；

（二）以非药品冒充药品或者以他种药品冒充此种药品；

（三）变质的药品；

（四）药品所标明的适应证或者功能主治超出规定范围。

有下列情形之一的，为劣药：

（一）药品成分的含量不符合国家药品标准；

（二）被污染的药品；

（三）未标明或者更改有效期的药品；

（四）未注明或者更改产品批号的药品；

（五）超过有效期的药品；

（六）擅自添加防腐剂、辅料的药品；

（七）其他不符合药品标准的药品。

假劣药管理对比见表2-10。

表2-10 假劣药管理对比

国家（地区）	美国	欧盟	日本	中国
假劣药定义	假药/掺假药/错误标识药品分别定义	伪造药品单独定义	伪造医药品（偽造医薬品）单独定义	假药、劣药分别定义
不同情形	容器、标识虚假，有效成分的含量、质量、纯度虚假，污染	虚假标识，包括辅料在内的名字或成分、含量虚假，来源虚假，文件虚假	容器或包装不同、含量不均或超标、含有害杂质、冒充正品	成分与国家标准不符、以非药品冒充或以其他药品冒充、变质、适应证或功能主治超过规定范围

❶ 医薬品、医療機器等の品質、有効性及び安全性の確保等に関する法律（昭和三十五年法律第百四十五号）。

续表

国家（地区）	美国	欧盟	日本	中国
标识问题	药品名称、标识设计的形式内容等不符合法定要求/标识披露的信息存在缺陷，包括信息有误、不显著或易引起误解，或者按照标识信息使用药品可能会危害健康等情形	虚假标识包括包装和标签；包括辅料在内的名字或成分；以及这些组分的量	容器或包装的形状、色彩、图案等仿制其他医药品	药品所标明的适应证或者功能主治超出规定范围/未标明或者更改有效期的药品/未注明或者更改产品批号的药品
容器问题	容器不符合规范造成间接污染	—	—	—
成分问题	药品有效成分的含量、质量、纯度等与法定规范不符/药品生产操作条件或容器不符合规范造成间接污染/药品混有异物造成直接污染	组分的成分或者量存在虚假	含有的医药品的分量不一定都是均匀的，含有可能产生健康损害的量/含有有害的杂质等的可能性不能否定，有引起健康损害的可能性	药品所含成分与国家药品标准规定的成分不符/药品成分的含量不符合国家药品标准/擅自添加防腐剂、辅料的药品
法律依据	《联邦食品、药品和化妆品法案》（FDCA）	《伪造药品指令》（2011/62/EU）、《欧共体产品责任指令》（85/374/EEC）	《确保药品、医疗器械等的质量、有效性和安全性的法律》	《药品管理法》（2019年修订）

（五）【医改角度】国家基本药物、国家医疗保险药品

1. 国家基本药物

从世界范围看，美国、英国等大多数发达国家并没有建立基本药物制度，瑞典是目前全球唯一建立《基本药物目录》的发达国家，但瑞典没有建立全国统一的基本药物目录，而是由各省议会根据当地财政情况建立适合当地的药品目录，实施针对特定人群或特定疾病的药品免费供应。在瑞典，包括基本药物在内的任何药品进入市场销售，均需获得欧洲药品管理局或瑞典药品管理局的批准，上市后平行流向住院和门诊两个方向，互不交叉。[1]

自2009年建立至今，我国国家基本药物制度从无到有、不断完善。近两年，基本药物制度从法律法规层面得到进一步巩固。2019年12月通过的《基本医疗卫生与健康促进法》以及2019年8月修订的《药品管理法》，均明确提出国家实施基

[1] 宁艳阳. 国外基本药物制度怎么建[J]. 中国卫生，2018（11）：32-33.

本药物制度。

2. 国家医疗保险药品

从世界范围来看，目前各国医保目录管理主要有正目录、负目录 2 种形式：正目录中包含着纳入补偿覆盖的药品，主要使用国家有中国、法国、日本、澳大利亚等；负目录包含被剥夺补偿资格的药品，主要使用国家有英国、德国等。

(1) 美国[1]

美国采取完全市场化的商业保险模式，其医疗市场高度碎片化，不存在国家层面的基本医疗保险目录，各保险公司、医院、诊所等可以根据当地常见病的类型和药品供应情况自行制定药品目录。当新药获 FDA 批准后，药品持有人可与保险公司协商确定药品报销方式，达成协议后药品即可进入报销目录。

在美国，药品目录准入主要遵循循证、权衡风险收益和以患者为中心三大原则。同时联邦政府对保险公司的药品目录有很多规定，比如每一种类型的药至少要让患者有两种选择。而一些特殊药物，特别是精神类药物和抗癫痫药物，必须提供更多的药品种类，否则不能销售该保险计划。

药品分级（tier）：为促进患者在药品目录中选择低价格药物，美国的保险目录采用等级管理制度。以某三等级管理的药品目录为例，第一等级包括普通仿制药，伴有最低自付比例；第二等级包括受欢迎品牌药，伴随较高自付比例；第三等级包括其他专利药，伴随最高自付比例。不过，为避免个人因医疗费用过高而无法继续治疗，联邦政府规定患者年自付金额上限，超过上限的部分由保险公司承担。

(2) 欧盟

在医疗保险体系方面，以英国国民医疗服务体系（national heath service，NHS）和德国的法定医疗保险制度（statutory health insurance ，SHI）为代表。

英国实施全民医保政策，其医保目录实行负目录管理（即纳入目录的药品不予报销）。凡获准上市的药品，即默认被纳入 NHS 医保报销系统中。

英国国家卫生与临床优化研究所（NICE）作为独立于政府的社会组织，受英国卫生部委托，通过与国内研究机构合作等方式以质量调整生命年（quality adjusted life years，QALY）为主要指标对药品进行卫生技术评估，将性价比低的药品列入医保负目录，不给予报销；或医保“灰目录”，仅对特定疾病予以报销。

对于进入 NHS 医保报销系统的药品，政府制定医保支付价格，其中专利药由英国制药工业协会（ABPI）的药品价格调控计划（PPRS）决定，非专利药支付价格则基于英国仿制药制造商协会（BGMA）计算结果决定。

(3) 日本

日本厚生劳动省同时负责药品的上市批准、药品定价及报销目录遴选等工作。根据日本《药机法》，所有处方药品均可申请进入报销范围，即《日本药价基准》，

---

[1] 陈亚天. 中美药品体系与医保体系分析对比[R]. (2019-2-28).

适用于医保的医疗用品由政府制定零售价格。

日本实施全民医保，处方药品基本均被纳入医保，《日本药价基准》大约收录了16000多种药品，这也意味着日本对几乎所有的处方药品均实行价格管制。对于创新药定价，有类似新药的则与已上市类似药进行比较后定价，无类似药物的则通过生产成本加合理利润和费用的方法定价；对于仿制药定价，根据药品进入药价目录的时间顺序，按照批次定价，价格递减。

(4) 中国

按照国家决策部署，建立医保目录动态调整机制。对于尚未纳入的品种，在充分考虑医保基金的承受能力、可持续性，充分考虑临床需求等综合因素后，将更多救命救急的好药纳入医保，对不符合条件的药品也将及时调出目录。

国家医疗保险药品管理对比见表2-11。

表2-11 国家医疗保险药品管理对比

国家（地区）	美国	欧盟	日本	中国
相关机构	联邦政府、药品生产企业等	英国国家卫生与临床优化研究所（NICE）、英国制药工业协会（ABPI）、英国仿制药制造商协会（BGMA）	厚生劳动省	国家医保局
医保目录遴选	不存在国家层面的基本医疗保险目录	英国国家卫生与临床优化研究所（NICE）、卫生服务产品经济委员会（CEPS）负责	厚生劳动省负责	医保局负责
医保目录管理❶	—	法国正目录 英国负目录	正目录	正目录

(六)【特殊管理】特殊药品、医院制剂

1. 特殊药品

(1) 美国❷

在美国，与特殊管理药品的概念相似的是管制物质（controlled substances），主要包括麻醉药品和精神药品，还有毒品。

《管制物质法》（CSA）将所有受现行联邦法律管制的物质归入Ⅰ～Ⅴ五个附表。这种归类基于物质的医疗用途、滥用可能性、安全性或依赖性。❸ Ⅰ～Ⅴ管制级别依次降低。例如，附表Ⅰ中药物极有可能被滥用，并且有可能造成严重的心理和/或身体依赖。但这些清单仅供一般参考，并非所有受控物质的详尽清单。

❶ 黄玉琼，郭莺. 国内外医保药品目录管理模式比较[J]. 中国医疗保险，2013(12)：68-70.

❷ Drug Enforcement Administration（DEA）.

❸ The Controlled Substances Act.

(2) 欧盟

在欧盟，特殊药品包括：生物制品（血液制品、疫苗）、放射性药物和前体、顺势疗法药品、草药药品及罕见药。

在英国[1]，2013年《管制药物（管理和使用监督）条例》中规定，受控药物（controlled drugs，CDs）是现代临床必不可少的。它们包括诸如二氢吗啡之类的药物，可用于多种临床治疗，例如，缓解急性和慢性疼痛，临终治疗或作为滥用药物治疗的一部分。其他药物（例如抗焦虑药，安眠药，类固醇和生长激素）也被指定为CDs，尽管根据英国内政部的滥用药物立法，这些药物受到的管制不太严格。

(3) 日本

日本主要的药物滥用防制法规为《麻药及影响精神药物取缔法》（简称麻药法）、《大麻取缔法、鸦片法》及《觉醒剂取缔法》等。而日本无分级管理制度，系由厚生劳动省药事和食品卫生审议会药事分科会指定药物部会，决定指定药物目录，列入药物滥用防制法规附表内，并公告禁止事项。

根据《药机法》，指定药品（指定薬物）为可能引起中枢神经系统兴奋或抑制或幻觉（包括维持或加强这种效果），并在人体内使用时可能对健康造成危害的药品。指定药品和含有指定药物的物质禁止生产、进口、销售、拥有、购买或授予用于诊断、治疗或预防疾病以外的用途，以及对人体造成伤害的用途。该法还规定了最高三年的监禁或最高300万日元的罚款，或两者并罚（或最高五年的监禁或最高500万日元的罚款，或两者并罚）。

(4) 中国

根据《药品注册管理办法》第一百二十条，中国的特殊药品主要指的是麻醉药品、精神药品、医疗用毒性药品、放射性药品、药品类易制毒化学品等有其他特殊管理规定的药品。

《麻醉药品和精神药品管理条例》所称麻醉药品和精神药品，是指列入麻醉药品目录、精神药品目录（以下称“目录”）的药品和其他物质。精神药品分为第一类精神药品和第二类精神药品。

目录由国务院药品监督管理部门会同国务院公安部门、国务院卫生主管部门制定、调整并公布。

上市销售但尚未列入目录的药品和其他物质或者第二类精神药品发生滥用，已经造成或者可能造成严重社会危害的，国务院药品监督管理部门会同国务院公安部门、国务院卫生主管部门应当及时将该药品和该物质列入目录或者将该第二类精神药品调整为第一类精神药品。

---

[1] Controlled Drugs（Supervision of management and use）Regulations 2013.

2. 医院制剂

(1) 美国[1]

调剂（compounding）通常是指由执业药师、执业医师或外包机构（在外包机构的情况下）在执业药师的监督下将药物成分混合或更改以制成量身定制的药物的做法，以满足每个患者的需求。尽管复合药物可以满足某些患者的重要医疗需求，但它们对患者也存在风险。

医院配方制剂（compounded drugs）可以满足某些患者的重要医疗需求，但是，也会给患者带来风险，因为FDA未对其安全性、有效性和质量进行评估。FDA的配方计划（compounding program）旨在帮助保护患者免受劣质配方制剂的侵害，同时为有医疗需求的患者保留获得合法销售的医院配方制剂的途径。随着政策的制定和法律的执行，以及与各州政府和行业的合作，FDA将重点实施对医院配方制剂设施的检查。了解配方制剂生产商（compounders）活动的性质——特别是外包设施（outsourcing facilities）——有助于最大限度地降低患者的风险。虽然FDA根据基于风险的计划（risk-based schedule）定期检查外包设施，但FDA也依赖生产商尽自己的职责，来提醒FDA注意可能危及患者健康的问题。

在美国，医院制剂的委托生产形式有所不同。美国FDA颁布的《联邦食品、药品和化妆品法案之医院和医疗系统制剂工业生产指导草案》建议，医疗机构可向经FDA批准的供应商提出需求，供应商购置原料，生产并销售给医疗机构，即委托生产的实质是医疗机构购买医院制剂。[2]

(2) 欧盟

法国《公共卫生法》第L. 5121-1条根据药物的制备对药物进行区分，例如：

批量混配（bulk compounding）：根据针对特定患者的医疗处方调配的药品。根据法国《公共卫生法》的第L. 5121-9-1、L. 5121-12-1、L. 5125-1或L. 5126-6条规定的情况，向制药机构或者药房签发许可。

医院准备（hospital preparation）：由于缺乏可用的或适应性的药品，根据药典说明制备并符合法国《公共卫生法》第L. 5121-5条所述的适当规范的药物，所制备的除基因或细胞治疗产品以外的任何药物的医院制剂都拥有销售许可，根据L. 5121-9-1、L. 5121-12、L. 5124-9或L. 5126-6，在药品库存短缺的情况下，医疗机构可以获得制药许可，仅供医疗机构内部药房使用。通过药房将医院制剂按照医学处方分配给一个或多个患者，以在所述机构内使用。在负责卫生的部长命令规定的条件下，将它们申报给国家药品和保健产品安全机构。

复方药物（compounded medication）：在药房中注册的，已向药典注册或以国

---

[1] FDA声明：改进配方制剂不良事件报告以保护患者。

[2] 陶春，宋洪涛. 新医改形势下医院制剂的发展思路[J]. 药学实践杂志，2016，34（06）：574-576.

家形式注册的药物，以使药房可以将其直接分配给患者。

(3) 日本

在日本，在医院中独立制备的制剂通常称为院内制剂，日本医院药剂师协会称之为“医院药局制剂”。日本的法律对院内制剂并无明确定义，日本厚生劳动省认为院内制剂是指在医院内医师的指示下，为了用于该院患者等而制造的医药品。同样，日本也强调了院内制剂应是市面上没有销售的医药品，但为医疗必需的、根据药师的要求在院内调制的制剂。

日本关于院内制剂品质保证的法规是日本厚生劳动省《医疗法》的第六条第十款、《医疗法实施规则》第一条第十一款，医院管理者为了确保医疗安全管理体制，应建立并实施与药品（包括院内制剂在内）安全使用相关的程序，且每个医院可根据实情来应对。[1]

(4) 中国

我国《医疗机构制剂注册管理办法》（试行）第三条定义医疗机构制剂是指医疗机构根据本单位临床需要经批准而配制、自用的固定处方制剂，医疗机构制剂应当是市场上没有供应的品种。[2] 相关的法律法规有《医疗机构制剂配制质量管理规范》（试行）、《医疗机构制剂配制监督管理办法》（试行）和《医疗机构制剂注册管理办法》（试行）等。

《药品管理法》第七十四条：医疗机构配制制剂，应当经所在地省、自治区、直辖市人民政府药品监督管理部门批准，取得医疗机构制剂许可证。无医疗机构制剂许可证的，不得配制制剂。

《医疗机构制剂注册管理办法》（试行）第四条：国家药品监督管理局负责全国医疗机构制剂的监督管理工作。省、自治区、直辖市药品监督管理部门负责本辖区医疗机构制剂的审批和监督管理工作。

医院制剂管理对比见表 2-12。

表 2-12 医院制剂管理对比

国家（地区）	美国	欧盟	日本	中国
称谓	医院配方制剂（compounded drugs）	法国医院准备（hospital preparation）	院内制剂	医疗机构制剂
市面销售	供应商销售给医疗机构（委托生产）	—	否	否

---

[1] 李莹，李文君，卢梦情，等. 中日两国医疗机构配制制剂对比研究[J]. 中国医院药学杂志，2020，40(07)：831-834，822.

[2] 《医疗机构制剂注册管理办法》（试行）国家食品药品监督管理局令第 20 号。

续表

国家（地区）	美国	欧盟	日本	中国
法律来源	《联邦食品、药品和化妆品法案》	法国《公共卫生法》	《医疗法》《医疗法实施规则》	《药品管理法》《药品管理法实施条例》《医疗机构制剂配制监督管理办法》（试行）和《医疗机构制剂注册管理办法》（试行）

三、监管理念❶

（一）美国

FDA 监管理念是“保护和促进公众健康”（protecting and promoting the public health）。2007 年 11 月，美国 FDA 科学委员会科学与技术分会发布《FDA 的科学与使命危机》报告，将 FDA 的使命表述为：“FDA 负责通过确保人用药品与兽药、生物制品、药品、国家食品供应、化妆品以及放射产品的安全、有效和可及，保护公众健康。FDA 通过帮助业界加速创新，使药品食品更有效、更安全和更可负担，通过帮助公众获得有关药品食品的精确、基于科学的信息，促进公众健康。”该报告明确 FDA 的使命为“保护和促进公众健康”。

FDA 的 CDER 创建了药品质量办公室（OPQ），它将非执法相关的药品质量工作合并到一个超级办公室，创建“一个质量之声”（one quality voice）并加强对整个药品生命周期的质量监督。为此，OPQ 将制定机制来主动吸引利益相关者并加速采用新兴技术以提高质量和可靠性。❷

在 FDA，风险管理是评估药物利益-风险平衡的关键考虑因素。

（二）欧盟

根据欧盟指令 2001/83/EC 规定：药品生产、销售和使用的任何规则的根本目的必须是维护公众健康。但是，实现这一目标的方式必须不会妨碍共同体内制药业的发展或医药产品的贸易。医药产品测试和试验的标准与协议是控制这些产品并保护公众健康的有效手段，并且可以通过制定适用于测试和试验的统一规则来促进这些产品的流通、档案的汇编和申请的审查。

在欧盟（EU），药物是基于对目标人群的益处大于风险而获得批准的。然而，并非所有潜在或实际的不良反应在初始上市许可时就被确定。风险管理的目的是解

---

❶ 徐非. 新时代药品监管工作的若干思考[N]. 医药经济报，2018-12-26.

❷ U. S. Food and Drug Administration.

决产品生命周期不同点的安全概况的不确定性，并进行相应的计划。

综上，欧盟的药品监管主要是体现保护公众健康和促进一体化的理念。❶

（三）日本

根据《确保药品、医疗器械等的质量、有效性和安全性的法律》第1条，通过实施必要的措施，确保药品，准药品，化妆品，医疗器械，再生药品的质量、功效和安全性，来防止因使用这些药物等而引起的健康和卫生相关危害的发生或扩散，并采取措施控制指定药品，促进从医学角度来看特别必要的药品、医疗器械和再生医疗产品的研究和开发，从而改善健康和卫生状况。

为了确保药物的安全性，从开发阶段到监管审查和上市后阶段，随时评估适当管理药物风险的措施非常重要。药品风险管理计划（RMP）是一份文件，显示了药物从开发阶段到上市后阶段的一致风险管理。并且RMP旨在定期评估风险管理或响应上市后监督和一系列药物警戒活动的进展，以最大限度地降低药物风险。在医疗专业人员之间共享已发布的信息，旨在确保进一步加强上市后安全措施。❷

（四）中国

根据《药品管理法》第一条："为了加强药品管理，保证药品质量，保障公众用药安全和合法权益，保护和促进公众健康，制定本法。"

第三条："药品管理应当以人民健康为中心，坚持风险管理、全程管控、社会共治的原则，建立科学、严格的监督管理制度，全面提升药品质量，保障药品的安全、有效、可及。"

由此可以看出，各国在药品监管理念上也基本一致，都是保护公众健康、注重风险管理和生命周期管理。

四、系统结构

（一）政府监管系统

1. 行政监管体系

(1) 美国

① 中央政府机构组成：美国主管药品监督管理的行政机构主要分为两级，即美国食品药品管理局（Food and Drug Administration，FDA）和州政府卫生局（一般设有药政机构）。FDA隶属于美国人类健康服务部的公共卫生总署。FDA的组织机构从职能上或者说从业务属性上分为3个部分，包括FDA局长办公室、7个产品中心和监管事务办公室。其中FDA局长办公室包括行政法官办公室、首席法律顾问办公室、风险管理办公室、外联办公室、立法办公室、科学和健康协调办

---

❶ Human regulatory：overview（EMA官网）。

❷ 独立行政法人医薬品医療機器総合機構（PMDA；Pharmaceuticals and Medical Devices Agency）。

公室、策划办公室、国际事务及战略发展办公室和管理办公室等；7 个产品中心包括生物制品评价与研究中心、器械与放射学健康中心、药品审评与研究中心、食品安全与应用营养学中心、兽药中心、烟草产品中心和国家毒理学研究中心；监管事务办公室包括资源管理办公室、区域执行办公室、强制执行办公室、犯罪调查办公室和 5 个地区办公室等。

FDA 成立了风险沟通咨询委员会，指出 FDA 应将风险沟通视为一项战略职能，并参与其风险沟通活动的战略规划。

② FDA 药品相关使命：❶ FDA 通过确保人用和兽用药品、疫苗和其他生物制品以及医疗器械的安全、有效、优质和可靠，保护公众健康。FDA 监管范围如表 2-13 所示。

表 2-13 FDA 监管范围

食物	• 膳食补充剂 • 瓶装水 • 食品添加剂 • 婴儿配方奶粉 • 其他食品
药物	• 处方药（品牌药和非专利药） • 非处方药物
生物制剂	• 人类疫苗 • 血液和血液制品 • 细胞和基因治疗产品 • 组织制品 • 过敏原
医疗器械	• 压舌器和便盆等简单物品 • 心脏起搏器等复杂器械 • 牙科设备 • 手术植入物和假肢
会发出辐射的电子产品	• 微波炉 • X 射线设备 • 激光产品 • 超声波治疗设备 • 汞蒸气灯 • 太阳灯
化妆品	• 化妆品和其他个人护理产品中的色素添加剂 • 皮肤保湿霜和清洁剂 • 指甲油和香水

❶ FDA Fundamentals Answers to frequently asked questions about the FDA.

续表

兽药产品	• 牲畜饲料 • 宠物食品 • 兽药和器械
烟草制品	• 香烟 • 卷烟烟草 • 自卷烟草 • 无烟烟草 • 雪茄 • 水烟 • 电子烟（烟草和非烟草衍生的尼古丁产品）

③ 联邦政府与州政府的权责划分：美国所有的药品生产行为以及跨州的运输销售行为（即药品进入医院和药店前的全过程）都归联邦政府管辖。

在美国的食品药品监管体制中，FDA 负责制定具体的监管制度，同时承担食品药品领域的上市许可，药品研制生产环节的现场检查，联邦事权下的食品、兽药、器械、化妆品和烟草等领域的安全监管等工作。

美国现行食品药品监管体制下，联邦政府需要与州及州以下各级地方政府合作，建立上下联动的工作机制。一是 FDA 地区办公室主任和州政府有关部门建立沟通机制，经常进行会议和信息交流，协调执法。二是 FDA 通过经费拨款和合作协议，将一些监管检查工作交予地方完成。一些州的卫生部门或农业部门都可以成为 FDA 的监管合作伙伴，帮助完成联邦政府安排的工作。三是在特殊情况下，出现应急事件时，如果 FDA 没有足够人力，联邦政府有权要求把州政府的人员短期内变成联邦政府雇员。短期借用的州政府雇员在一定范围内，执行 FDA 标准、向 FDA 报告，而不向州政府报告工作。监管事务办公室（ORA，一支完全由联邦垂直管理的检查员队伍）在日常工作已经了解和掌握州里人员的专业能力，一旦发生突发事件，能够快速找到并将这些人员临时征用为联邦政府的人力。

地方政府在药品的零售和使用环节对医院和药店的行为进行监管，以及对医生和药师的资质进行认可和管理。

④ 地方政府

a. 加利福尼亚州

加利福尼亚州公共卫生部（California Department of Public Health，CDPH）：①食品药品科（Food and Drug Branch，FDB）。食品药品科负责保证药品标签的正确性和广告的真实性，并与食品药品检验所（FDLB）合作在全州范围内进行适当的分析，使用 FDLB 的分析结果来评估公共卫生问题。在加利福尼亚州生产医疗器械或药品的所有公司都需要获得 FDB 的生产许可证。②食品药品检验所（FDLB）。为确保所有加利福尼亚人的安全，FDLB 提供必要的分析支持，以筛选、鉴定和量化食品、药品和人造大麻中的化学和微生物污染物。所有实验室活动均执行并支持立法规定的计划。

加利福尼亚州药事委员会（The California State Board of Pharmacy）：拥有立法权和执法权，其负责颁发药房执照、药品制造许可证、医疗器械制造许可证、药剂师执照、批发商/非居民批发商许可证和兽用食品-动物药品零售商许可证，有权拒绝、撤销或暂停非居民药房注册以及对非居民药房进行纪律处分或发出引文或警告信。加利福尼亚州零售药店的开办须由州药事委员会进行若干项目（例如药店的场地、环境、仓储、计算机管理系统等内外部条件）的审查。同时，药事委员会对药剂师、实习生、药学技术人员和豁免人员（与药品和医疗器械的批发或制造商有牵连但无须持有药剂师执照的人）的药学实践以及在加利福尼亚州分发处方药和设备的所有类型的公司和机构进行规范。在紧急情况下，药事委员会负责分配药物和设备。

加利福尼亚州卫生与公共服务局（the California Health and Human Services Agency，CHHSA）：根据第 852 号参议院法案，CHHSA 负责对药品价格进行管控。

b. 北卡罗来纳州【特色】

北卡罗来纳州农业和消费者服务部：该机构在涉及农艺学的法规和服务领域负责。药品的监管具体由下设的食品药品保护科（Food & Drug Protection Division）实施。其组织主要包括：①农业部长。农业部长有责任对根据规定担保的样品进行检查或安排进行检查以确定是否违反规定并负责批发分销商许可证或续签批发分销商许可证申请的批准与发放。②农业部长或其授权的代理商。农业部长或其授权的代理商负责食品、药品和化妆品的纯度测试，有权检查工厂、仓库、场所或车辆以及所有相关设备、制成品或未完成的材料、容器及其中的标签，有权检查和备份任何商业承运人持有的食品、药品、设备或化妆品的数量及其在运输或交付过程中的收货人和发货人的记录。在任何对工厂、仓库、咨询实验室或其他机构进行的此类检查完成后，在离开场所之前，进行检查的授权代理商应向业主、经营者或主管代理商提供报告。③食品和药物保护司。食品和药物保护司要求批发处方药分销商的申请人获得并提交带有许可证申请的联邦背景调查报告。食品和药物保护司负责对批发分销商许可证或续签批发分销商许可证申请的审查。④农业委员会。农业委员会是一个法定机构，成员由州长任命。该委员会是一个政策和规则制定机构，为北卡罗来纳州农业和消费者服务部管理的许多项目制定规章。

c. 马里兰州

马里兰州卫生部：对医疗保健提供者、工厂设施和组织进行监管。主要负责对药品以及药品的生产、运输、储存场所进行监督检查、抽检。卫生部有权检查并记录药品的生产、运输记录并扣留涉嫌掺假、伪造、贴错标签的药品，保证药品标签的正确性和广告的真实性。

马里兰州药房委员会：属于马里兰州卫生部的下设部门。主要职责是许可药剂师和注册药剂师，向药房和分销商签发经营许可证，设定药房实践标准以及通过制定和执行法规，解决投诉以及对公众进行教育，促进药房领域的优质医疗保健。

处方药负担能力委员会（Prescription Drug Affordability Board，PDAB）：马里兰州是美国第一个建立处方药负担能力委员会的州，PDAB 的目的是保护医疗保健系统内的利益相关者免受处方药高昂费用的影响。该委员会负责审查处方药的成本上涨，并向马里兰州大会就如何使人更负担得起它们的价格提出建议。

d. 马萨诸塞州

根据马萨诸塞州普通法第 112 章第 36 条，未经许可，任何人不得在联邦范围内从事药品的批发、销售或分发。

公共卫生部（MDPH）：负责对临床试验机构的许可和监督，以及对药品标签的监管。对制药企业营销活动进行合规性监督，向批发分销企业签发经营许可证并执行处方药监测计划。根据马萨诸塞州法律，术语“受控物质”表示任何处方药，如果企业需要在州内生产、销售受控物质，则需要到 MDPH 获得该物质的注册。药品和医疗器械制造商必须在公共卫生部注册并每年更新注册。MDPH 同时还负责受控物质广告的监管。

药房注册委员会（Board of Registration in Pharmacy）：属公共卫生部，相当于其他州的药房委员会，负责对药房技术人员、核药剂师、药剂师以及药房、核药房的许可。核药房是指涉及放射性药品的药房，核药房需配备核药剂师。

e. 新泽西州

新泽西州药房委员会：主要负责审查所有注册申请，然后将注册证书授予被认为有足够执业药房资格的人员，规定每两年进行一次许可更新。委员会还为药剂师制定专业标准和行为准则并执行，规范药房和药剂师的业务，规定药房需每年更新许可证。

新泽西州卫生署：负责临床试验机构的许可和监督，对药品标签、生产企业的药品生产记录材料以及批发企业的分销记录材料进行检查。卫生署执行处方药监测计划和药用大麻计划。从事药品批发分销企业需在卫生署注册，卫生署对药品运输、储存场所进行监督检查，对药品批发项目进行监督并管理医疗器械以及人用和兽用处方药的州内和州际批发制造与销售。卫生署还负责药物滥用治疗设施许可和药物助手（Medication Aide）认证。

⑤ 美国地方政府药品监管共同点：均有处方药监控程序（PDMP）（50 个州中 49 个州都有实施）。PDMP 是一个电子数据库，用于跟踪某个州的受控物质处方。PDMP 可以及时向卫生局提供有关导致流行病的处方和患者行为的信息，并促进灵活和有针对性地选择应对措施。PDMP 不仅仅是被动数据库，作为一种公共卫生工具，州卫生部门可以使用 PDMP 来监控流行病的动态并告知和评估干预措施。PDMP 还可用于向授权用户发送“主动”报告，以保护处于最高风险的患者并识

别不适当的处方趋势。

PDMP 由州政府负责，收集和分发有关联邦管制药物的处方和配药的数据。

PDMP 的创建是为了帮助医疗保健提供者、公共卫生和执法机构减少处方药的非医疗使用、滥用和转移，同时保留医疗保健提供者的专业做法和合法的患者获得最佳药物辅助治疗的权利。在医疗现场，医疗保健提供者可以通过电子方式实时访问 PDMP 数据，以提高他们筛查药物滥用的能力，并更有效地管理接受包含受控危险物质（CDS）处方的患者的治疗。

PDMP 还协助联邦、州和地方执法机构、卫生职业许可委员会及某些机构如 MDH（马里兰州卫生部）调查非法的 CDS 转移、医疗保健欺诈、非法职业行为和其他问题。

最后，PDMP 数据是研究处方药滥用和成瘾、医疗保健利用和专业实践趋势以及许多其他重要公共卫生课题的宝贵工具。PDMP 与政府机构、专业组织和众多利益相关者进行协调，以向医疗保健提供者和公众提供教育信息。

⑥ 美国地方政府药品监管对比（以加利福尼亚州、马里兰州、马萨诸塞州、北卡罗来纳州、新泽西州 5 个州为例）：如表 2-14 所示。

表 2-14 美国地方政府药品监管对比表

监管指标	州名	监管内容	监管部门/行业协会
广告	加利福尼亚州	保证药品标签的正确性和广告的真实性	公共卫生部——食品药品科（FDB）
	马里兰州	保证药品标签的正确性和广告的真实性	卫生部（Department of Health）
	马萨诸塞州	受控物质广告	公共卫生部（Department of Public Health）
价格	加利福尼亚州	药品价格调控	卫生与公共服务局
	马里兰州	针对处方药的成本进行审查，设定合理的处方药支付上限	处方药负担能力委员会
标签	加利福尼亚州	保证药品标签的正确性	公共卫生部——食品药品科（FDB）
	马里兰州	扣留涉嫌掺假、伪造、贴错标签的药品 保证药品标签的正确性	卫生部
	马萨诸塞州	药品标签的监管	公共卫生部
	新泽西州	药品标签	卫生部
生产/批发/经营许可证	加利福尼亚州	为药品或者医疗器械公司颁发药品或设备生产许可证	公共卫生部——食品药品科（FDB）

续表

监管指标	州名	监管内容	监管部门/行业协会
生产/批发/经营许可证	加利福尼亚州	颁发药品制造许可证、批发商/非居民批发商许可证	药房委员会（Board of Pharmacy）
	马萨诸塞州	向批发分销企业签发经营许可证	公共卫生部
	北卡罗来纳州	批发分销商许可证或续签批发分销商许可证申请的批准与发放	农业和消费者服务部——农业部长
		批发分销商许可证或续签批发分销商许可证申请的审查	农业和消费者服务部——食品和药物保护司
	马里兰州	向药房和分销商签发经营许可证	药房委员会
临床试验机构管理	马萨诸塞州	临床试验机构的许可和监督	公共卫生部
	新泽西州	临床试验机构的许可和监督	卫生部
注册	马萨诸塞州	药品和医疗器械制造商必须在公共卫生部注册并每年更新注册 对受控物质的生产需进行注册 受控物质的销售需进行注册	公共卫生部
	新泽西州	从事药品批发分销的企业需在卫生署注册	卫生部
检查	北卡罗来纳州	农业部长有责任对根据规定担保的样品进行检查或安排进行检查	农业和消费者服务部——农业部长
	马里兰州	药品的抽样检查 药品生产、运输、储存场所的检查 有权检查并记录药品的生产、运输记录	卫生部
	新泽西州	生产企业的药品生产记录材料检查 药品批发企业的分销记录材料检查 药品运输、储存场所的监督检查	卫生部
药剂师	加利福尼亚州	颁发药剂师执照 对任何有非专业行为的执照持有人采取行动，有立法权和执法权 对药剂师、实习生、药学技术人员和豁免人员的药学实践进行规范	药房委员会
	马里兰州	对医生和药剂师的资质认可和管理	药房委员会
	马萨诸塞州	对药房技术人员、核药剂师和药剂师的许可	药房注册委员会（Board of Registration in Pharmacy）
	新泽西州	对药剂师的许可，规定每两年一次的许可更新 规范药剂师的业务	药房委员会

续表

监管指标	州名	监管内容	监管部门/行业协会
药房管理	加利福尼亚州	有权拒绝、撤销或暂停非居民药房注册 零售药店的内外部条件检查 对非居民药房进行纪律处分或发出引文或警告信 颁发药房执照	药房委员会
	马里兰州	向药房和分销商签发经营许可证 设定药房实践标准以及制定和执行法规	药房委员会
	马萨诸塞州	对药房、核药房的许可	药房注册委员会
	新泽西州	规范药房的业务，药房需每年更新许可证	药房委员会

(2) 欧盟

欧盟药品监管体系是一个由来自欧洲经济区 31 个国家（包括 28 个欧盟成员国和冰岛、列支敦士登及挪威）的约 50 个药品监管机构、欧盟委员会和欧洲药品管理局构成的网络。

① 欧盟委员会（European Commission，EC）：主要职能是在特殊药品安全事件中，根据欧洲药品管理局（EMA）的意见，采取统一措施来降低药品风险，并对各成员国的药品诉讼进行仲裁。[1]

EC 负责实施欧盟条约和理事会决定，向理事会提出立法动议，监督欧盟法规的实施，同时也是欧盟唯一有权起草法令的机构。委员会受欧洲议会的监督。

在欧盟，人类使用的药品可以由欧盟委员会通过集中程序授权，也可以由国家主管部门通过相互承认、分散或国家程序授权。

② 欧洲药品管理局：关于欧盟人用药品的监管，特别涉及集中程序的部分，都是欧洲药品管理局（EMA）在其中发挥关键作用。EMA 负责欧盟层面的药品审评、监管和药品安全监测。在欧洲市场流通的药品，必须经过此机构。

人用药品委员会（Committee for Medicinal Products for Human Use，CHMP）是 EMA 负责人用药品的委员会。CHMP 在欧盟（EU）的药品授权方面发挥着至关重要的作用。在集中程序中，CHMP 负责：对欧盟范围内的营销授权申请进行初步评估；评估对现有营销授权的修改或扩展（“变化”）；考虑药物警戒风险评估委员会（PRAC）关于市场上药品安全性的建议，并在必要时向欧盟委员会建议更改药品的上市许可，或暂停或退出市场。

CHMP 还评估在国家层面授权的药物，提交给 EMA，以便在整个欧盟范围内保持统一标准。此外，CHMP 及其工作组还为研究和开发新药的公司提供科学建

[1] 王明珠，李野. 欧盟的药品风险监督管理体系[J]. 中国药业，2008，17 (4)：15-16.

议；制定科学指南和监管指南，帮助制药公司准备人用药品的上市许可申请；与国际伙伴合作，协调监管要求等。

药物警戒风险评估委员会（Pharmacovigilance Risk Assessment Committee，PRAC）也是 EMA 的委员会，其是根据 2012 年生效的药物警戒立法正式成立的，负责评估和监测人用药品的安全性。PRAC 的主要职责包括：不良反应风险的监测、评估、最小化和沟通，同时考虑药物的治疗效果；授权后安全性研究的设计和评估；药物警戒审计。

此外，PRAC 就药物警戒和风险管理系统的问题向人用药品委员会（CHMP）、欧盟委员会等提供建议。

欧盟药品监管部门职能见表 2-15。

表 2-15 欧盟药品监管部门职能

<table>
<tr><th colspan="2">机构</th><th>职能</th></tr>
<tr><td colspan="2">EC</td><td>• 在特殊药品安全事件中，根据 EMA 的意见，采取统一措施来降低药品风险，并对各成员国的药品诉讼进行仲裁
• 人类使用的药品可以由欧盟委员会通过集中程序授权
• 欧盟委员会通过实施法规（EU）699/2014 确定了新的通用徽标
• 制定一种策略性方法处理药物造成的水污染，并向欧盟和/或国家提出建议</td></tr>
<tr><td rowspan="2">EMA</td><td>CHMP</td><td>CHMP 在欧盟（EU）的药品授权中起着至关重要的作用。 在集中程序中：
• 对整个欧盟范围内的销售授权申请进行初步评估
• 评估对现有营销授权的修改或扩展（“变化”）
• 考虑 FDA 药物警戒风险评估委员会关于市场上药品安全的建议，并在必要时向欧盟委员会建议更改药品的销售授权，或暂停或退出市场
CHMP 还会评估那些由成员国授权，但需要在欧盟范围内达成一致意见的药物
CHMP 及其工作组还通过以下方式为药品和药品监管的发展做出了贡献：
• 向研究和开发新药的公司提供科学建议
• 编写科学指南和法规指南，以帮助制药公司准备人用药品的销售授权申请
• 与国际伙伴合作，以统一法规要求
CHMP 的评估基于对数据的全面科学评估，他们确定药物是否符合必要的质量、安全性和功效要求，并确定其正面的风险与收益平衡</td></tr>
<tr><td>PRAC</td><td>PRAC 负责评估人用药品各个环节的风险管理，其中包括：
• 在考虑药物治疗效果的同时，检测、评估、最小化和传达不良反应的风险
• 设计和评估授权后的安全性研究
• 药物警戒审核
PRAC 为药物警戒和风险管理体系有关问题提出建议，包括监测其有效性，如：
• 人用药品委员会（CHMP），负责中央授权的药品和转介程序
• 人用药品相互承认和分散程序协调小组（CMDh）
• EMA 秘书处，管理委员会和欧盟委员会（如果适用）</td></tr>
</table>

③ 欧盟各成员国：各成员国各自的政府职能部门负责药品的审批及监督。分散审批是由欧盟成员国各自的药品评审部门负责对药品进行审批的过程，其适用范

围指除了必须通过集中审批程序之外的那些药品。

a. 以德国为例。作为欧盟国家之一，根据规定，德国药品监管的法律法规的制定必须在欧盟药品监管法律法规框架下进行，也就是说《德国药品法》不得违反《欧盟药品管理条例》有关规定，《欧盟药品管理条例》和《德国药品法》共同构成德国药品监管的基本法律。

德国是联邦制国家，各个州都有立法权，都可以立法对各自州辖区内的药品进行监管，但是各个州、市（县）对药品监管的立法，都必须以《欧盟药品管理条例》和《德国药品法》为准则，都不得违反这两个基本法律的规定或含义。

德国联邦政府和各州政府的药品监管部门对药品、医疗器械的生产和流通实行联合监管。联邦与各州药品监管部门分工明确，各司其职。联邦药品监管部门主要是联邦疫苗及血清研究所（Paul-Ehrlich-Institute，PEI）与联邦药品和医疗器械管理局（BfArM），联邦疫苗及血清研究所主管血清、疫苗、血液、骨髓与组织制剂，基因工程方法制造的血液成分等药品；联邦药品和医疗器械管理局主管除联邦疫苗及血清研究所监管以外的医疗器械和人用药品，包括新化学药物和新生物制品，其所监管的药品约占德国所有被批准药品的85%。这两个部门都隶属于德国联邦卫生部，但都具有一定的独立性。[1]

联邦药品和医疗器械管理局（BfArM）是德国联邦卫生部（the Federal Ministry of Health）下的一个独立的行政部门。BfArM最高目标是保护公众的健康，为此BfArM力争为公众提供最好的药品和医疗器械，同时控制麻醉药品及其前体的交易和滥用，通过持续努力和精简工作流程来确保药品的安全、有效和质量可控。BfArM还通过客观的不带任何偏见的信息交流政策来增加执法透明度。其主要职责如下。

• 对医药产品进行注册审批及发证。BfArM根据《德国药品法》（*German Medicines Act*）对药品的安全、有效和质量可控性进行评价，以决定它是否能够上市销售。药品的上市证书只有五年的有效期，到期需要重新申请和评价。上市后药品的任何变动都必须上报给BfArM，如果是重大的改动必须在BfArM授权后才能进行。BfArM同时也对顺势疗法药品和在欧盟范围内销售的药品进行评价和发证。

根据《德国药品法》的规定，在对医药产品进行上市评价和对顺势疗法药品进行注册时，应该参照药典标准，这里所指的药典包括《德国药典》《欧洲药典》以及《顺势疗法药典》。

• 对医药产品进行风险控制。对药品上市评价时未能发现的风险进行上市后监测。BfArM从医师和制药企业等处获取不良事件报告，如果该医药产品的风险大于它的收益，那么BfArM将有职责撤销该产品的上市证书。

• 对特殊药品进行管制。根据《麻醉药品法》及其相关条例以及欧盟法规

[1] 梁毅，柳飞，周文瑜. 浅析德国药品监管[J]. 医药工程设计，2012，33（03）：28-31.

(EC) 273/2004、111/2005、1277/2005 等的规定，特殊药品（包括麻醉药品、精神药品等）由 BfArM 下的联邦鸦片局（Federal Opium Agency）来管理。该机构决定是否允许特殊药品进行合法的交易，对特殊药品的执照持有者所从事的与特殊药品有关的生产、交易、种植等过程进行管理，并对医师规定特殊药品的特殊处方形式。

• 对医疗器械进行管理。BfArM 是医疗器械的主要监管部门，其医疗器械部共有五个部门：一是无源医疗器械处，由医生、药师、牙医和生物学家组成；二是体外诊断试剂处，由实验室化学家和医生组成；三是有源医疗器械处，由物理学家、工程师、医生和生物学家组成；四是临床研究组，由医生和生物学家组成；五是快速通道组，由两个科学家和其他行政人员组成。

各州药品主管部门的核心任务是：颁发药品生产许可证；颁发药品进口许可证；对药厂进行定期视察监督；对市场的药品进行抽检；监督药品临床试验和药品广告等。

德国 16 个州共分成 80 个管理区，分别在州卫生管理部门的领导下实施管理，不受联邦政府的直接领导，但要执行由联邦政府制定的有关法规，主要工作是监督药品的生产和经营，包括药厂和药店，另外还包括实验室和临床试验，当涉及专业性很强的技术内容时，也会聘请专家参加。有关抽查的样品则委托国家研究所或州的相关机构进行检验。

德国各州药品监管部门原则上每年对制药厂和药房进行一次检查。检查一般在正常的营业时间内进行，且不需事先通报。每次检查结果必须书面备案。药品生产企业第一次生产的药品上市后要进行跟踪检验，5 年内至少要在官方实验室里对药品做一次质量检测。对药品厂商的检查，分为质量体系的检查[如《药品生产质量管理规范》(*Good Manufacture Practice*，GMP) 检查] 和药品质量取样检测两个部分，药品质量检测严格按《欧洲药典》规定的项目进行检测。[1]

联邦药品管理部门主要任务是药品注册、药典的编写及重大不良反应的处理等。德国药品监管部门职能见表 2-16。

表 2-16 德国药品监管部门职能

政府	部门	职责
联邦政府	联邦药品和医疗器械管理局（BfArM）	①对医药产品进行注册审批及发证 ②对医药产品进行风险控制 ③对特殊药品进行管制 ④对医疗器械进行管理
	联邦疫苗及血清研究所	主管血清、疫苗、血液、骨髓与组织制剂，基因工程方法制造的血液成分等药品

[1] 陈相龙. 德国和英国药品监督管理工作概况及对我国的启示[J]. 医药导报，2016，35 (06)：670-674.

续表

政府	部门	职责
州政府	州政府卫生主管部门	①抽查药厂的生产。各州药品主管部门原则上每年对制药厂和药房进行一次抽查。检查一般在正常的营业时间内进行，且不需要事先通报。每次检查的结果必须有书面备案 ②跟踪检查上市后的药品质量。5年内至少要在官方实验室里对药品做一次质量检测 ③实行药品不良反应报告制度。州药品监督管理部门和卫生行政部门要求，所有药品生产和经营企业发现可能与用药有关的严重不良反应时必须及时报告 ④颁发药品生产许可证；颁发药品进口许可证；对药厂进行定期视察监督；对市场的药品进行抽检；监督药品临床试验和药品广告等

b. 以英国为例。英国采取政府监管与民间监管相结合的方式来对药品市场进行有效监管。英国药品与健康产品管理局（Medicines and Healthcare Products Regulatory Agency，MHRA）组建于2003年4月，是由药品管理局和医疗器械管理局合并而成的，作为卫生部门的执行机构，保障英国境内药品、健康产品的质量安全有效。同时，英国还存在一些民间行业协会参与对药品市场的监管，包括非处方管理委员会、药品批发商管理委员会、药品制药工业协会和皇家药师管理委员会等。

MHRA具体包括以下职能职责：负责英国药品销售与供应的行政许可；对药品的安全可靠性、治疗效果进行客观公正的评价；对英国医疗器械生产商进行监督；负责研发和管理监测药品不良反应，医疗器械、血液制品不良事件的警戒及有关信息系统，采取必要措施确保公众健康；制订监督医疗器械生产流通的合规计划；负责药品（包括进口药品、互联网销售药品）的质量检测、监督打假；对药品和医疗器械的临床试验进行监督；开展药品、医疗器械与输血制品的监督检查；规范药品与医疗器械的使用行为；管理临床规范研究数据关联服务，支持制定医疗器械性能标准；对药品和医疗器械提供科学指导和合理监管意见；指导公众如何选择治疗药物。MHRA通过行政指导和出台标准促使医药企业合规，采取行政监督方式促进药品安全使用。如果监管计划或方案不产生作用，或者医药企业故意违规，此时MHRA监管中心可以采取风险检查报告、市场监督、飞行检查、互联网监督等多种执法方式，对违法违规行为进行针对性打击。1968年，英国《药品法案》（*Medicines Act*）规定卫生部长对英格兰地区承担执法责任，事实上该行政职能由MHRA承担，依据英国行政管理传统与机关之间的行政协议，威尔士和苏格兰地区药品执法职责均由MHRA代为承担，但北爱尔兰药品市场的执法责任仍由北爱尔兰医药协会承担。在医疗器械监管方面，整个英国范围内统一由MHRA负责。

(3) 日本

① 中央层面机构组成：日本的药品监管机构分中央级、都道府县级（类似我国的省级）和市、町、村级（类似我国县级）3个层次。日本厚生劳动省（MHLW）

是日本药品监管的最高权力机构，一直致力于改善和促进社会福利、社会保障和公共卫生，负责药事管理。

日本厚生劳动省主要由内政部和外设办组成。内政部下辖内政部门、审议会、科研院所、地方支局等机构单位（图 2-1）。内政部门下设部长秘书处和多个事务局及政策官员；审议会包括社会保障审议会、药事和食品卫生审议会、中央社会保险医疗协议会；科研院所包括国立医药品食品卫生研究所、国立感染症研究所等；地方支局主要是指各地方厚生局和都道府县劳动局。中央劳动委员会为直属外设机构。

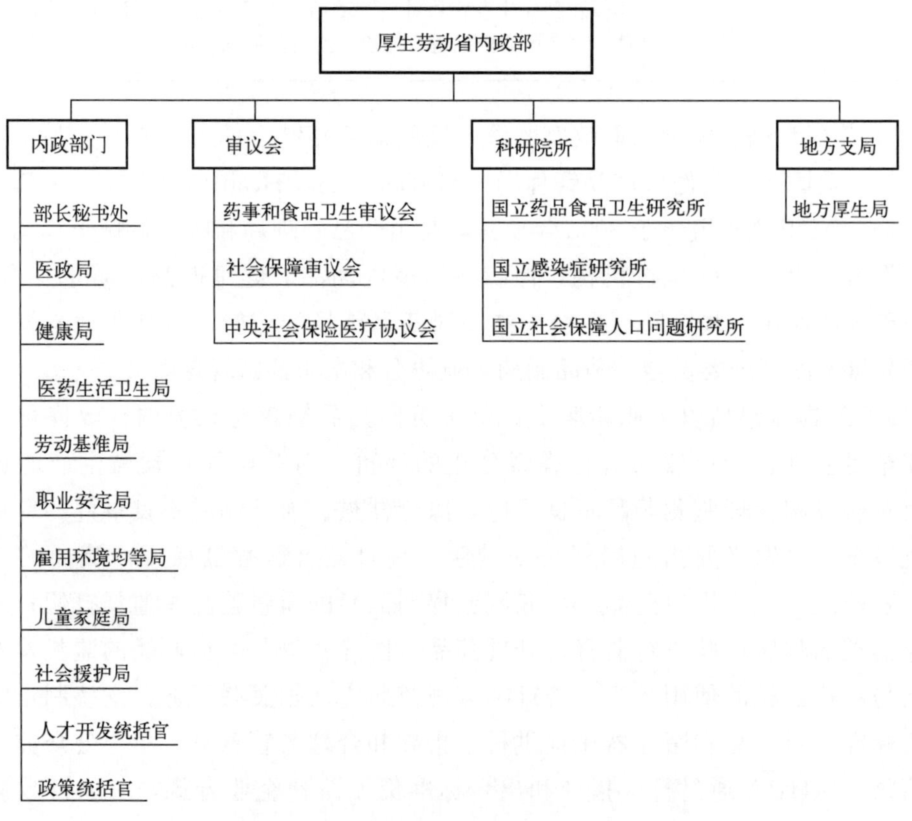

图 2-1 日本厚生劳动省组织架构图

仅与医疗卫生相关部分，来自《日本药事行政 · 2020》

a. 日本医药品和医疗器械管理局（PMDA）：PMDA 是一个独立的管理机构，是日本医药产品管理的基础，主管药品不良反应救济、药品和医疗器械的审评及上市后的安全性再评价和药品安全信息发布、寻找对策等工作，包括：药品和医疗器械等的审评，并拟定安全措施；开展药物临床试验质量管理规范（GCP）和 GMP 检查；临床试验咨询等。

b. 医药生活卫生局：医药生活卫生局的主要职能除了确保药品、准药品（功能性食品、药用化妆品等）、化妆品、医疗器械等的有效性和安全性以及医疗单位的安全运行之外，还涵盖与国民生活健康息息相关的各类问题，如食品和饮水卫生、血液管理、毒品和兴奋剂管控、药剂师国家考评等。

该机构的分支如下。

■ 总务科：主要负责医药生活卫生局各类综合事务、药剂师相关事务，以及其他四部门职责外与 PMDA 的相关对接工作。

■ 医药品审查管理科：具体负责医药品基准制定、孤儿药指定、制造销售许可认证、生产指导监督、上市后的再审查等相关工作，此外还需要对接药局方（不同于兼卖日用品和一般 OTC 药品的药妆店，药局是必须有药剂师和能销售处方药的药店）以及 PMDA 药品制造销售相关的业务。

■ 医疗器械审查管理科：医疗器械、体外诊断试剂、再生医疗制品等的基准制定、工业标准的制定和推广、产品注册、制造销售许可认证、生产指导监督、上市后再审查等属医疗器械审查管理科负责。同时，该科还需负责医疗器械和体外诊断试剂的实际使用评价、器械销售和售后服务商以及再生医疗制品提供商等的相关工作。

下辖化学物质安全对策室，主要负责有毒有害物质（监视指导与毒品对策科职责范围以外部分）、含有有毒成分的家居用品、二噁英等的管控，以及对可能危害人类健康或动植物栖息环境的化学物质的评估、制造、进口、使用等的管理。

■ 医药安全对策科：主要负责医药制品和医疗器械等安全性的企划、立案、调查，督导生物制品和特殊医疗器械记录撰写及保管等文书工作，以及负责与 PMDA 安全性业务的对接。

■ 监视指导与毒品对策科：负责对误导宣传或者假冒伪劣医药制品及医疗器械的取缔、药品广告的指导监督、医药品检查检定及 PMDA 实施的现场检查协助、毒品及兴奋剂等的取缔和相关国际合作，以及药事监督员、毒品取缔官和毒品取缔员的管理等。

■ 血液对策科：职责包括采血监督、献血推进、血液制剂的稳定供给和正确利用，以及生物制剂生产流通的改善和调整（健康局职责以外部分）。

c. 药事和食品卫生审议会：充当日本厚生劳动省的咨询顾问机构，并审评和讨论重要药政与食品卫生相关事项。

② 中央和地方职权分工：[1] 就中央政府与地方政府的分权而言，中央政府主要负责检疫、医疗职业的许可、医药企业操作标准（如《日本药局方》和《日本医疗器械基准》）的制定和修订、制药企业的许可等。各都道府县药政部门负责地方药事管理工作。关于卫生区域服务局（地方局、县立局），全日本 47 个都道府县都相应设立药政管理机构以及地方试验所，主要负责对生产商、进口商、批发商、配送

[1] 张绚绚，邵蓉. 日本药品质量规制及对我国的启示[J]. 中国医药工业杂志，2014，45（01）：88-94.

商、药房和其他药物零售部门进行常规的检查和指导、包装监测、药房及其设施检查、药品广告监控以及药店内的促销宣传监控等，同时，设有事业性监督检验机构即卫生研究所，承担药品检验工作。

(4) 中国

① 中央政府机构组成：2018 年，在统一市场监管的大背景下，国务院组建国家市场监督管理总局，下设单独的国家药品监督管理局（简称“国家药监局”）。国家药品监督管理局主要职责为负责药品（含中药、民族药）、化妆品和医疗器械安全监督管理。根据其职责划分，设 11 个内设机构，如图 2-2 所示。

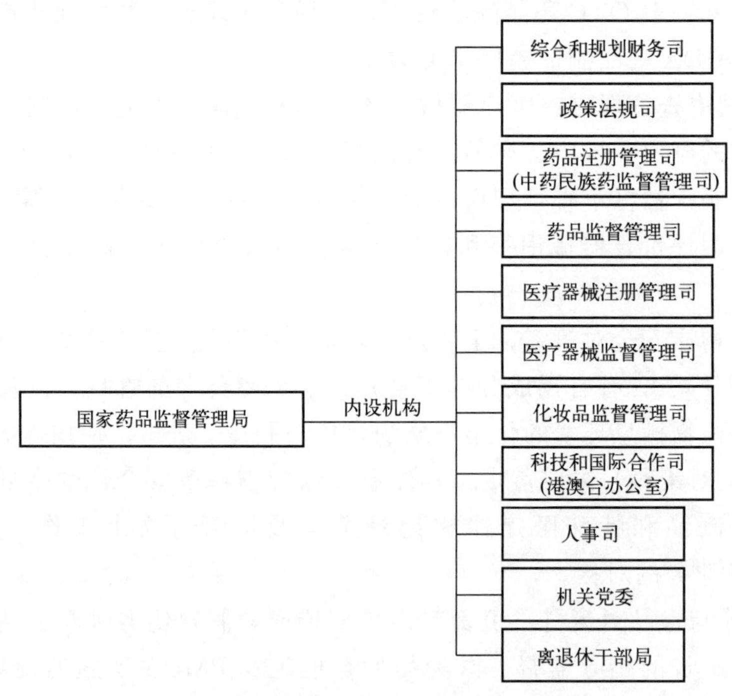

图 2-2 中国国家药品监督管理局内设机构图

从国家药监局的机构设置来看，直接负责药品监管的部门是药品注册管理司（中药民族药监督管理司）和药品监督管理司。2018 年 3 月机构改革之前，国家食品药品监督管理总局与药品监管密切相关的部门为药品化妆品注册管理司、药品化妆品监管司。这一轮机构改革，国家级监管体系将药品和化妆品分开，足以证明药品监管的专业性和确保药品监管工作独立的重要性。

除了以上 11 个内设机构之外，国家药品监督管理局还设置了 21 个直属单位，例如：中国食品药品检定研究院，是我国药品检验检测事业的最高权威机构，指导全国药品检验检测机构的工作；国家药典委员会，负责制定和修订国家药品质量标准，是法定的国家药品标准专业管理机构，中国食品药品检定研究院和国家药典委员会两个机构都是国家药监局至关重要的技术支撑单位；国家药品监督管理局药品审评中心和国家药品监督管理局食品药品审核查验中心负责药品上市注册许可申请、仿制药一致性评价的技术审评和检查；国家药品监督管理局药品评价中心（国家不良反应监测中心）负责对全国药品不良反应的监测和评价；国家药品监督管理局执业药师资格认证中心负责药品从业人员的人力资源管理；国家药品监督管理局特殊药品检查中心（国家药品监督管理局一四六仓库）负责国家特殊药品的管理；中国药学会负责药学科学技术的交流、教育培训和普及推广工作。从上述机构设置可以看出，国家对于药品安全的高度重视及药品监管所需的专业划分之细致程度。

② 省级监管体系：本处以广东省为例进行介绍。2018 年 10 月，广东省药品监督管理局正式组建，作为广东省市场监督管理局的部门管理机构，当时设 10 个内设机构、6 个直属单位。2022 年，执业药师注册中心与机关服务中心合并为省局事务中心，现直属单位由 6 个变为 5 个。

从广东省药品监督管理局的机构设置可以看出，负责药品监管工作的处室和直属单位为药品监督管理一处、药品监督管理二处、行政许可处、执法监督处以及广东省药品检验所、省局审评认证中心、广东省药品不良反应监测中心和省局事务中心。

2018 年开始的这次行政机构改革中，单独的药品监督管理局只设置到省一级，省级以下不再设置单独的药品监管机构，相关职能由市场监管部门统一承担，换言之，即地市级以下再无药品监督管理局，只有市场监督管理局。[1]

2. 技术监督体系

(1) 美国

药品监督管理方面采用技术监督体系与行政监督体系合二为一的方式。FDA 行政机关自身配备了强大的技术监督力量，如生物学专家、化学专家、医学专家、微生物学专家、药理学专家、工程师等，可以独立完成大部分基本技术监督工作。同时，作为自身技术力量的必要补充，还合理利用外部技术资源，组成各种专家委员会和咨询委员会来协助判断与处理一些特殊技术问题。专业性的技术中心和整个行政机构结成一体，统一指挥调度，形成了技术监督与行政监督紧密结合的机构体系。[2]

药品审评相关的最主要机构是药品评价与研究中心、生物制品评价与研究中心、监管事务办公室，前两个中心分别承担化学药品和生物制品的审评任务，监管事务办公室负责与药品审评相关的检查。

① 药品评价与研究中心（Center for Drug Evaluation and Research，CDER）：内部在过去的 2 年里进行了机构改革，重新调整了合规办公室（OC），设置了药品质量办公室（OPQ），特别是将与药品现场检查有关的职责细分到监测与流行病学

---

[1] 杨杰锋. 我国地方药品监管体系改革的研究[D]. 北京：中国政法大学，2020.

[2] 陈代宏. 论基层药品技术监督在药品监管中的作用[J]. 内蒙古中医药，2008，(09)：72-73.

办公室（Office of Surveillance and Epidemiology，OSE）、OC 和 OPQ 三个办公室。目前，药品现场检查分为以下三种情形。

一是常规检查。由 CDER/OSE 办公室根据所掌握的质量数据模型制定检查计划，要求监管事务办公室（Office of Regulatory Affairs，ORA）执行。ORA 负责检查，如果没有发现违规情况，无须采取监管措施，则由 ORA 审核决定；如果检查发现违规情况认为需要采取行动，则由 ORA 提交 CDER/OC 办公室作出决定。

二是药品批准前的检查。由 CDER/OPQ 办公室根据申报资料审评情况提出要求，ORA 执行现场检查。如果没有发现违规情况，无须采取监管措施，则将检查结果提交 CDER/OPQ 办公室审核；如果检查发现违规情况认为需要采取行动，则由 ORA 提交 CDER/OC 办公室作出决定。

三是有因检查。如果接到举报，抽检发现、市场反馈、严重不良事件报告，发现严重 GMP 违规等情况，CDER/OC 办公室会要求 ORA 开展现场检查。不论检查结果如何，都由 ORA 提交 CDER/OC 办公室作出决定。

② 生物制品评价与研究中心（CBER）：借助科学和监管专长来实现下列愿景：保护和改善美国公众和个人健康，并在可行时，保护全球公众和个人的健康；为安全有效的产品和有前景的新技术的研发与许可提供便利；强化自己的监管职能，实行更为卓越的生物制品监管。

生物制品评价与研究中心确保用于预防、诊断和治疗人体疾病、症状和损害的生物制品的安全、纯度、效价和有效性，具体包括疫苗、血液与血液制品、细胞、组织和基因治疗产品；它还保护公众免受传染病和生物恐怖主义的威胁。

在履行任务期间，生物制品评价与研究中心遵循伦理标准，并秉承下列原则：发展、维持和支持高质量的、多样的员工团队；通过审评、教育、监控和执行，来确保法律法规得到遵守；将研究作为科学决策的必要要素。

③ 监管事务办公室：2017 年 5 月 15 日，FDA 对其监管事务办公室（ORA）进行整合。经过整合后，ORA 主要设立七个以产品为核心的管理部门（图 2-3）。

监管事务办公室（ORA）主要是从技术层面进行监管，作为所有 FDA 现场活动（field activities）的牵头办公室，ORA 的主要职能为：对生产 FDA 监管产品的公司和工厂进行检查；调查消费者的投诉、突发事件和犯罪行为；强制执行 FDA 法规；进行样品抽样与检验；检查进口产品。

ORA 的监管范围主要包括：医疗产品、食品、兽药以及烟草。同时，ORA 的工作通常要根据《法规计划指导手册》（*Compliance Program Guidance Manual*，CPGM）、《调查操作手册》（*Investigations Operations Manual*，IOM）和《监管程序手册》（*Regulatory Procedures Manual*，RPM）执行。

（2）欧盟

欧盟药品的技术监督机构主要是欧洲药品质量管理局（European Directorate for the Quality of Medicines，EDQM）和欧洲药品管理局（EMA）。

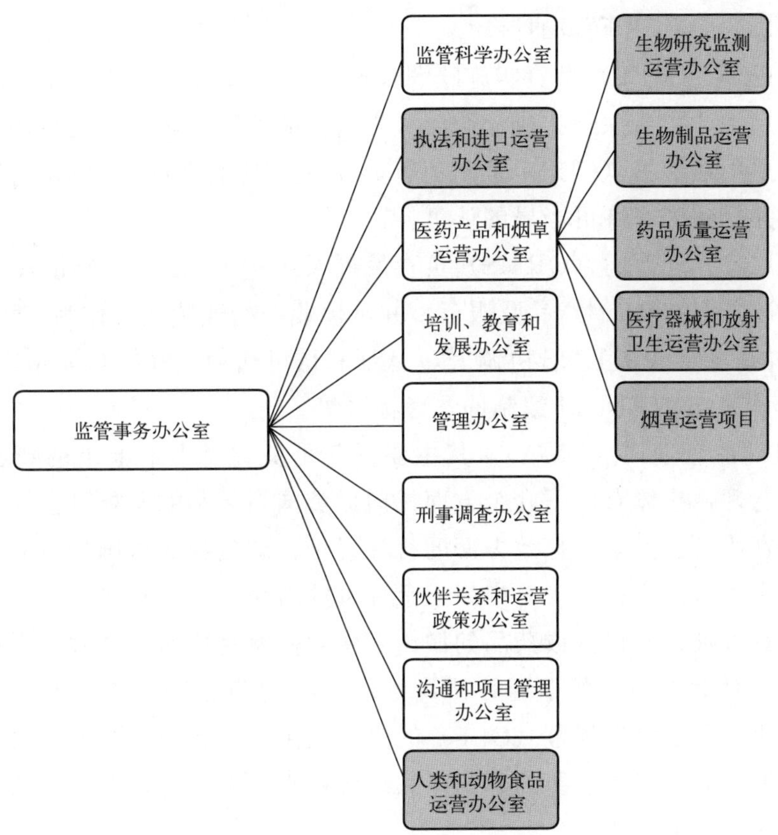

图 2-3 美国 ORA 组织架构图

深色框中的为“七个以产品为核心的管理部门”

① 欧洲药品质量管理局（EDQM）：主要负责制备和分发化学对照品、生物标准品和标准图谱，负责欧洲药典各论适用性认证申请的审评，以及相关现场审查的协调，药品安全使用、药物使用领域、假冒药品的风险防范和管理，以及按照供应对药物进行分类有关的程序与政策的起草工作。同时，EDQM 也负责欧洲官方药品检验实验室网络的协调、欧洲药典等出版物出版和发行等工作。

检验科（DLab）支持欧洲药典的制定和修订工作。各论的重点是进行分析研究，以建立相应的参考标准（RS），使制造商可以检查其产品是否符合欧洲药典的要求。DLab 还参与建立世界卫生组织抗生素国际标准品（ISA）和国际化学参考标准品（ICRS）。ISO/IEC 17025：2017 认证证明了 EDQM 实验室的科学专业知识和技术设备，确保所有制造商和独立控制实验室都可以使用参考标准作为控制药物及其成分质量的可靠手段。

生物标准化、OMCL 联盟（欧洲官方药品质量控制实验室联盟，Network of Official Medicines Control Laboratories）和医疗保健部门（DBO）的职责涵盖广泛的领域。DBO 负责协调生物标准化计划（BSP），其目的是为生物制品的质量控制建立参考材料和开发新的分析方法，这包括在药物质量控制中开发替代动物的替代方法；它还协调OMCL联盟的活动。

物质认证部（DCEP）负责实施欧洲药典各论的适用性认证程序。这是一个集中的程序，用于证明活性药物成分的质量是由相应的欧洲药典适当控制的，并符合法规要求。适用性证书（CEP）是制药行业在其药品上市许可申请（MAA）中使用的证书，并得到国家许可当局的认可。

质量及风险管理部门（QRMS）负责发展及维护EDQM的质量及风险管理系统，以不断改善EDQM的产品及服务，并确保业务的连续性。作为EDQM推动持续改进努力的一部分，QRMS协调ISO认证和认可活动，并执行质量审核。此外，QRMS亦负责发布在EDQM编制的参考标准等。

② 欧洲药品管理局（EMA）：其主要任务是负责对申请上市的新药进行技术审评和监督管理，具体有以下几个方面：向成员国当局和欧盟委员会提供人用药品和兽用药品在质量、安全、疗效方面的科学意见；动员各成员国现有的力量，组建一支多国性专家队伍，以实现对申请上市许可的新药申报资料实行一次性审评；在欧盟内为药品审批、监督（或药品的撤销）建立一整套快速、高效、高透明度的工作程序；加强对上市药品的监督，协调各成员国的药品警戒工作和GMP、GCP、药物非临床研究质量管理规范（GLP）的监督工作；为制药公司提供法规和科学技术方面的咨询服务；建立必要的数据库和现代视听通讯设备，促进药品审评监督及管理的情报信息收集工作。

欧盟各成员国有各自的药品监管机构，行政上与EMA虽无联系，但承担了所在国药品审批互认程序和分散程序、EMA委派的监督检查和所在国的日常监督检查、所在国药品上市后疗效与安全性监控等工作。

对EMA主要相关委员会做如下介绍。

人用药品委员会（CHMP）：主要负责创新药和生物制品的评审，包括对生物技术、质量、安全性、有效性、使用注意事项等方面的评价。CHMP在欧盟药品上市审评中有至关重要的作用，在“共同体审批程序”或“集中审批程序”中CHMP负责以欧盟药品市场为目标的药品申请的初始评估，委员会还负责药品批准后的若干活动。欧洲药品管理局人用药品委员会下设负责为上市许可申请提供科学建议的科学建议工作组（Scientific Advice Working Party，SAWP）。SAWP是一个由多学科专家组成的工作组，孤儿药品委员会（COMP）、先进疗法委员会（CAT）、儿科委员会（PDCO）和药物警戒风险评估委员会（PRAC）4个委员会可以分别提名各自委员会的1～3名成员作为SAWP的成员，其余成员均来自欧盟专家库（European Experts），由CHMP进行委任，可以是CHMP的成员也可以来自监管机构或学术界。[1]

---

[1] 袁利佳，杨志敏.国外药品审评专家咨询制度在药品审评体系中的作用及思考[J].中国药事，2021，35(5)：558-564.

药物警戒风险评估委员会（PRAC）：主要负责评估和监测人用药品的安全性。

孤儿药品委员会（COMP）：主要负责全面审核欧盟个人或公司罕见病用药申请的审评。

草药委员会（HMPC）：主要负责处理草药注册审评中的各种科学及技术方面的问题。

③ 成员国技术监督相关部门：建立药品持续的安全监控系统，以收集药品不良反应的信息，对药品的各种副反应进行评估并在必要时采取措施。国家检验机构负责抽取样品；欧盟成员国和欧洲经济区成员国的官方药品质量控制实验室参与检验，检验结果报送 EDQM，报送范围涵盖任何检验中发现的问题以及不符合规定的结果，EMA 组织开展后续监管行动并公布最终集中审批药品（CAPs）抽检结果。各成员国监管机构按标准负责组织实施对本国药品生产企业或进口企业的检查，成员国间共享检查信息的模式。成员国应当在每年的一定日期前向欧盟委员会提交一个关于官方检查结果、监督的执行情况的报告。

(3) 日本

① 日本厚生劳动省医药生活卫生局（医薬・生活衛生局）：承担药品监管的主要工作，包括临床研究、药品注册和许可等。

医药生活卫生局的药品技术监督相关部门及相关职能如下所述。

a. 药品审查管理科：药品、医药部外品和化妆品的制造企业的许可、生产销售的批准和与生产相关的技术指导和监督；

关于医药品的再审查和再评价；关于日本药典；关于医药品等的标准；罕见病用医药品的指定。

b. 医药安全对策科：关于医药品等安全性的调查。

c. 监视指导・毒品对策科：关于不良医药品或不正当标示的医药品的管制；对医药品等的广告进行指导和监督；有关医药品等的检查及检定；药事监督员等相关事宜；有关毒品、兴奋剂等的管制。

② 医药品和医疗器械管理局（Pharmaceuticals and Medical Devices Agency，PMDA）：

a. 审查科：负责对药品、化妆品和医疗器械的制造给予技术指导和监督，批准许可生产或进口，对药用植物的培育和生产给予指导；

b. 药品和化学安全科：负责制定日本药局方，规定常用药、化妆品和医疗器械的规格标准，研究药物的适应证、有效性、质量和安全性，加强国内药品检验及药效评审；

c. 检查指导科：负责对药品化验和国家检定进行指导，为保证药品的优良质量而制定生产制度，对药厂及检查员进行监督及技术指导；

d. 生物制品和抗生素科：负责对生物制品和抗生素生产进行技术指导，管理批准和许可进口或出售这些产品，检验上述产品并确定标准规格。

PMDA 的职能主要有以下三项：一是药物不良反应救济职能，包括用药品生产企业的一部分利润作为准备金，支付健康护理所需的开支，给因药物不良反应或生化感染而致疾、致残的个人发放抚恤金，给由于使用血液制品而感染 SMON 病（亚急性脊髓视神经病）、携带 HIV、患艾滋病的个人提供治疗所需的医疗补贴；二是审查医药品与医疗器械的相关职能，包括依据《药机法》对新药械的报批进行审查，给临床试验提供指导与建议，审查进行 GLP 与 GCP 认证所必需的申请书，对生产设备、流程和质量控制进行 GMP 检查；三是确保药品安全职能，包括收集、分析、公布关于药械的质量、有效性和安全性的信息，为药械消费者及其他关系人提供咨询服务，并为相关生产者提供指导与建议，以提高药械的安全性。除此之外，还包括指导、监督药师的职责和工作；指导、监督药物不良反应及研究机构和产品再评价机构的工作；为药品、医疗器械及化妆品生产商、进口商提供服务；对有毒有害物质进行控制；对掺假、标签不当的药品、化妆品及医疗器械的控制；提供生物制品及抗生素以及一些特殊药品的分析服务；负责控制、监督兴奋剂、麻醉药品、精神药品、大麻的管理及执法；献血供应控制法案的执行等。[1]

PMDA 的药品检查员分属于药品审查部门和安全部门，《药品生产质量管理规范》（GMP）、《基因、细胞、组织类产品生产质量管理规范》（GCTP）适合性检查由安全部门下辖的制造/质量和合规办公室（Office of Manufacturing/Quality and Compliance）负责；《药物非临床研究质量管理规范》（GLP）、《药品临床试验管理规范》（GCP）和《药品上市后研究质量管理规范》（GPSP）适合性调查由审查部下辖的非临床和临床合规办公室（Office of Non-clinical and Clinical Compliance）负责。检查员团队由分管办公室总监领导，并辅以安全官进行监督，办公室总监下辖若干检查组和负责检查计划管理的部门。

日本 PMDA 进一步强化与学校和医疗机构的合作、沟通，以便更准确地应对尖端科学技术应用产品，建立用于开展医药品、医疗器械审查等业务作为审议有关科学方面事项的科学委员会（Science Board）。科学委员会要求全部由外部专家组成，监管部门成员不能成为科学委员会成员。与科学委员会着眼于先进科学技术产品的对应监管方式和指导方针不同，日本厚生劳动省下设的药事和食品卫生审议会（The Pharmaceutical Affairs and Food Sanitation Council，PAFSC）是一个主要负责审查和讨论与药品和食品事务相关的重要问题的独立咨询委员会。

PMDA 药品检查部门架构如图 2-4 所示。

(4) 中国

① 国家药典委员会（Chinese Pharmacopoeia Commission）：组织编制、修订和编译《中华人民共和国药典》（以下简称《中国药典》）及配套标准；组织制定修订国家药品标准；参与拟订有关药品标准管理制度和工作机制；组织《中国药典》

[1] 《日本药事行政 2020》——日本制药工业协会官网。

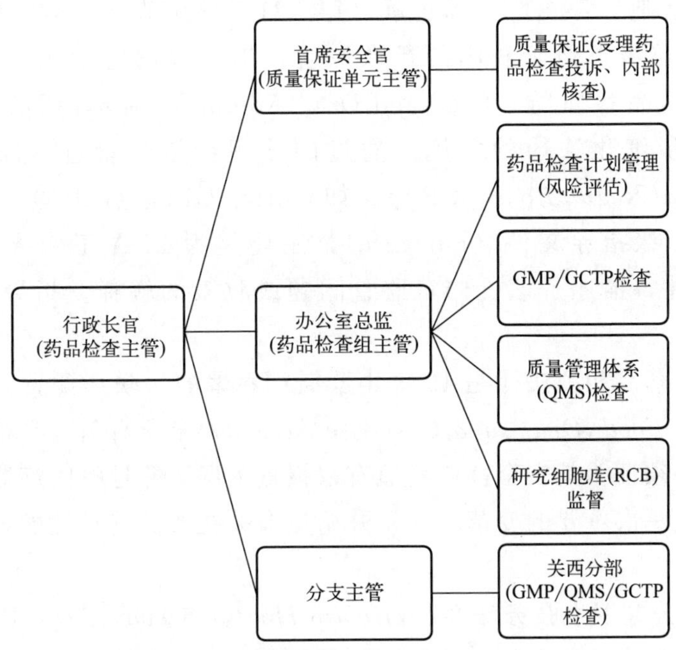

图 2-4 日本 PMDA 药品检查部门架构

收载品种的医学和药学遴选工作；负责药品通用名称命名；组织评估《中国药典》和国家药品标准执行情况。

② 国家药品监督管理局（NMPA）国家药品审评中心：负责药品临床试验、上市许可申请和补充申请等技术审评工作。

③ 国家药品监督管理局（NMPA）食品药品审核查验中心：按照药品审评中心要求，开展现场检查并及时将核查结果反馈药品审评中心。

④ 中国食品药品检定研究院：承担特殊药品的注册检验，其他药品的注册检验工作由生产企业所在地省级药品检验机构承担；负责药品抽检实施方案及过程管理。

⑤ 国家药品监督管理局（NMPA）药品评价中心（国家药品不良反应监测中心）：组织开展全国药品不良反应、药物滥用监测工作和药品上市后安全性评价工作，依法承担药品注册管理所需的药品监测与评价工作，制定处方药和非处方药转换的技术要求与程序并进行适宜性审查。

（二）法规标准系统

1. 法律法规体系

（1）美国

美国的药品管理法规体系按照法律（law）、法规（regulations）、指导文件（guidance）的层级自上而下共同构成。第一级法律（law），是由美国国会通过的重要法律文件，通过的法律将会收录于《美国法典》（*United States Code*，U. S. C）。如《联邦食品、药品和化妆品法案》（*Federal Food*，*Drug*，*and Cosmetic Act*，FDCA）

收录于《美国法典》第 21 篇第 9 章（第 321～399 节）。第二级法规（regulations），其法律层级类似于我国的行政法规。当法律制定生效后，政府行政部门如美国食品药品管理局（Food and Drug Administration，FDA）便会通过制定法规，进一步细化法律的实施。通过的法规会被收录进《联邦法规汇编》（*Code of Federal Regulations*，CFR），如 GMP、GLP、GCP 等，同样具有法律强制作用。第三级指导文件（guidance），主要是为 FDA 工作人员、申请人和公众准备的文件，描述了该机构对监管问题或政策的解释。指导文件不具有法律约束力。

美国的主要药品相关法律是 1938 年罗斯福签署的《联邦食品、药品和化妆品法案》（*Federal Food ,Drug ,and Cosmetic Act*），要求所有新药必须审批后才能上市销售，药企必须证明其安全性，药监有权检查工厂，并且将医疗器械和化妆品也纳入监管，这是一次重要的变革，药企开始更多关注产品本身性能，药企研发逐渐成形。

1944 年，《公共卫生服务法案》（*Public Health Service Act*，PHS）出台，规定了生物制品在提交新药上市申请的同时需要提交生物制品许可申请（BLA），同时生物制品适用于药品法律。

《联邦食品、药品和化妆品法案》的部分修正案如下：

1962 年，《科夫沃-哈里斯修正案》（*Kefauver-Harris Amendments*）通过，引入了临床试验要求、药品广告真实性、药品标签和说明书等方面的规定，以及建立了药物不良事件报告制度，增强了药品监管的严格性和科学性。

1983 年，《孤儿药法案》（*Orphan Drug Act*）颁布，旨在鼓励和支持开发治疗罕见疾病的药物，法案为开发孤儿药物的公司提供了一系列的激励措施，包括长期的市场独占权（市场专利）。设立孤儿药物委员会，为制药公司提供免费的指导和协助。提供税收优惠和资金支持，以减轻制药公司的研发成本。

1984 年，《药品价格竞争和专利期限恢复法案》（*Drug Price Competition and Patent Term Restoration Act*，简称 Hatch-Waxman 法案）颁布，该法案主要针对药品的专利保护和市场准入问题，以平衡药品创新和竞争，促进药品的快速开发和低成本的普及。例如：引入了专利期限恢复机制，以弥补由于药品开发和审批过程所导致的专利期限减少；为药品制造商提供了快速批准机制，使其能够在原创药品专利期限结束后更快地进入市场；规定了药品制造商对原创药品专利的侵权诉讼程序，在药品生产商准备进入市场时，可以提前挑战原创药品的专利，这有助于解决可能的专利侵权争议。

1987 年，《处方药营销法案》（*Prescription Drug Marketing Act* of 1987）被考虑正式立法，法案于 1988 年生效，旨在规范处方药的销售和分销，确保处方药的安全性和合规性，防止流通渠道中的不法行为。它规定了处方药的进口要求、处方药的再分销要求，生产企业和分销商的义务等。

1992年，《处方药修正案》(*Prescription Drug Amendments* of 1992) 签署通过。

1992年，《处方药使用者收费法案》(*Prescription Drug User Fee Act*，PDUFA) 签署通过，该法案允许FDA向制药公司收取费用，以换取对新药申请的加速审查。根据PDUFA，制药公司在提交新药申请 (NDA) 或补充申请时向FDA支付费用，这些费用旨在为FDA提供额外资源，以支持审查过程。为此FDA引入加速批准 (accelerated approval) 和优先审批 (priority review) 两种特别审批程序。PDUFA要求FDA定期提供关于审查过程、绩效和用户费用使用情况的更新和报告。

1997年，《食品和药品管理现代化法案》(*Food and Drug Modernization Act*，FDAMA) 签署通过，旨在对FDA的监管流程进行现代化改进，提高FDA监管的效率、透明度和有效性，同时促进公共健康和安全。FDAMA建立了用于旨在治疗严重或危及生命状况的新药物和生物制品的快速审评通道 (fast track)。

2002年，《最佳儿童药物法案》(*Best Pharmaceutical for Children Act*) 签署通过。

2007年，《食品药品管理局修正法案》(*Food and Drug Administration Amendments Act*，FDAAA) 签署通过。

2009年，《生物制品价格竞争和创新法案》(*Biologics Price Competition and Innovation Act*，BPCI) 通过。

2012年，《食品和药品管理安全和创新法案》(*Food and Drug Administration Safety and Innovation Act of* 2012，FDASIA) 签署通过，建立了突破性疗法 (breakthrough therapy) 审评通道，旨在加快用于治疗严重疾病的药物的开发和审查的过程。

2013年，《药品质量和安全法案》(*Drug Quality and Security Act*) 签署通过。

2016年，《21世纪治愈法案》(21*st Century Cures Act*) 签署通过，旨在帮助加快医药产品开发，该法案是在FDA持续开展的工作基础上建立的，旨在将患者的观点纳入FDA在药品、生物制品和医疗器械开发方面的决策过程，增强实现临床试验设计现代化的能力，包括使用真实世界证据和临床结果评估，加快新型医药产品的开发和审查。

2017年，《FDA再授权法案》(*FDA Reauthorization Act*，FDARA) 签署通过。

(2) 欧盟

① 法律法规-系列指南：欧盟的药品监管框架主要由2个层面组成。

第一层面为法律法规，包括条例 (regulations)、指令 (directives)、决定 (decisions)。这些法令法规大部分由欧洲议会和欧盟理事会颁布实施，少部分由欧盟委员会颁布实施。其中，最重要的是包含市场准入要求、程序及上市后监管要求的第 2001/83/EC 号指令和第 726/2004 号法规。阐述人用药品生产质量管理规范（GMP）基本原则和指导方针的（EU）2017/1572 则被归入非立法行为类别。欧盟将这些法令法规进行了汇编，与人用药品有关的均放入《第 1 卷：欧盟人用药品法律》。

第二层面为系列指南，包括建议（recommendations）和意见（opinions）等。第 2001/83/EC 号指令对于指南的地位进行了明确说明，规定申请人在申请药品许可时，需参照 CHMP 及 EMA 其他委员会发布的与药品质量、安全、疗效相关的指南。与人用药品有关的指南均汇编于《第 2 卷：给申请人的药品法律通知和人用药品监管指南》《第 3 卷：人用药品科学指南》《第 4 卷：人用和兽用药品良好生产质量管理规范指南》《第 8 卷：最大残留限量》《第 9 卷：人用药品和兽药药物警戒指南》《第 10 卷：临床试验指南》。除法规和指南外，EMA 也颁布并实施了很多技术性指导文件和注释作为监管的补充，同时也为行业提供了更多参考。[1]

② 条例：2004 年 3 月 31 日，第 726/2004 号条例（EC）[Regulation（EC）No 726/2004] 规定了共同体对人类和兽用药品的授权和监督程序，并成立了欧洲药品管理局（European Medicines Agency，EMA）。

1999 年 12 月 16 日，第 141/2000 号条例（EC）[Regulation（EC）No 141/2000]，关于孤儿药品。

2006 年 12 月 12 日，第 1901/2006 号条例（EC）[Regulation（EC）No 1901/2006]，关于儿童用药品。

2007 年 11 月 13 日，第 1394/2007 号条例（EC）[Regulation（EC）No 1394/2007]，关于高级治疗药品。

2009 年 5 月 6 日，第 469/2009 号条例（EC）[Regulation（EC）No 469/2009]，关于药品补充保护证书。

2014 年 4 月 16 日，第 536/2014 号条例（EU）[Regulation（EU）No 536/2014]，关于人用药品临床试验。

1995 年 2 月 10 日，第 297/95 号理事会条例（EC）[Council Regulation（EC）No 297/95]，关于向欧洲药品评估机构支付费用。

2014 年 5 月 15 日，第 658/2014 号条例（EU）[Regulation（EU）No 658/2014]，关于就人用药品进行药物警戒活动应向欧洲药品管理局支付的费用。

③ 指令。2001 年 11 月 6 日，第 2001/83/EC 号指令（Directive 2001/83/EC），关于人用药品相关共同体法规的指令。

2001 年 4 月 4 日，第 2001/20/EC 号指令（Directive 2001/20/EC ），内容涉及成员国在进行人用药品临床试验时实施良好临床实践的法律法规和规定。

---

[1] 王晓，杨牧，王璐，等. 欧盟与中国药品法律法规及检查体系对比分析[J]. 中国药业，2020，29（10）：60-64.

1988年12月21日，第89/105/EEC号指令（Directive 89/105/EEC），关于管制人用药品定价的措施的透明度及其纳入国家健康保险制度的范围。

2009年4月23日，第2009/35/EC号指令（重定）[Directive 2009/35/EC (Recast)]，关于可添加到药品中的着色剂。

2009年5月6日，第2009/41/EC号指令（重定）[Directive 2009/41/EC (Recast)]，关于转基因微生物的控制使用。

④ 指南：《人用药品风险管理体系指南》《风险管理计划指南》《GVP第五模块——风险管理体系指南》《欧盟RMP格式指南》。

(3) 日本

日本的药品管理法规标准系统为：法律-政令或法令-告示或省令。

日本的药品管理法律法规主要分为三类：第一类是由日本议会批准颁布的法律；第二类是由日本政府内阁批准通过的政令或法令；第三类是由日本厚生劳动省大臣批准通过的告示或省令。

日本议会批准颁布的关于药品管理的法律有《确保药品、医疗器械等的质量、有效性和安全性的法律》（简称《药机法》）、《药剂师法》等。现行的《确保药品、医疗器械等的质量、有效性和安全性的法律》是日本药政法规管理中最重要的一部由日本国会批准颁布的药品管理法律，负责管理药品、准药品、化妆品、医疗器械，以保证它们的质量、疗效、安全性以及促进对罕见疾病的研究，包括总则、地方药事管理委员会、药房、制造销售及生产许可、药品及医疗器械零售商管理、药品标准与检定、医药品管理、药品广告、监督、杂则及处罚条款在内共11章，91条。[1]

日本药品法律法规见表2-17。

表2-17 日本药品法律法规

层级	名称	具体规定
法律	《确保药品、医疗器械等的质量、有效性和安全性的法律》 《药剂师法》	在《确保药品、医疗器械等的质量、有效性和安全性的法律》第10章（第77条第3款至第83条第5款）对不良反应报告、合理用药、临床试验处理等相关内容进行了规定
相关法律	《医疗法》 《健康保险法》 《老人保健法》《厚生劳动省设置法》《制造物责任法》《独立行政法》《人医药基础研究所法》《毒剧物取缔法》《麻药及精神药取缔法》《医疗保险制度》《独占禁止法和赠品表示法》《诊疗报酬制度》等	保险相关部门在发放养老金，医生/药剂师在开具处方时，应根据《健康保险法》等相关规则

[1] 孙鹤，闫希军. 现代中药国际化思考与实践[M]. 北京：中国医药科技出版社，2014。

续表

层级	名称	具体规定
规范	《进口药品及药品类似品的销售及质量管理规范》(GMP)	进口药品的质量应符合该法规，进口药品销售只有符合该法规才可获得许可
	《药品非临床研究质量管理规范》(GLP)	GLP是关于药品非临床研究的实验设计、操作、记录、报告、监督等一系列行为和实验室条件的规范。规范包括对组织机构工作人员、实验设施、仪器设备和实验材料的规定，要求制定标准操作规范，对实验方案、实验动物、资料档案都有明确的规定
	《药品临床试验管理规范》(GCP)	药品临床试验是指在人体（患者或志愿者）进行的药品系统性研究，以证实试验用药品的作用及不良反应、试验用药品的疗效与安全性。该规范是临床试验全过程包括试验方案设计、组织、实施、监察、稽查、记录、分析总结和报告的标准规定
	《药品上市后安全监管质量管理规范》	规定药品生产和销售企业在进行上市后监督和研究时应遵守的要求
	《药物警戒质量管理规范》	规定与收集评估药品使用信息有关的药品上市后安全管理的标准
法令	《医药品与医疗器械法令》(PMD Act)	—
省令	《药品、医药部外品、化妆品和医疗器械制造销售后安全管理标准省令》	—

(4) 中国

我国的药品管理法规标准系统为：法律-行政法规-部门规章-规范性文件。

历经30余年，我国已建立起由法律、行政法规、部门规章及其他规范性文件构成的药品管理法律体系，基本涵盖药品全生命周期不同阶段发展及监管需求。

① 法律层面：主要有《中华人民共和国药品管理法》（简称《药品管理法》）、《中华人民共和国疫苗管理法》和《中华人民共和国中医药法》。2019年修订的《药品管理法》在上市许可人、药品追溯、职业化检查员、药物警戒、处罚力度等方面均有了重大创新和突破，对未来我国医药行业的规范和发展必将产生深远影响。《中华人民共和国疫苗管理法》于2019年12月1日开始施行。该法的施行，对于我国加强疫苗管理，保证疫苗质量和供应，规范预防接种，促进疫苗行业发展，保障公众健康，维护公共卫生安全起到了重要作用。

② 行政法规层面：最主要的法规为《中华人民共和国药品管理法实施条例》。2017年修订后的版本于2017年4月1日起正式实施。与药品检查相关的法规包括《行政复议法实施条例》《放射性药品管理办法》《麻醉药品和精神药品管理条例》

《医疗用毒性药品管理办法》等。

③ 部门规章：是我国药品监督管理法律体系中最重要的组成部分，数量较多。目前药械监管的部门规章多以局令形式发布，《药品注册管理办法》《药品生产质量管理规范》等重要规章均属此列。同时，国家发展和改革委员会、人力资源和社会保障部、农业农村部、国家卫生健康委员会、国家市场监督管理局，商务部和海关总署等部门，在国务院规定的职责范围内分别制定与药品管理相关的部门规章。

此外，我国药品管理法律体系中还包含大量规范性文件，如《药物非临床研究质量管理规范认证管理办法》《药品注册现场核查管理规定》《药物临床试验机构资格认定办法》《药品生产质量管理规范认证管理办法》等，在药品检查工作职责、程序及标准统一方面也发挥着重要作用。[1]

中国药品监管法律法规如表 2-18 所示。

表 2-18　中国药品监管法律法规

法律	《中华人民共和国药品管理法》 《中华人民共和国疫苗管理法》 《中华人民共和国禁毒法》《中华人民共和国中医药法》
	相关法律:《中华人民共和国刑法》《中华人民共和国广告法》《中华人民共和国价格法》《中华人民共和国消费者权益保护法》《中华人民共和国反不正当竞争法》《中华人民共和国专利法》等
行政法规	《药品管理法实施条例》《中药品种保护条例》《戒毒条例》《易制毒化学品管理条例》《麻醉药品和精神药品管理条例》《反兴奋剂条例》《血液制品管理条例》《医疗用毒性药品管理办法》《放射性药品管理办法》《野生药材资源保护管理条例》等
地方性法规	《吉林省药品监督管理条例》《江苏省药品监督管理条例》等
部门规章	药品管理现行有效的主要规章有 20 多部，包括:《药品注册管理办法》《药物非临床研究质量管理规范》《药物临床试验质量管理规范》《药品生产监督管理办法》等
地方政府规章	《浙江省医疗机构药品和医疗器械使用监督管理办法》《安徽省药品和医疗器械使用监督管理办法》等
中国政府承认或加入的相关国际条约	1985 年我国加入《1961 年麻醉品单一公约》和《1971 年精神药物公约》，2017 年加入国际人用药品注册技术要求协调委员会(ICH)

2. 技术标准体系

(1) 美国

美国药品技术标准管理机构主要是 FDA 和美国药典委员会（USP）。

美国的药物标准主要包括法律标准和科学标准两个部分，美国的《联邦食品、

---

[1] 王晓，杨牧，王璐，等. 欧盟与中国药品法律法规及检查体系对比分析[J]. 中国药业，2020，29 (10): 60-64.

药品和化妆品法案》（简称“FDCA”）、《联邦法规汇编 21 项》（21 CFR）、FDA 各种指南（Guidelines）和审查程序形成了美国药物监管的法律标准和科学标准的构架及内容。《美国药典》和橙皮书仅是这一标准体系的组成部分。

从一开始，标准的制定和使用就是 FDA 使命的组成部分。标准制定活动包括：性能特征的发展、测试方法、制造实践、产品标准、科学规程、合规标准、配料规格、标签或其他技术或政策标准。

USP 在美国药典-国家处方集（USP-NF）中制定和发布原料药、药品、赋形剂和膳食补充剂的标准。自 1938 年首次颁布以来，这些标准已在《联邦食品、药品和化妆品法案》（FDCA）中得到认可。FDCA 将术语“官方药典”定义为官方 USP、官方 NF、官方顺势疗法药典，或对它们的任何补充。USP-NF 标准在 FDCA 的掺假和贴错标签条款中发挥作用（这也适用于《公共卫生服务法案》下面的生物制品，药物的一个子集）。

USP 的目标是在 USP-NF 中为所有 FDA 批准的药物（包括生物制剂及其成分）提供物质和制剂（产品）专论。USP 还为未经 FDA 批准的治疗产品制定专论，例如 1938 年之前的药物、膳食补充剂和复合制剂。

USP 与 FDA 的关系可以追溯到 1906 年的《纯净食品和药品法案》，该法案将美国药典和国家处方集官方纲要视为联邦法律。FDA 与 USP 合作至关重要，可以确保产品质量符合适当的标准，并且在必要时符合 FDA 批准的标准。FDA 监管事务办公室/USP 合作研发协议使 USP 和 FDA 能够在协议和工作计划上进行合作，从而影响到最新专著和命名法的有效发展。FDA 和 USP 在解决质量问题的手册或通用章节开发领域中携手努力，有助于提高标准制定过程的效率。

(2) 欧盟

欧盟的技术标准管理机构主要是欧洲药品质量管理局（EDQM）和欧洲药典委员会。

欧盟的药品技术标准主要是《欧洲药典》《欧洲药典制定公约》和各成员国药典。

欧洲药典包含了一系列药品生产的通用专论、物质和药品分析的通用方法，以及一些剂型（片剂、胶囊剂、注射剂等）的通用要求。该通用分析方法也可用于制药工业中药典中未描述的物质和药品。

大部分的欧洲药典由质量标准组成，这些标准在各论和一般方法部分都有说明。质量标准包含鉴别物质和评价其质量与定量强度的分析方法。也许活性物质质量标准中最重要的部分是杂质部分。

(3) 日本

日本药品技术标准管理机构主要是《日本药局方》编辑委员会和日本厚生劳动省。日本药品技术标准组成是《日本药局方》。

根据《药机法》第 41 条，《日本药局方》（即日本药典）是日本厚生劳动大臣听取药品食品卫生审议会的意见后制定的医药品规格标准书。《日本药局方》由通则、生药通则、药品通则、通用试验方法、药品制品等组成，所列药品主要是日本常用的药品。

(4) 中国

药品质量标准是国家对药品质量、处方、制法、规格及检验方法所作的技术规定，是药品生产、经营、使用、监督共同遵循的技术标准，也是药品监管的法定技术依据，在药品生产和质量监督中发挥着重要作用，代表国家药品质量控制水平。

① 药品技术标准组成：药品质量标准分为法定标准和企业标准，法定标准又分为国家标准和地方标准，国家药品标准包括《中国药典》、部（局）颁标准和注册标准，地方标准包括各地方的《中药材标准》《中药饮片炮制规范》等。

国家药品标准：国务院药品监督管理部门颁布的《中华人民共和国药典》（以下简称《中国药典》）和药品标准为国家药品标准。《中国药典》增补本与其对应的现行版《中国药典》具有同等效力。

我国药品质量标准除《中国药典》以外，还有《中华人民共和国卫生部药品标准》（简称《部颁药品标准》）和《国家食品药品监督管理局药品标准》（简称《局颁药品标准》），收载由原国家卫生计生委或国家食品药品监督管理总局批准生产的药物及制剂，作为这些药品的法定质量标准。

a.《部颁药品标准》或《局颁药品标准》：从 1989 年起，我国卫生部连续颁布了《中华人民共和国卫生部药品标准》抗生素药品第一册、生化药品第一册、化学药品及制剂第一册、二部第一册至第六册。

我国有约 9000 个药品的质量标准，过去是由省、自治区和直辖市的卫生部门批准和颁发的（常称之为药品地方标准）。多年以前，原国家药品监督管理局已对其中临床常用、疗效较好、生产地区较多的品种进行质量标准的修订、统一、整理和提高工作，并编入《国家食品药品监督管理局药品标准》，称为地方标准上升国家标准，其中化学药品共 16 册，中成药按外科、妇科等分为 13 册。

b. 新药试行标准：新药经最终的临床研究后获准生产时制定的药品标准叫“试行药品标准”。该标准执行两年后，如果药品质量稳定，该药转为正式生产，此时的药品标准叫“国家药品标准（试行）”。该标准一般执行两年后，如果药品质量仍然稳定，企业向国家药典委员会申请，经国家主管部门批准转为国家药品标准，如果同一规格药品存在多家生产的情况，国家药典委员会还需同时进行药品标准的统一工作。2007 年 10 月 1 日起，随着《药品注册管理办法》的修订，已取消这一规定，之后批准的药品为“药品注册标准”。

c. 新药转正标准：2007 年以前，我国批准的新药，先颁布《新药试行标准》，试行期结束后将向国家药典委员会申请转正，由此形成新药转正标准。

2024 年 1 月 1 日实施的《药品标准管理办法》中规定，经药品注册申请人

（以下简称申请人）提出，由国务院药品监督管理部门药品审评中心（以下简称药品审评中心）核定，国务院药品监督管理部门在批准药品上市许可、补充申请时发给药品上市许可持有人（以下简称持有人）的经核准的质量标准为药品注册标准。

d. 进口药品注册标准：国外医药公司需要在我国上市销售的药品应按我国的进口药品管理办法进行申请，并按规定进行临床试验、药品质量标准复核等工作，取得进口许可证后才能进口药品；复核后的药品质量标准称为进口药品注册标准，由中国食品药品检定研究院负责。本标准也属于国家药品标准，但不对外公开，仅供口岸药品检验所对进口药品进行检验时使用。

e. 其他：根据我国药品管理法的规定，已在研制的新药，在进行临床试验或使用之前应先得到国家药品监督管理部门的批准。为了保证临床用药的安全和临床的结论可靠，还需一个由新药研制单位制定并由国家药品监督管理部门批准的临时性的质量标准，即所谓的临床研究用药品质量标准。该标准仅在临床试验期间有效，并且仅供研制单位与临床试验单位使用。

由药品生产企业自己制定并用于控制其药品质量的标准，称为企业标准或企业内部标准。它仅在本厂本系统的管理上有约束力，属于非法定标准。而《中国药典》、国家药品监督管理部门颁布的药品标准属于法定标准。企业标准一般有两种情况：一种是因为检验方法尚不够成熟，但能达到某种程度的质量控制；另一种是高于法定标准的要求，主要是增加了检验项目或提高了限度标准。企业标准，在企业创优、企业竞争，特别是对保护优质产品本身以及严防假冒等方面均起到了重要作用。国外较大的企业均有企业标准，对外保密。

从1989年起，我国卫生部还连续颁布了《中华人民共和国卫生部药品标准》中药材第一册、中药成方制剂第一至二十册及保护第一分册、藏药第一册、维吾尔药分册、蒙药分册等。

我国医疗机构根据临床需要申请医院制剂，由地方药品监督管理部门批准并颁布其质量标准，供医疗机构本身使用及各地药品检验所抽验时使用；此外，各地还有中药材炮制规范。这些质量标准和规范在一定范围内也具有法律作用。

② 药品技术标准管理机构：国家药典委员会，国家药品监督管理局（NMPA）食品药品审核查验中心，中国食品药品检定研究院。

3. 企业自治系统

美国、日本、中国均无此信息表述，欧盟有明确表述。

受权人管理制度源自欧盟QP(qualified person）制度，在WHO和PIC/S（药品检查合作计划）组织中将QP改称为受权人。欧盟GMP于1975年首先引入QP制度，逾三十年的成功实践经验表明，该制度是先进的质量管理模式，能有效保证企业各级人员履行质量职责，保障药品质量，并成为欧盟GMP体系的核心之一。

欧盟QP经欧盟指令及成员国法律授权，对药品质量负有最终责任，具有较高的法律地位。同时，QP要对进入欧盟市场的药品承担质量责任，如果药品出现质量问题，QP将首先受到起诉。

欧盟2001/83/EC指令对受权人管理作出了全面、原则性要求：第41条规定，药品生产许可的申请人至少必须有1名受权人为其服务；第48条规定，各成员国应采取各种有效措施，以确保生产许可持有人长期、持续地拥有至少1名受权人的服务；第51条明确规定，受权人要对每批药品生产的合法性及产品质量负责。受权人需要负责审核药品生产相关的所有重要质量标准、工艺规程、验证方案和报告、检验方法等，保证生产的产品符合欧盟标准，并与申报资料保持一致，且会定期对药厂进行检查。

在GMP指南附录16中，也对受权人确认及批准放行作了详细规定。受权人要对每批产品生产的合法性、合规性进行确认，并对生产管理过程、质量管理过程及该批产品质量有关的其他一切因素进行监管。对于不能完成职责的受权人，成员国可通过行政管理或惩戒手段对该名受权人进行暂时停职处理。[1]

4. 社会共治系统

(1) 美国

美国药品相关社会组织包括美国药品研究和制造商协会（PhRMA）、美国医疗协会（AMA）、美国医疗机构评审联合委员会（JCAHO）、国家用药错误报告和预防协调委员会（NCC MERP）、安全用药规范研究所（ISMP）。

① 美国药品研究和制造商协会（Pharmaceutical Research and Manufacturers of America，PhRMA）。PhRMA代表美国领先的生物制药研究公司。它的任务是努力开展有效的公共政策宣传，鼓励生物制药研究公司为患者研发重要的新药。

几十年来，PhRMA的成员公司不断突破科学的界限，投资于新技术、研究、治疗和疫苗，帮助世界各地的患者提高药物治疗水平。创新者们致力于持续投资对威胁世界福祉的许多健康问题和疾病的治疗方法以及疫苗的发现和研究。在致力于建立以患者为中心的医疗体系的过程中，PhRMA寻求推进创新，使药物更便宜，并创建一个更公正的体系。因此，PhRMA的计划和倡议致力于在健康结果、临床试验参与和人才方面增加公平性，提高患者用药的可及性和可负担性，努力改善健康状况。

② 美国医疗协会（American Medical Association，AMA）。职责是促进医疗科学和技术的发展，提高公众健康水平。在用药安全方面，其采取了以下措施：组织绩效改进医生集团（PCPI），开发、测试、实施和发布基于循证的绩效测量系

---

[1] 靳玉瑶，赵利斌，王娟.欧盟生产质量管理规范监管制度对我国药品生产企业的启示[J].中国药业，2021，30（13）：1-4.

统；提供患者安全（包括用药安全的）指导——*A Guide to Patient Safety in the Medical Practice*；向患者提供用药安全软件；与其他质量认证组织合作开展评价和认证。

③ 美国医疗机构评审联合委员会（The Joint Commission on Accreditation of Healthcare Organizations，JCAHO）。JCAHO 是独立的非营利性医疗服务机构评价机构，2004 年 JCAHO 制定了专门的药物管理标准（medication management standards），其中包含对机构用药安全管理的要求。

a. 哨点事件政策：对患者安全事件进行分析和报告的政策。

b. 出版：包括《哨点事件警告》《快速安全》2 份出版物，以告知公众有关患者安全的相关信息。

c. 患者安全报告：从患者方面收集有关安全事件的报告。

d. 患者安全研究：卫生服务研究部与其他机构合作开展不良事件报告和其他患者安全方面的研究。

e. 质量信息查询：提供快速检查和快速报告 2 种查询方式。

f. 监管举措：与联邦及州一级政府机构合作加强对患者安全的监管。

g. 与其他机构的合作：与 WHO、NCC MERP 等机构合作开展患者安全的相关项目。

④ 国家用药错误报告和预防协调委员会（National Coordinating Council for Medication Error Reporting and Prevention，NCC MERP）。NCC MERP 是致力于用药差错报告的专业非政府组织，其使命是：最大化用药的安全性，通过公共传播、改进的报告和用药差错预防策略的推广提高对用药差错的警惕。

在该领域 NCC MERP 主要开展三类工作：

a. 用药差错报告；

b. 提高对用药差错的理解，评价用药差错的研究现状，确定影响对用药差错理解的关键因素，促进用药差错的相关研究；

c. 预防用药差错，鼓励用药过程的标准化。

⑤ 安全用药规范研究所（Institute for Safe Medication Practices，ISMP）。ISMP 是美国唯一一个专注于预防用药差错和用药安全的非营利组织。该组织的使命是在全世界范围，通过帮助医疗保健行业从业者对患者进行用药安全教育，来预防用药差错，提高患者用药安全。在用药安全方面，该组织的工作可以分为以下 6 类：

a. 收集和分析用药相关的事件报告；

b. 定期发布用药安全信息、风险降低工具和差错预防策略；

c. 向医疗社区传授用药安全方法；

d. 与其他患者安全组织、教育机构、政府机构合作；

e. 通过提供认证来促进安全用药标准的应用；

f. 开展相关研究提供基于证据的安全用药方法。

职责共通点：保障用药安全，促进医疗科学和技术的发展。

(2) 欧盟

① 欧洲制药工业和协会联合会（European Federation of Pharmaceutical Industries and Associations，EFPIA）。EFPIA 代表在欧洲经营的生物医药产业，由 36 个国家协会、39 家领先的制药公司和越来越多的中小企业的直接成员组成。EFPIA 的使命是创造一个合作环境，使成员能够创新、发现、开发并为整个欧洲的人们提供新的治疗方法和疫苗，并为欧洲经济作出贡献。

EFPIA 定期参加与欧洲机构举行的关于关键卫生健康问题的会议，参与欧洲卫生政策的制定；EFPIA 致力于其与欧洲机构的活动的透明度，并规定其成员必须在公开程序上注册以及在透明度登记表上签字。此外，EFPIA 还为其成员制定了关于如何完成透明度登记册条目的指南，以确保制药业的统一和透明度。

EFPIA 职能：为欧洲的生物医药产业创造合作环境；为成员制定透明度登记册和指南，确保制药行业的统一与透明。

② 欧洲自用药行业协会（the Association of the European Self-Care Industry，AESGP）。AESGP 是欧洲药品管理局、欧洲食品安全局和欧盟委员会认可的利益相关者，是欧洲非处方药、食品补充剂和自我保健医疗器械制造商的代言人，与政策制定者、监管机构和其他利益相关者合作，以创造一个安全和支持性的环境。通过全球自我保健联合会（GSCF）在全球范围内代表 AESGP 的成员，将全球 30 多个国家的自我保健产品协会和制造商联系起来。

AESGP 职责：设立一个专有药品委员会，以促进市场授权相互承认的原则，受欧盟委员会委托对药物信息政策内容开展研究；与政策制定者、监管机构和其他利益相关者合作，以创造一个安全和支持性的环境。

③ 欧洲工业药剂师协会（European Industrial Pharmacists Group，EIPG）。EIPC 是一个欧洲协会，是代表欧盟成员国、欧洲经济区或与欧盟有相互承认协议的欧洲国家在制药或相关行业中雇用的药剂师的国家专业组织，对受管制药品进行合规性控制，是一个基于国家工业药剂师组织贡献的财务独立的非营利组织，代表欧盟所有工业药剂师的统一观点。

EIPC 职责：与欧盟委员会、欧洲药品管理局保持联系并商议事项，并向欧盟组织、监管机构提供建议；组织各种主题的公开技术研讨会；出版《合格人员业务守则》等几个关于不同主题的“实践守则”；每年向其会员免费分发电子期刊《欧洲工业药学》4 次，该杂志包含在欧洲制药和相关行业工作的制药科学家和管理人员特别感兴趣的文章、新闻和评论。

④ 美国注射剂协会（Parenteral Drug Association，PDA）。PDA 的使命是推进制药/生物制药制造科学和法规发展，以便会员能够更好地为患者服务。PDA 提供范围广泛的关于热门话题的会议和研讨会，以及提供实用信息和可实施解决方案

的实践培训课程。

以上机构职能共通点是：参与欧洲卫生政策的制定，与政策制定者、监管机构和其他利益相关者合作，以创造一个安全和支持性的环境；为成员制定透明度登记册和指南，确保制药行业的统一与透明。

(3) 日本

① 日本药品批发商协会（Japan Pharmaceutical Wholesalers Association，JPWA）。日本药品配送主要靠日本药品批发商协会制定行业规范，对药品配送企业的行为进行规范，并没有上升到法律层面。纵使部分环节存在法律空白，但依靠行业自律以及其他法律法规的强制规制，仍对药品质量起到很好的约束作用。除药品配送之外，其他行业协会也自行制定了相关行业规则，对法律进行了补充。

② 日本制药团体联合会（The Federation of Pharmaceutical Manufacturers Associations of JAPAN，FPMAJ）。学会调查研究医药行业发展所必需的事项，收集行业内公正的意见，努力实现、促进会员之间的友谊、相互交流和启蒙，促进会员组织的事业发展；促进共同利益，从而为医药行业的健康发展和人民生活的改善作出贡献。

学会开展以下项目：

a. 收集相关资料，通过附属机构提供给会员或发布；

b. 成立委员会、理事会、顾问团等，对行业共性问题进行调查研究，改革企业管理，促进制药技术发展；

c. 对行业进行公正的意见征集，作出决议，必要时向政府或其他相关组织提交意见；

d. 提高药品及其原料的质量，提高标准，或者提高生产、流通效率；

e. 出版期刊和举办讲座，组织学习小组、社交聚会和旅游；

f. 促进会员之间的友谊和密切联系；

g. 通过联系境外有关机构、交流信息、派出检查组等方式，调查研究其他国家医药行业情况；

h. 为实现本会宗旨所必需的其他事项。

③ 日本制药商协会（Japan Pharmaceutical Manufacturers Association，JPMA）。1968 年成立的日本制药商协会以“实现患者参与型医疗”为宗旨，通过以医疗药品为对象的划时代的新药开发，为世界的医疗作出了贡献。

日本制药商协会为了解决制药产业共同的各种问题，加深对医药品的理解，开展了国际合作等多方面的事业。此外，通过加强政策制定和建议活动、应对国际化、加强宣传体制，JPMA 致力于制药产业的健康发展。

同时，日本制药商协会与美国 PhRMA、欧洲 EFPIA 等一起，作为世界医药品市场的主要制药团体开展活动。

④ 日本仿制药协会（Japan Generic Medicines Association，JGA）。日本仿制

药协会是一个以仿制药制造商为成员的组织，其使命是通过稳定供应高质量仿制药为日本医疗保健的改善和效率作出贡献。JGA 是一个以“坚定不移地稳定供给体系、完善的质量管理体系、信息（安全性信息等）的收集和提供”为命题，由作为医药品供给的社会基础设施发挥作用，并为保护国民医疗的社会保险制度的持续性作出贡献的公司组成的团体。为了面向下一代，也为健康、医疗、看护领域的未来作出贡献，JGA 每天不仅在制造商之间，也在与医疗相关人员、患者以及各种行政团体进行信息交换的同时，以实现技术革新为目标。

⑤ 日本汉方生药制剂协会（Japan Kampo Medicines Manufacturers Association，JKMA）。在会员之间的密切合作下，致力于高品质的中药制剂、天然药物制剂及天然药物的持续稳定供应和普及、扎根、发展，为医药品行业的发展和国民的健康作出贡献。

⑥ 日本药业贸易协会（Japan Pharmaceutical Traders′ Association，JPTA）。1961 年 2 月生效的《药事法》要求在进口药品清关时进行质量确认试验，但由于各成员公司难以自行设置试验检查设备，日本原厚生省响应当时作为 JPTA 前身的药品进口销售商的自愿团体“药品进口恳谈会”的要求，于 1962 年 10 月 30 日根据药发第 576 号厚生省药务局局长通知，允许建立进口原料药的测试和检验设施，供药品进口商共同使用。日本药业贸易协会于 1963 年 6 月 21 日成立，是厚生大臣授权的药品进口商团体，负责管理该检验和测试设施。

自那时起，60 多年来，JPTA 一直经营着测试检验设施，用于对会员进口的药品原料药进行质量确认测试，并从侧面支持会员公司药品的进口业务。

职责共通点：制定行业规范，保证药品的供应和普及，促进行业的创新和发展，与政府信息互通，收集并提出行业的建议。

(4) 中国

中国医药行业协会包括：中国医药行业协会、中国医药工业协会、中国医药商业协会、中国医药物质协会、中国非处方药物协会、中国医药企业管理协会、中国化学制药工业协会、中国医药质量管理协会等。

① 中国医药企业管理协会。它是全国性的、非营利性的社会团体法人组织。协会的宗旨和工作总目标是：宣传贯彻党的各项方针政策，面向医药企业，为医药企业和医药企业家（经营管理者）服务，推动企业管理现代化和生产技术现代化。为探索和建立现代企业制度及符合社会主义市场经济规律的中国医药企业管理体系，为不断提高医药企业、医药企业家（经营管理者）素质开展各项工作，在政府和企业之间发挥桥梁和纽带作用。

中国医药企业管理协会的基本任务是：

a. 从医药经济发展的角度调查研究、发布、交流、推广应用现代企业管理理论及实践经验；加强企业与政府间的联系，做好政府委托的工作；

b. 向会员单位提供咨询、培训和信息服务，提高医药企业整体素质；

c. 组织交流国内外医药企业先进经验和管理创新成果；

d. 组织会员同有关的国际组织及国内外社会团体开展友好交流与合作，不断提高我国医药企业现代化生产经营的管理水平。

② 中国化学制药工业协会。中国化学制药工业协会是民政部核准登记的全国性社会团体法人，协会的宗旨是：服务企业，服务行业，服务政府，服务社会。协会始终坚持企业和企业家办会，实行单位会员制。会员单位主要有从事（化学）药品生产的多种经济类型的骨干企业（集团）、地区性医药行业协会、医药研究及设计单位和大中专院校等。

协会的职能包括：

a. 注重调查研究，反映会员单位的正当诉求和建议；

b. 向政府部门提出有利于制药工业发展的政策建议；

c. 利用多种渠道和方式为会员单位提供有价值的经济、技术、政策等国内外信息，组织开展培训、交流、咨询等服务；

d. 一方面引导会员单位正确认识、理解并执行国家法律法规和医药方针、政策，另一方面为政府部门解读政策、了解政策执行情况提供平台；

e. 协会同时积极促进行业自律，加强行业诚信体系建设；

f. 协会组织开展国际交流活动，积极促进企业间及行业间的国际交流与合作。

③ 中国医药质量管理协会。它是全国医药行业质量管理的专业性社会团体，以抓好质量管理工作为主线，推动医药企业全面贯彻落实新版 GMP，保证药品质量始终符合药品标准要求；推行“质量主宰未来”“质量是企业竞争的终极目标”的质量管理理念。国家医药工业“十二五”规划重点中把质量工作作为主要内容之一，质量强国、质量强企，是新的市场竞争条件下的必然选择。

协会的职能包括：

a. 研究和传播先进的质量管理理论，推广科学的质量管理方法；

b. 积极为政府服务，承担政府有关部门委托的各项工作任务；

c. 为广大会员和企业服务，根据企业需要组织召开各种大型医药质量专题会议，为企业解读国家有关医药政策、法律和法规，为企业提供专业技术咨询服务；

d. 举办各种专业技术研讨会和相关技术培训，开展学术交流活动；组织、指导医药企业建立和完善质量保证体系，贯彻落实新版 GMP；

e. 向政府部门反映会员企业的意见和呼声，反映企业的诉求。

f. 加强同国内外有关科学技术团体、学者、质量管理工作者的联系与协作，交流成果、友好往来与经济合作。

职能共通点：承担政府有关部门委托的各项工作任务、举办各种专业技术研讨会和相关技术培训、向政府部门反映会员企业的意见和呼声、组织国内外学术团体交流。

五、监管方法

（一）监管行政手段

1. 研发许可

(1) 美国

当一个药物研发到了临床阶段，FDA 会要求申办者提交新药临床研究（investigational new drug，IND）申请，经过 FDA 许可后才能进行该药物的人体临床试验。负责 IND 申请许可的部门是 CDER。

根据《联邦法规》第 312.20 条，IND 申请实行 30 天默示许可制度，即 FDA 会在收到 IND 申请 30 天之内进行审批并出具书面决定，如果 FDA 收到 IND 申请 30 天之后没有回复，则 IND 也可生效。

提交 IND 申请必须包含以下信息：

① 动物药理学和毒理学研究的临床前数据——评估产品在人体初始测试中是否合理安全；

② 用于生产原料药和制剂的成分、制造商、稳定性和质量控制的信息——确保公司能够充分生产和供应一致批次的药物；

③ 临床方案和研究者信息——用于评估初始阶段的试验是否会使受试者面临不必要的风险，拟议临床研究的详细方案。此外，还需提供有关临床研究人员资格的信息，以评估他们是否有资格履行其临床试验职责。最后，承诺获得研究对象的知情同意，获得机构审查委员会（Institutional Review Boards，IRB）对研究的审查，并遵守研究性新药法规。

(2) 欧盟

依据第 536/2014 号条例（EU）[Regulation（EU）No 536/2014]，欧盟药物临床试验的许可由各成员国进行授权。临床试验许可程序如下。

申请人通过规定的欧盟门户网站向有关成员国提交申请，并应提议一个有关成员国（CMS）作为报告成员国（RMS）。报告成员国应在提交申请文件之日起六天内通过欧盟门户网站通知申请人和其他有关成员国。报告成员国在提交申请后 10 天内，可通知其他有关成员国对申请进行确认，有关成员国可在申请提交后 7 天内向报告成员国通报与确认申请有关的任何问题。如果发现申请文件不完整，或者申请的临床试验不属于该法规范围的，报告成员国应当通过欧盟门户网站通知申请人，并规定申请人在最长 10 天内通过欧盟门户网站对申请提供解释或完成申请文件。在收到解释或完成的申请文件后，报告成员国会在五天内通知申请人申请是否符合法规要求。报告成员国在规定期限内未通知申请人的，申请被视为有效。如果申请人在规定的期限内没有提供解释或完成申请文件，则该申请被视为在所有有关成员国失效。

在申请生效后，报告成员国（Part 1）以及各成员国（Part 2）开始对临床试验申请进行审批。审批过程不超过 45 天，即从申请生效到给出评估报告的最大时间周期为 45 天，基因治疗、体细胞治疗或含有遗传性修饰器官药物临床试验申请（CTA）的审批可延长 50 天用于专家咨询[1]，如果需要申请人补充信息，则期限最多可再延长 31 天。申请人应在规定的期限内提交所要求的补充信息，该期限不得超过收到补充信息要求后的 12 天。在第二部分（Part 2）的评估中，收到补充信息后，相关成员国应在最多 19 天内完成评估。报告成员国和各相关成员国应在规定时间内完成评估，并通过欧盟门户网站向申请人提交评估报告。

评估完成后，各有关成员国应在第一部分报告日期的 5 天内或第二部分报告日期的最后一天（以较晚者为准），通过欧盟门户网站通知申请人临床试验是否获得许可、是否根据条件获得许可或是否拒绝许可。

(3) 日本

日本《药机法》规定关于临床试验的处理，欲委托临床试验者，应根据日本厚生劳动省令规定的基准进行临床试验。想要委托临床试验的人或想要亲自进行临床试验的人必须事先根据日本厚生劳动省令的规定，向日本厚生劳动大臣提交临床试验的计划。日本厚生劳动大臣将对该申报相关的临床试验计划进行必要的调查，以防止保健卫生上的危害发生。

在医药品医疗器械法中，临床试验委托人（制药企业等）以及医生（自己进行临床试验的人）有义务向日本厚生劳动大臣提交临床试验计划，以及在临床试验中获得的副作用、器械不良影响等信息的报告。PMDA 接收临床试验计划的申报以及临床试验中的副作用、不良影响等报告，并向日本厚生劳动省报告受理情况。

日本对药物临床试验的审查机制采取 30 天默示许可方式。当申办者进行首次临床试验通报（CTN）申请时，为了防止危害受试者健康，PMDA 可就该申请开展必要的审查（首次申请为“30 天审查”，非首次为“14 天审查”）。当临床试验的申办者不在日本境内时，则 CTN 申请、变更申请及不良反应的上报将由临床试验的常驻代理人负责。[2]

(4) 中国

我国《药品管理法》规定，开展药物临床试验，应当按照国务院药品监督管理部门的规定如实报送研制方法、质量指标、药理及毒理试验结果等有关数据、资料和样品，经国务院药品监督管理部门批准。国务院药品监督管理部门应当自受理临床试验申请之日起六十个工作日内决定是否同意并通知临床试验申办者，逾期未通知的，视为同意。其中，开展生物等效性试验的，报国务院药品监督管理部门备案。

---

[1] 魏芬芳，孙宇昕，冷金诺，等. 对欧盟临床试验法规 Reg.（EU）No 536/2014 的解读与思考[J]. 中国新药杂志，2017，26（16）：1865-1872.

[2] 魏芬芳，孙宇昕，陈健刚，等. 日本药物临床试验审查机制概况及对我国的启示[J]. 中国药物警戒，2017，14（03）：169-175.

开展药物临床试验，应当在具备相应条件的临床试验机构进行。药物临床试验机构实行备案管理，具体办法由国务院药品监督管理部门、国务院卫生健康主管部门共同制定。

《药品注册管理办法》规定了药物临床试验应当在具备相应条件并按规定备案的药物临床试验机构开展。

2. 产品注册

(1) 美国

药品产品注册包括药品主文件制度（drug master file，DMF）、新药申请（new drug application，NDA）、简化新药申请（abbreviated new drug application，ANDA）和非处方药专论流程（OTC drug monograph process）、生物制品许可证申请（biologics license applications，BLA）。

① 药物主文件（DMF）制度。DMF 是包含一种或多种人用药物在生产、加工、包装或存储中所用设备、工艺或物质（如原料药、辅料）的详细保密信息的文件材料。DMF 持有者通过向 FDA 呈交 DMF 以授权一个或多个其他申请人引用该 DMF 作为临床试验申请、新药申请、简化新药申请等申报流程的支撑材料，从而使 DMF 持有人不用向其他申请人披露自己设备、工艺或物质的保密信息。是否提交 DMF 完全取决于持有人的意愿，FDA 或法律法规都没有强制要求，同时，FDA 只对 DMF 做形式审查，编号备案，不会对其进行审批或发表观点，只有其他向 FDA 申报制剂药品（IND、NDA、ANDA）及其修正或补充的时候参考了该 DMF 的内容后，FDA 才会启动技术审评程序，与相关制剂一并审查这些资料是否符合要求。

目前 DMF 有四种类型，分别如下：Ⅱ类，原料药、原料药中间体和用于其制备的材料或制品；Ⅲ类，包装材料；Ⅳ类，赋形剂、着色剂、矫味剂、香精或制备中用到的材料；Ⅴ类，FDA 认可的参考信息。

② 新药申请（NDA）。所有在美国上市的新药需遵循新药上市的审评程序，只有成功通过 NDA 的药品才能在美国上市销售。通常情况下，只有当一个新药的三期临床试验结束后，申请人才能向 FDA 提出 NDA，而 CDER 是 NDA 的主要审评机构。

NDA 中所需的文件信息应包括药物临床试验期间发生的事情、药物的成分、动物研究的结果、药物在人体内的表现以及生产、加工和包装的过程等。FDA 基于 NDA 所提供的文件信息会作出以下重要判断：a. 药物在其拟定用途中是否安全有效，以及药物的益处是否大于风险；b. 药物建议的标签（包装说明书）是否合适，以及它应该包含什么；c. 用于制造药物的方法和用于保持药物质量的控制是否足以保持药物的特性、强度、质量和纯度。

此外，FDA 还建立了四种特殊审批程序来加快某些特定药物的上市审评审批速度：加速审批（accelerated approval），优先审评（priority review），快速通道（fast track）和突破性疗法（breakthrough therapy）。

③ 简化新药申请（ANDA）。ANDA 是 FDA 专门针对美国仿制药上市的审批程序，由药品评价与研究中心（CDER）下设的仿制药部（office of generic drug，OGD）负责仿制药审评。

根据 Hatch-Waxman 法案，仿制药申请无需进行毒理研究和临床研究，即 ANDA 之前不需要 IND 申请，相对的，仿制药申请人必须科学地证明他们的仿制药与专利药物具有相同的疗效。仿制药生产企业提交 ANDA，生物等效性试验用以桥接与参比药品相关的临床前试验和临床试验，以通用技术文件（CTD）形式提交以下数据：与参比制剂的药学等效性、与参比制剂的生物等效性、与参比制剂具有相同标签内容及化学、生产和控制相关信息❶。

④ 非处方药专论流程。该流程是美国专门针对非处方药的上市流程，其全部内容被收录于联邦法规中。1972 年，FDA 对当时市面上的 OTC 药品进行了安全性和有效性的评估，将它们按照治疗领域的类别进行分组监管并制定了相应的 OTC 专论。OTC 专论中包含了药物的活性成分、用途（适应证）、剂量、标签和检验等相关信息，只要药物符合既定的 OTC 专论规定所有要求，该药物即被认为是安全有效的，且无须进行新药申请或 FDA 的上市前批准即可上市❷。

⑤ 生物制品许可申请（BLA）。BLA 为针对生物制品上市申请的申请，由 CBER 进行审评。与 NDA 一样，提交 BLA 申请之前需要进行 IND。BLA 提交信息包括❸：申请人信息；产品/制造信息；临床前研究；临床研究；标签。

《生物制品价格竞争和创新法案》（*the Biologics Price Competition and Innovation Act*，BPCI）中，为生物相似药引入了类似 ANDA 的简化审批途径，且规定了所有生物制品必须通过 BLA 而不是 NDA 提交上市批准。

（2）欧盟

欧盟的药品产品注册途径有集中审批程序和成员国审批程序。

① 集中审批程序❹。它是指制药公司向 EMA 提交药品上市许可申请，申请一旦获批，药品上市许可持有人可以在单一药品上市许可的基础上销售该药物，并向欧盟各成员国的患者和医疗专业人员提供该药物。EMA 的人用药品委员会（CHMP）负责对集中审批的药品上市申请进行审评，并就药品是否上市提出建议。根据欧盟法律，EMA 无权对药品在不同的欧盟国家上市进行授权，欧盟委员会是所有集中审批产品的许可机构，根据 EMA 的建议做出具有法律约束力的决定，该决定在收到 EMA 建议后 67 天内发布，并公布在《人用药品共同体登记册》上。绝大多数新药都要通过集中审批程序才能在欧盟上市。

② 成员国审批程序。它分为互认程序和分散程序。

---

❶ 金德庄，陈一飞. 美欧日仿制药审批评价制度[J]. 世界中医药，2018，13（12）：3208-3211.

❷ OTC Drug Review Process | OTC Drug Monographs.

❸ Development & Approval Process（CBER）.

❹ Authorisation of medicines（EMA）.

a. 互认程序：主要针对已在一个欧盟成员国获得上市许可的药品，所有欧盟国家都为执行第 2001/83/EC 号指令中规定的互认程序作出了规定。

互认程序可向一个或多个欧盟国家提出，若选择向多个欧盟国家提出则需要选定一个参考成员国负责审评。提交的申请必须相同，由负责评估申请的国家或参考成员国通知其他相关成员国，参考成员国负责决定产品是否上市，审评过程大概需要 210 天，并在该欧盟国家批准药品获得上市许可后结束。然后，相关成员国有 90 天时间认可参考成员国的决定，以及产品特性、标签和包装。

如果一个国家拒绝承认原始国家的许可，该问题将提交给协调小组（CMDh），协调小组会在 60 天内达成共识。如果未达成，则将程序提交给相应的 EMA 科学委员会（CHMP）进行仲裁，之后将 CHMP 的意见转发给委员会。

b. 分散程序：指令 2004/27/EC 引入了分散程序，是指未在任何一个欧盟国家获得批准且不在集中审批程序强制要求的范围内的产品，可在欧盟至少两个成员国同时为该药品申请上市许可，其中一个成员国将作为参考成员国率先审评申请，之后参考成员国出具审评报告草案、补充保护证书（supplementary protection certificaition，SPC）、标签和包装传单等，交由其他（相关）成员国审查，并就审评结果决定是否批准。如果一个国家拒绝批准评估，该问题将提交给协调小组，协调小组应在 60 天内达成共识。如果未达成任何协议，则将程序提交给相应的 EMA 科学委员会 CHMP 进行仲裁，然后将 CHMP 的意见转发给委员会。

(3) 日本

《药机法》规定了 PMDA 实施医药品等审查等的要求，日本厚生劳动大臣可以让 PMDA 根据第 14 条对内阁令规定的药品、准药品或化妆品进行审查批准。

2015 版厚生劳动白皮书资料篇规定了医药品等的承认审查的分类，见表 2-19。

表 2-19 日本医药品等的承认审查分类表

<table>
<tr><td rowspan="5">医药品</td><td rowspan="2">处方药
医疗用医药品
（根据医生的处方使用）</td><td>新药</td><td>（独）根据 PMDA 的信赖性调查及批准审查，日本厚生劳动大臣批准
抗高血压药、抗生素、抗溃疡药、抗恶性肿瘤药等</td></tr>
<tr><td>仿制药</td><td>（独）根据 PMDA 的同一性调查及批准审查，日本厚生劳动大臣批准
和新医药品同等的医药品</td></tr>
<tr><td>需要指导医药品
（需要药剂师提供信息以及基于药学知识的指导使用）</td><td colspan="2">（独）根据 PMDA 的同一性调查及批准审查，日本厚生劳动大臣听取认可的药事和食品卫生审议会的意见后指定</td></tr>
<tr><td rowspan="2">OTC
普通医药品</td><td>批准基准符合项目</td><td>都道府县知事承认
感冒药，解热止痛药等，药局制剂</td></tr>
<tr><td>其他</td><td>（独）根据 PMDA 的同一性调查及批准审查，日本厚生劳动大臣批准</td></tr>
</table>

(4) 中国

国家药品监督管理局发布的《药品注册管理办法》规定，药品注册是指药品注册申请人（以下简称申请人）依照法定程序和相关要求提出药物临床试验、药品上市许可、再注册等申请以及补充申请，药品监督管理部门基于法律法规和现有科学认知进行安全性、有效性和质量可控性等审查，决定是否同意其申请的活动。

申请人取得药品注册证书后，为药品上市许可持有人。

并且该办法将药品注册按照中药、化学药和生物制品等进行分类注册管理。中药注册按照中药创新药、中药改良型新药、古代经典名方中药复方制剂、同名同方药等进行分类。化学药注册按照化学药创新药、化学药改良型新药、仿制药等进行分类。生物制品注册按照生物制品创新药、生物制品改良型新药、已上市生物制品（含生物类似药）等进行分类。

3. 生产许可

(1) 美国

根据FDCA第360条，美国对药品生产企业实行注册（registration）制度，注册分为首次注册和年度注册。首次注册指在美国境内首次从事药品生产、加工、包装等业务的企业或机构需要在药品进入市场销售的5天之内完成注册；年度注册指在美国境内首次从事药品生产、加工、包装等业务的企业或机构需要在每年的10月1日至12月31日向FDA更新信息。注册企业需要以电子方式向FDA提交，企业注册后会获得由FDA颁发的注册号。此外，注册企业还需要向FDA列明一份所有生产或销售的药品清单，包括商品名、剂型、给药途径、成分、包装等信息，并申请贴标代码（labeler code），用以生成国家药品代码（NDC）编号收录至NDC目录中。NDC目录包含所有已提交的产品列表数据，包括处方药和非处方药、批准和未批准的药物以及重新包装和重新贴标签的药物。注册企业必须在每年6月和12月更新其药品列表，FDA会对登记后的企业至少每两年检查一次其是否符合相关规定。

(2) 欧盟

欧盟法规2001/83/EC第40条规定：成员国应采取一切适当措施，确保在其领土内生产医药产品须获得生产许可。即使生产的药品拟用于出口，也需获得该生产许可。

根据法规第41条，为了获得生产许可，申请人应至少满足以下要求：

① 说明将要生产或进口的药品和剂型，以及它们的生产和/或控制地点；

② 为生产或进口上述产品，拥有符合相关成员国法规有关药品生产、控制和储存的规定的适当和足够的场所、技术设备和控制设施；

③ 至少由一名法规规定的合格人员提供服务。

成员国主管当局只有在通过其代理人进行的调查确保根据第41条提供的详细信息的准确性后，才能给予生产许可。

(3) 日本

日本《药机法》规定了制造销售业的许可的种类。如果没有根据医药部外品或化妆品的种类，分别得到相应的许可，则不能进行医药品、医药部外品或化妆品的制造销售。日本药品制造销售业的许可种类见表 2-20。

表 2-20 日本药品制造销售业的许可种类表

药品、医药部外品或化妆品的种类	许可类型
日本厚生劳动大臣指定的第 49 条第 1 款规定的药品	一类药品制造销售业许可
前款规定以外的药品	二类药品制造销售业许可
医药部外品	医药部外品生产经营许可证

日本《药机法》中第十三条，关于制造业许可还规定，任何人不得在经营过程中生产医药品、医药部外品或化妆品，除非分别获得了医药品、医药部外品或化妆品的生产许可证。相关生产许可需按照日本厚生劳动省令规定区分，由日本厚生劳动大臣按制造类别给予许可。如果未按照政令规定的每三年进行更新，过期后则失效。

(4) 中国

我国《药品管理法》规定，从事药品生产活动，应当经所在地省、自治区、直辖市人民政府药品监督管理部门批准，取得药品生产许可证。无药品生产许可证的，不得生产药品。药品生产许可证应当标明有效期和生产范围，到期重新审查发证。

《药品生产监督管理办法》规定，从事药品生产活动，应当经所在地省、自治区、直辖市药品监督管理部门批准，依法取得药品生产许可证，严格遵守药品生产质量管理规范，确保生产过程持续符合法定要求。

国家药品监督管理局主管全国药品生产监督管理工作，对省、自治区、直辖市药品监督管理部门的药品生产监督管理工作进行监督和指导。省、自治区、直辖市药品监督管理部门负责本行政区域内的药品生产监督管理，承担药品生产环节的许可、检查和处罚等工作。

4. 经营许可

(1) 美国

负责美国各州内药品经营许可工作的机构是各州药房委员会（Board of Pharmacy，BP）。美国药房委员会（National Association of Boards of Pharmacy，NABP）则负责协助各州药房委员会制定统一的行业指南和许可标准。药品批发企业首先需向 BP 提出申请，BP 或者其指定的第三方机构对资料进行审查，并依照州政府法律进行现场检查，对符合条件的企业发放许可证。药品批发企业在每一个经营场所的活动都需要取得 BP 的认可，每年都要更新自己的证书。同时，在申领许可证之前，药品批发企业每个设施都要经过 BP 或者其认证的第三方机构的检查，设施的检查频次由 BP 确定，但不得低于三年一次。美国零售药房的注册申请流程类似于批发企业，BP 对获得经营许可的零售药店颁发药房许可证。

对于从事处方药州际批发分销业务的制造商、分销商、零售药房等，根据《处方药营销法》（*Prescription Drug Marketing Act*，PDMA）的规定则需要获得州许可机构的许可，由州许可机构颁发许可证。

（2）欧盟

欧盟药品经营许可分为批发分销许可和平行分销许可。

① 批发分销许可。在欧盟从事医药产品批发分销活动的任何人必须持有其开展这些活动所在的成员国国家主管当局颁发的批发分销许可书。同一国家主管当局负责检查批发分销商。成员国需确保从事医药产品批发的批发商在批发分销医药产品时必须获得许可，并说明其境内有效的经营场所。生产许可证持有人无需单独许可即可分销已受生产许可证约束的产品。此外，用于在欧盟制造药品的原料药的进口商和分销商需要向相关国家主管当局注册，并遵守活性物质良好分销规范（GDP）原则。在检查批发经销商后，欧盟主管当局签发 GDP 证书或不合规声明，并将其输入 EudraGMDP 数据库[一个可公开访问的欧盟数据库，包含所有批发分销许可以及 EEA 中活性物质注册进口商和分销商的详细信息，还包含与生产质量管理规范（GMP）相关的信息]。根据指令 2001/83/EC，成员国审查分销许可申请的程序所用时间不超过相关成员国主管当局收到申请之日起 90 天。必要时，主管当局可要求申请人提供有关许可条件的所有必要信息。当主管当局要求申请人提供必要信息时，原申请的期限暂时失效，直到申请人提供了必要的补充数据。

申请分销许可必须满足以下最低要求：必须拥有适当和足够的场所、设施和设备，以确保适当的药品储存和分销；必须有工作人员，特别是指定为负责人的资质人员，以符合有关成员国立法规定的条件；必须承诺履行法规规定的义务。

② 平行分销（PD）。PD 指一个成员国市场上经集中审批程序上市的药品（centrally authorised products，CAP）可由经销商在任何其他成员国销售，独立于药品上市许可持有人。PD 涉及所有经集中审批程序上市的产品，并由 EMA 检查。

CAP 以相同的名称在所有成员国销售，并且必须符合欧盟的上市许可，进行 PD 之前，平行分销商必须向 EMA 发送平行分销的初始通知。初始通知是平行分销商通知 EMA 从一个或多个成员国向一个或多个成员国采购、重新包装和分销 CAP 的声明，EMA 检查通知的详细信息是否符合上市许可和欧盟医药产品立法，并在检查确认平行分销的医药产品遵守了欧盟医药产品立法和上市许可中规定的条件后对平行分销商进行 PD 通知，获得 PD 通知后平行分销商才可以进行 PD。自 2004 年 5 月 20 日第 726/2004 号条例（EC）生效以来，集中授权的药品 PD 通知已成为整个欧盟的强制性规定。

（3）日本

日本《药机法》规定，除非是药店经营者或已获得医药产品销售许可证的人，否则任何人不得以销售、授予、储存或展示（包括放置）医药产品为目的进行经营。药品销售许可证应按照店铺销售业的许可、配置销售业的许可或批发销售业的许可的类别，为各自项目中规定的业务颁发许可证。

店铺销售业的许可，由店铺所在地的都道府县知事给予，该许可是指在店铺销售或授予需要指导医药品或一般医药品的业务。配置销售业的许可，是指按配置销售或授予一般医药品的业务；批发销售业的许可，是指对药店开设者，医药品的制造商或销售商或者医院、诊疗所或饲养动物诊疗设施的开设者以及日本厚生劳动省令规定的人，销售或授予医药品的业务。

(4) 中国

我国《药品管理法》第五十一条规定，从事药品批发活动，应当经所在地省、自治区、直辖市人民政府药品监督管理部门批准，取得药品经营许可证。从事药品零售活动，应当经所在地县级以上地方人民政府药品监督管理部门批准，取得药品经营许可证。无药品经营许可证的，不得经营药品。药品经营许可证应当标明有效期和经营范围，到期重新审查发证。

药品监督管理部门实施药品经营许可，除依据《药品管理法》第五十二条规定的条件外，还应当遵循方便群众购药的原则。

2020 年《国务院关于深化“证照分离”改革进一步激发市场主体发展活力的通知》规定[1]，药品经营许可证不再要求申请人提供营业执照等材料。

5. 生产过程中检查

(1) 美国

美国实行动态药品生产管理规范（cGMP）检查，负责生产检查的部门是监管事务办公室（ORA）。cGMP 的要求适用于所有人用药品的生产，包括处方药和非处方药产品、待申请的药品产品、临床试验中使用的药品产品以及不需要批准的产品。

实行 cGMP 检查的目的是确定被检查的公司是否符合适用的 cGMP 要求，如果不是，则为防止掺假产品进入市场的行动提供证据；酌情将掺假产品从市场上移除，并对责任人采取行动；评估公司是否符合 cGMP 要求；在检查期间向公司提供意见，以改进其遵守法规的情况；更好地了解药品生产的当前做法，以便更新 cGMP 要求和监管政策。

FDA 不对制药企业进行 GMP 认证，也不颁发相应的证书，但是，其各类现场检查的基本依据是 GMP。

FDA 检查重点为体系范围的控制（system-wide controls），以确保生产过程生产出高质量的药品。FDA 检查的体系范围包括：①质量体系（quality system）。该体系确保总体上符合 cGMP 以及内部程序和规范。该体系包括质量控制单位及其

[1] 《国务院关于深化“证照分离”改革进一步激发市场主体发展活力的通知》（国发〔2021〕7 号）。

所有评审和批准职责（例如，变更控制、再加工、批量发布、年度记录评审、验证方案和报告等）、所有产品缺陷评估以及对退货和回收药品的评估。②设施设备体系（facilities and equipment system）。③材料体系（materials system）。④生产体系（production system）。⑤包装和标签体系（packaging and labeling system）。⑥实验室控制体系（laboratory control system）。

FDA 的药品生产检查程序包括：全面检查（the full inspection option）和简要检查（the abbreviated inspection option）。

全面检查（the full inspection option）：旨在对公司符合 cGMP 要求的情况进行广泛和深入的评估。在 ORA 部门同意的情况下，完全检查可更改为简要检查。在全面检查过程中，质量体系的检验可能需要在其他系统中进行有限的覆盖。全面检查通常包括对至少四个体系的检查，其中一个必须是质量体系（包括年度产品报告）。全面检查适用于：①新登记注册的机构；②有发生合规行为如检查结果、样本分析结果、投诉、DQRS（药品质量报告）和 BPDR 报告、召回等历史记录的企业；③企业使用了新的设备、技术或发生了新的工艺改变等；④ORA 可以在监管的过程中实行全面检查。

简要检查（the abbreviated inspection option）：旨在提供对公司符合 cGMP 要求的有效更新评估。简要检查将提供文件，以便使公司继续处于良好的 cGMP 合规状态。通常，当公司具有良好的 cGMP 合规性记录，没有显著的召回、产品缺陷或警报事件，或者自上次检查以来公司的生产概况几乎没有变化时，将执行此操作。若在 ORA 部门同意的情况下，在一个或多个体系中发现不合规后，简要检查可改为全面检查。简要检查选项通常包括对至少两个体系的检查，其中一个体系必须是质量体系。

针对以上两种检查，ORA 将根据公司的具体运营、以前的覆盖历史、合规历史或 ORA 确定的其他优先事项来选择检查范围体系。

有因检查（for-cause inspections）包括：①在采取监管措施后为验证纠正措施而执行的后续合规性检查；②针对特定事件或信息[现场警报报告（FAR）、生物制品缺陷报告（BPDR）、行业投诉、召回和其他缺陷产品指标等] 执行的检查。

现场检查后，检查组以 483 表格的形式向企业明确现场检查缺陷，企业要及时向检查组提交整改报告，检查组根据现场检查以及企业整改情况，撰写现场检查报告。现场检查报告包含检查结果、警告信的建议等内容。

如果现场检查发现企业严重违反 GMP，FDA 会向企业发出警告信并在 FDA 网站公布。警告信通常会明确指出企业已严重违反 GMP 并列出部分较严重的缺陷项，强调企业违反 GMP 涉嫌生产劣药。现场检查缺陷没有分级制度，最终结果的判定完全出于整体风险分析。如果企业最终没有通过现场检查，2 年内不得再申请。[1]

---

[1] 毕军，邹毅. 中美药品 GMP 检查体系对比分析[J]. 中国药事，2013，27（06）：578-583.

(2) 欧盟

欧盟 GMP 的现场检查由欧盟各成员国的专职检查员承担，制剂制造商或进口商必须获得许可才能制造或进口产品，且必须经过 GMP 检查，检查频率一般为 2～3 年 1 次。原料药的 GMP 检查基于风险评估，无风险或风险非常小的原料药无须进行 GMP 检查，若产品有风险（如无菌原料药），或历史上检查有重大缺陷，或产品有过投诉、召回、大量退货等，会被重点检查。

在欧盟，各成员国负责检查位于其境内的生产基地。欧盟以外的生产基地由欧盟进口商所在成员国的国家主管当局进行检查，除非欧盟与相关国家之间签订了互认协议（MRA）。如果适用互认协议，当局将相互认可对方的检查。如果产品从欧盟以外的生产基地直接进口到一个以上的成员国，则可能有多个国家主管机构负责检查。

(3) 日本

GMP/QMS/GCTP 适应性调查是对药品、准药品、医疗器械和再生医学产品的制造商是否在适当的控制下生产这些产品进行调查。

在 PMDA 中，对于制造生物学制剂等的这些制造厂，根据 GMP 省令（关于医药品及医药部外品的制造管理及品质管理基准的省令）、QMS 省令（关于医疗设备及体外诊断用药品的制造管理及品质管理基准的省令）、GCTP 省令（再生医疗等产品的制造管理及品质管理基准相关的省令），调查这些产品是否被恰当制造。这项调查将前往制造所进行实地调查，并以书面形式进行调查。

在日本实施 GMP/QMS/GCTP 符合性调查的机构，除了 PMDA 以外，还有都道府县、第三方认证机构。

关于 PMDA 现场检查，《药机法》第六十九条第二项中规定，厚生劳动大臣、都道府县知事可以让 PMDA 进行现场检查或者提问，或者根据同条第五项规定进行现场检查、提问或者政令规定的检查。PMDA 在根据规定实施现场检查时，需通知都道府县知事，并且将该现场检查、提问或撤回的结果向厚生劳动大臣提交。

根据 GMP 调查的分类及法律依据，GMP 调查被分类为符合性调查及现场检查等。

关于符合性调查，确认是否符合关于医药品及医药部外品的制造管理及品质管理基准的省令（2004 年厚生劳动省令第 179 号。以下称为“医药品·医药部外品 GMP 省令”）规定的基准，分为制造销售批准前符合性调查、制造销售批准后等符合性调查和出口产品制造相关的符合性调查。

现场检查分为常规检查和特别调查。常规检查是定期监督和指导使检查对象遵守医药品·医药部外品 GMP 省令的规定。特别调查指当由于不可预见的情况等需要监视和指示遵守状态时，要对改善内容进行确认（符合性调查除外）；对涉及回收、检定不合格及投诉的品种（产品）的制造所遵守医药品·医药部外品 GMP 省令的情况进行确认；或者其他情况。

现场检查的方法有实地调查和书面调查。收到申请的调查当局应根据实际情况决定实地调查或书面调查，并告知申请者。自收到符合性调查申请之日起，在过去2年内该制造商的制造厂未进行GMP调查的情况下，原则上应进行实地调查。但是，与上述无关，可以考虑遵守法的状况、管理状况等，进行实地调查。

(4) 中国

我国《药品管理法》规定，药品监督管理部门应当依照法律法规的规定对药品研制、生产、经营和药品使用单位使用药品等活动进行监督检查，必要时可以对为药品研制、生产、经营、使用提供产品或者服务的单位和个人进行延伸检查，有关单位和个人应当予以配合，不得拒绝和隐瞒。药品监督管理部门应当对高风险的药品实施重点监督检查。

《药品注册管理办法》第四十七条规定，药品审评中心根据申报注册的品种、工艺、设施、既往接受核查情况等因素，基于风险决定是否启动药品注册生产现场核查。对于创新药、改良型新药以及生物制品等，应当进行药品注册生产现场核查和上市前药品生产质量管理规范检查。对于仿制药等，根据是否已获得相应生产范围药品生产许可证且已有同剂型品种上市等情况，基于风险进行药品注册生产现场核查、上市前药品生产质量管理规范检查。药品审评中心在审评过程中，发现申报资料真实性存疑或者有明确线索举报等，需要现场检查核实的，应当启动有因检查，必要时进行抽样检验。

根据《药品检查管理办法（试行）》[1]，国家药监局主管全国药品检查管理工作，监督指导省、自治区、直辖市药品监督管理部门（以下简称省级药品监督管理部门）开展药品生产、经营现场检查。国家药品监督管理局食品药品审核查验中心负责承担疫苗、血液制品巡查，分析评估检查发现风险、作出检查结论并提出处置建议，负责各省、自治区、直辖市药品检查机构质量管理体系的指导和评估以及承办国家药监局交办的其他事项。

药品检查分为许可检查、常规检查、有因检查、其他检查。许可检查是药品监督管理部门在开展药品生产经营许可申请审查过程中，对申请人是否具备从事药品生产经营活动条件开展的检查。常规检查是根据药品监督管理部门制定的年度检查计划，对药品上市许可持有人、药品生产企业、药品经营企业、药品使用单位遵守有关法律、法规、规章，执行相关质量管理规范以及有关标准情况开展的监督检查。有因检查是对药品上市许可持有人、药品生产企业、药品经营企业、药品使用单位可能存在的具体问题或者投诉举报等开展的针对性检查。其他检查是除许可检查、常规检查、有因检查外的检查。缺陷分为严重缺陷、主要缺陷和一般缺陷，其风险等级依次降低。对药品生产企业的检查，依据《药品生产现场检查风险评定指导原则》确定缺陷的风险等级。药品生产企业重复出现前次检查发现缺陷的，风险

[1] 《国家药监局关于印发〈药品检查管理办法（试行）〉的通知》（国药监药管〔2021〕31号）。

等级可以升级。

首次申请《药品生产许可证》的，按照GMP有关内容开展现场检查。申请《药品生产许可证》重新发放的，结合企业遵守药品管理法律法规、GMP和质量体系运行情况，根据风险管理原则进行审查，必要时可以开展GMP符合性检查。原址或者异地新建、改建、扩建车间或者生产线的，应当开展GMP符合性检查。申请药品上市的，按照《药品生产监督管理办法》第五十二条的规定，根据需要开展上市前的GMP符合性检查。

6. 经营过程中的检查

(1) 美国

美国药品经营过程中的检查一般由各州卫生部门以及各州药房委员会负责，由于州法不同，各州的机构职责也有差异，但是一般是以对药品经营场所、储存、运输等进行现场检查为主。

(2) 欧盟

根据指令2001/83/EC第77条，对被授权从事医药产品批发活动的人员的检查以及对其经营场所的检查应由授予其境内经营授权的成员国负责。根据人用药品GDP指南，检查主要包括质量管理、人员、场地和设备、文件等。

(3) 日本

根据《药机法》第十三章中关于现场检查的规定，注册为药品、准药品、化妆品、医疗器械或再生医学产品的制造商或分销商、医疗器械维修商，需要确认该人（以下在本款中称为“制造商/分销商等”）是否遵守相关的命令。制造商/分销商等根据日本厚生劳动省条例的规定进行必要的报告，或让工厂、办公室相关工作人员或其他相关制造商/分销商等，可以进入经营药品、准药品、化妆品、医疗器械、再生医学产品等的场所，检查结构设备、书籍文件等财产，或者向员工等相关人员提问。

日本还有药事监视员。所谓药事监视员，是作为行政警察活动，承担有关《药机法》规定的职务以及对医药品、医疗器械等进行指导的官吏及官员。主要隶属于药务科和保健所，对医药品检查等进行指导和教育。药务科的药事监视员进行进口医药品等的收去检查。保健所的药事监视员在管辖范围内进行制造、流通的医药品等的收去检查。所谓收去检查，俗称“抽样检查”“突击检查”。药事监视员可以检查医药品等相关事业所的卫生设备及管理状态，并以百分满分对其结果进行评分。

(4) 中国

《药品检查管理办法（试行）》规定国家药监局主管全国药品检查管理工作，监督指导省、自治区、直辖市药品监督管理部门（以下简称省级药品监督管理部门）开展药品生产、经营现场检查。缺陷分为严重缺陷、主要缺陷和一般缺陷，其风险等级依次降低。

对药品经营企业的检查，依据《药品经营质量管理规范现场检查指导原则》确定缺陷的风险等级。药品经营企业重复出现前次检查发现缺陷的，风险等级可以升级。

药品经营许可相关检查，首次申请《药品经营许可证》和申请《药品经营许可证》许可事项变更且需进行现场检查的，依据药品经营质量管理规范（GSP）及其现场检查指导原则、许可检查细则等相关标准要求开展现场检查。申请《药品经营许可证》重新发放的，结合企业遵守药品管理法律法规、GSP 和质量体系运行情况，根据风险管理原则进行审查，必要时可以开展 GSP 符合性检查。药品零售连锁企业的许可检查，药品零售连锁企业门店数量小于或者等于 30 家的，按照 20% 的比例抽查，但不得少于 3 家；大于 30 家的，按 10%比例抽查，但不得少于 6 家。门店所在地市县级药品监督管理部门应当配合组织许可检查的省级药品监督管理部门或者药品检查机构开展检查。被抽查的药品零售连锁企业门店如属于跨省（自治区、直辖市）设立的，必要时，组织许可检查的省级药品监督管理部门可以开展联合检查。

其余同生产过程中的检查。

7. 行政处罚

(1) 美国

美国对于药品有关的违法行为处罚主要依据 FDCA 的第 331 及 333 条。其中 FDCA 第 331 条列出了违法行为，主要包括：①生产销售假药、掺假药品以及标签错误的药品；②拒绝接受 FDA 或政府人员进行相关检查；③企业未依法进行药品的生产、销售记录及保存；④企业未按照规定进行注册等。针对这些违法行为，依情节违法人最轻将被处以不超过一年的监禁或不超过 1000 美元的罚款，或两者并罚；最高则被处以 10 年以下有期徒刑或 25 万美元以下罚款，或两者并罚；若是存在故意生产销售假药、掺假药品的行为，并且有合理概率对人类或动物造成严重不良健康后果或死亡，最高将处以不超过 20 年的监禁或不超过 100 万美元的罚款，或两者并罚。

(2) 欧盟

根据第 726/2004 号条例（EC）第 84 条，在不影响《欧洲共同体特权和豁免议定书》的情况下，各成员国应决定对违反本条例或根据本条例通过的条例所适用的处罚，并应采取一切必要措施予以实施。处罚应有效、相称且具有劝阻性。

只有在涉及共同体利益的情况下，欧盟才会在共同体一级采取行动。

为了确保与药品上市许可相关的义务得到有效执行，根据第 658/2007 号条例（EC），委员会对药品上市许可持有人（MAH）违反规定、未完全履行义务的行为进行经济上的处分。法规规定，根据第 726/2004 号条例（EC）授予的药品上市许可持有人在违反以下义务的情况下，成员国将根据相关法规对持有人进行处罚：

①其相关违规行为可能对共同体产生重大公共卫生影响；②其在一个以上的成员国发生或造成影响；③涉及共同体利益。如果委员会按照法规规定的程序，确认药品上市许可持有人存在违法行为，委员会可通过一项决定，处以不超过持有人上一营业年度共同体营业额5%的罚款。如果药品上市许可持有人未终止违法行为，委员会可在决定中，增加每天收取不超过持有人上一营业年度平均每日共同体营业额2.5%的定期罚款。MAH在自该决定通知之日起至违法行为结束之日止的一段时间内定期支付罚款。

根据第658/2007号条例（EC）第19条，当MAH做出以下行为时，无论MAH是故意还是无意，委员会可通过决定对药品上市许可持有人处以不超过其上一营业年度共同体营业额0.5%的罚款：①不配合根据法律采取的调查措施；②针对根据法规采取的调查措施，MAH提供了不正确或误导性的信息；③不遵守法规提出的信息提供要求；④针对信息提供要求，提供不正确或误导性的信息。如果药品上市许可持有人继续不合作，委员会可在决定中，实行每天定期收取不超过持有人上一营业年度平均每日营业额0.5%的罚款。MAH在自通知该决定之日起至不合作停止之日止的一段时间内定期支付罚金。

(3) 日本

《药机法》规定的行政处罚行为主要是罚款。第八十三条规定的刑罚有处罚和罚款。在有期徒刑方面，涉及受贿的最长将被判处7年以下的有期徒刑。即使没有受贿，最多也会被判处5年以下的有期徒刑或者500万日元以下的罚款，违反《药机法》的罚则比较重。如果股份有限公司等法人违反《药机法》，代表董事社长等人将被逮捕。

关于药品广告违规行为，即违反《药机法》第66条第一款，2021年8月起将导入附加费制度（課徵金制度），要求缴纳违法期间对象商品销售额的4.5%。

引入附加费制度的目的：征收通过发布虚假、夸大其词的广告获得的经济利益，使违法者无法继续违法行为，并确保法规的有效性，导入附加费制度。

关于命令支付附加费（《药机法》第75-5-2条）规定如下。

① 目标行为：关于药品、医疗器械等的名称、制造方法、功效、效果或性能的虚假信息。夸大广告。（第1节）

② 收费金额：原则上为违规期间目标产品的销售额×4.5%。（第1节）

③ 收费：必须为目标行为发出附加费支付令。（第1节）

此外，《药机法》第八十四条规定，对于违反第七十六条之四的规定，制造、进口、销售指定药物，或授予或持有指定药物者（仅限于以销售或授予为目的储藏或陈列的人），处以五年以下徒刑或五百万日元以下的罚款，或两者并罚。

(4) 中国

《药品管理法》中的行政处罚主要有：没收违法药品和违法所得，处以罚款。两项处罚措施可以并用。

① 没收违法药品，是指行政机关将违反行政法律规范的行为人的违法工具、物品和违禁品等收归国有的处罚形式。行政机关没收违法药品，必须依法上交国库或者按照法定方式处理，不能私分、截留，随意损坏，或者通过非法途径低价处理、随意使用。

② 没收违法所得，是指特定的行政机关或者法定的其他组织依法将违法行为人的违法所得收归国有的处罚形式。违法所得是指无相应许可证生产、经营药品或者配制制剂的行为所获得的利益。违法所得应全部没收。没收违法所得不能涉及当事人的合法收入或者财产。要注意没收违法所得与刑罚中的没收财产的区别。

③ 罚款是一种典型的财产罚，指行政处罚主体依法强制违反行政法律规范的行为人在一定期限内向国家缴纳一定数额金钱的处罚方式。罚款是要式行为，有处罚权的机关或者组织必须以书面形式作出罚款决定，依法明确规定罚款的数额和缴纳，并按照规定告知被处罚人有关申诉和起诉等权利。

2019 年 3 月 2 日修订的《药品管理法实施条例》第六十五条规定，药品申报者在申报临床试验时，报送虚假研制方法、质量标准、药理及毒理试验结果等有关资料和样品的，国务院药品监督管理部门对该申报药品的临床试验不予批准，对药品申报者给予警告；情节严重的，3 年内不受理该药品申报者申报该品种的临床试验申请。违反《药品管理法》和本条例的规定，有下列行为之一的，由药品监督管理部门在《药品管理法》和本条例规定的处罚幅度内从重处罚：

（一）以麻醉药品、精神药品、医疗用毒性药品、放射性药品冒充其他药品，或者以其他药品冒充上述药品的；

（二）生产、销售以孕产妇、婴幼儿及儿童为主要使用对象的假药、劣药的；

（三）生产、销售的生物制品、血液制品属于假药、劣药的；

（四）生产、销售、使用假药、劣药，造成人员伤害后果的；

（五）生产、销售、使用假药、劣药，经处理后重犯的；

（六）拒绝、逃避监督检查，或者伪造、销毁、隐匿有关证据材料的，或者擅自动用查封、扣押物品的。

（二）监管技术手段

1. 药品检验（包含药品检测）

（1）美国

FDA 规定，企业需要在上市前对该药物进行检测（testing），并将检验报告作为该药品上市的支撑材料提交给 FDA。CDER 有专门的专家团队负责对药品检验报告的审查，但是 CDER 不负责药品上市前的检验，因此，美国药品上市前的药品检验由企业或者第三方机构负责。

对于上市后的药品检验同样是由 CDER 负责，通过开展药品质量和抽样检测（drug quality and sampling testing，DQST）计划来对国内和国际（国内进口）药品进行抽样和检测，然后进行药品质量检测，以保护公众健康。

由以上可以得出，该计划涵盖国内和国际（国内进口）成品剂型、辅料和原料药。样品包括通过各种渠道（包括批发商、分销商和零售药店）向消费者提供的商业化生产或合成的药品。每年的 3 月和 4 月，CDER 的质量偏差评估处（Quality Deviation Assessment Branch，QDAB）会根据消费者的投诉以及他们现有的信息来向监管事务办公室（ORA）和 FDA 地区办事处征求药品抽样的意见，之后通过现场工艺与合规跟踪系统（the field accomplishment and compliance tracking system，FACTS）数据库来给 DQST 调查员发放检查任务。根据签发的任务，样品采集可以由现场调查员在制造商、分销商、批发商或进口码头入口处进行。在某些情况下，州药房委员会的代表陪同调查人员在药店采集样本。

PAC 56008A 和 PAC 56008L 分别适用于处理国产样品和进口样品的采样和测试，样品的检验技术标准则是美国药典（USP）或受 FDA 认证的药品检验方法。

(2) 欧盟

2000 年起，欧盟着手对经分散程序（DCP）和互认程序（MRP）审批的药品质量状况进行市场监督抽检。该抽检计划最初由欧盟官方检验实验室主要协作网（GEON）自发组织，经过多年实践，逐步形成了以欧洲药品质量管理局（EDQM）为核心的过程管理体系，以欧盟医药管理局首脑协作组（HMA）为核心的风险管控路径。

根据指令 2001/83/EC 第 111 条，各成员国药品监管部门对上市后药品质量进行监督检查；同时，规定各级官方药品质量控制实验室（OMCL）建立协调网络，确保检验结果共享互认。《DCP/MRP 药品市场监督抽检协作规范》介绍了 DCP/MRP 药品市场监督抽检的工作原则与组织框架，并对计划制定、样品抽取、检验结果评估与反馈等方面，提出了总体性的指导要求。EDQM 通过制定《基于风险的市场监督检验网络协作规范》，对境内上市后的 CAPs 与 DCP/MRP 药品质量风险进行统一归纳、分类，在对 GEON 提出抽样与检验风险管理策略的基础上，也为 HMA 组织制定品种遴选风险评估模型，实现 CAPs 年度抽检与 DCP/MRP 药品市场监督抽检风险管理体系的有机统一，提供制度基础与管理建议。欧盟于 2008 年制定《药品质量安全犯罪与假劣药品处置合作规范》，并在 2010 年签署了《打击药品犯罪协定》，提出了综合防控假劣药品风险的主体要求，为建立横跨多个国家、多个部门的执法协调机制提供了制度基础。

DCP/MRP 药品市场监督抽检基于 DCP/MRP 药品检验数据库，建立了计划在线互评制度。承检各级 OMCL 完成计划制定后，会上传至数据库内公示。根据互评意见，各级 OMCL 可随时对抽检计划进行调整，从而避免重复、过度抽检，充分利用监管资源。此外，通过与互联沟通系统（communication and tracking system，CTS）建立信息沟通渠道，实现了 CAPs 抽检与 DCP/MRP 药品市场监督抽检数据的互联互通，促进数据挖掘、利用的统筹管理。[1]

欧盟药品检验负责机构/人员及职责见表 2-21。

表 2-21 欧盟药品检验负责机构/人员及职责

机构/人员	职责
EMA 相关科学委员会的报告员和联合报告员	• 提供建议 • 收到结果报告后就任何必要的后续行动向 EMA 提出建议
EDQM	• 协调国家主管部门和 OMCL 的产品抽样和测试工作 • 根据待测产品、上市情况、报告员和联合报告员推荐的测试、药品上市许可持有人提供的产品规格和测试程序等信息，制定抽样和测试计划 • 协调市场药品的抽样（由国家当局的检验服务机构进行）和检测（由 OMCL 网络的实验室进行） • 向 EMA 提供每种产品的最终结果报告
OMCL（官方药品质量控制实验室）	• 测试样品以检查它们是否符合其授权的规格 • 向 EDQM 报告结果，包括任何问题和任何"不符合规范"的结果
国家主管部门	由国家主管部门从国内市场抽样产品进行测试，并参加所在国家的官方药品检验实验室能力的测试
MAH	• MAH 提供有关测试方法、产品规格、参考材料和试剂以及其产品的营销状态的信息 • 提供单批产品的样品，作为实验室的"通用测试样品" • 收到一份产品测试结果的副本

(3) 日本

日本标准化协会（JSA）在《标准化教育计划（合格评定）》第七章检查检验机构中指出，药品检查/检验（inspection）是对产品设计、产品、服务、过程或工厂的调查（examination），并根据专业判断评估（evaluation）其对特定要求或一般要求的适用性。根据 ISO/IEC 17020（检验机构通用要求）中的定义："检测"（testing）是确定材料、产品或过程的一种或多种特性；"产品认证"（product certification）是第三方认证，可确保产品（包括流程和服务）符合特定标准或其他标准文件；"检测"确定要评估的特性（通常显示一些数据）。

与此相对，"检查"是通过使用检测结果或分析设计资料等调查，判断评价对象是否满足一定的要求（合格或不合格等）（确定适用性）。"产品认证"基于检测、检查和其他合格评定的结果，它表明产品符合第三方的要求。检查不仅限于第三方认证。

[1] 郗昊，朱炯，王翀. 欧盟 DCP/MRP 药品市场监督抽检策略研究[J]. 中国药事，2023，37（04）：469-479.

检查/检验机构的分类：大致可分为A至C类，见表2-22。

表2-22 检查机构的分类

类型	概述
A类	检查/检验机构作为第三方机构（独立于被检验的供应商）
B类	是提供和使用检查对象的组织的一部分，并且是只为上级组织进行检查的机构（需要与上级组织分离且可识别）
C类	参与提供和使用检查对象，但也向上级组织以外的其他各方提供检查服务的机构

日本检验机构（The Japan Inspection Organization，JIO）是日本的检验机构和认证机构，在日本提供产品/商品的检验和认证。为了避免伪造文件的风险，该组织还检查和证明在日本发行的文件。日本检验机构（JIO）为计划出口或已经从日本出口的日本车辆、食品、补充品、药品、机械、设备、直升机和飞机签发合格证（COC）或型式批准证书，也称为符合性证书和合格证书。

（4）中国

《药品管理法》第十一条规定，药品监督管理部门设置或者指定的药品专业技术机构，承担依法实施药品监督管理所需的审评、检验、核查、监测与评价等工作。药品监督管理部门根据监督管理的需要，可以对药品质量进行抽查检验。

我国药品检验由多部门和多地区协调配合完成[❶]：国家药品监督管理部门总体负责国家药品抽检工作；中国食品药品检定研究院负责药品抽检实施方案及过程管理，承担食品、药品、医疗器械、化妆品及有关药用辅料、包装材料与容器的检验检测工作。省级药品监督管理部门组织开展本行政区域内抽样工作；药品检验机构负责样品标准检验和探索性研究，开展综合质量分析；各级药品监督管理部门完成不符合规定药品核查处置、风险信息核查以及信息公开工作。

2. 药物警戒（包含药品不良反应监测）

（1）美国

① 定义：指发现、评估、理解和预防药品不良反应或任何其他与药品相关问题的科学和活动。

② 法律体系：美国药物警戒法律体系主要由法案、法规、指导文件组成。

涉及药物警戒工作的法案法规主要有《联邦食品、药品和化妆品法案》（FD-CA）和《联邦法规》（CFR），其中CFR第310条305款规定了新药的不良反应报告范围、报告要求、报告表格、患者隐私、记录保存和免责声明等；第312条32款规定了对新药临床研究（IND）安全报告的内容和报告途径的要求；第314条80款、98款分别规定了新药上市后不良事件报告的要求和仿制药上市后不良反应事

---

❶ 王胜鹏，朱炯，张弛，等.中国与欧盟药品抽查检验监管对比研究[J]. 中国药事，2020，34（02）：146-157.

件报告的要求等。

指导文件则是 FDA 为了供企业开展药物警戒工作参考的指导性文件。FDA 已经发布了近 30 个关于上市后安全工作的指南，用于指导生产企业开展上市后安全工作❶。1992 年发布的《上市后药品不良事件报告指南》、2005 年发布的《药物警戒管理规范（GVP）与药物流行病学评估指导原则》、2019 年发布的《风险评估与降低策略（REMS）计划和报告指南》等指导文件，为药物警戒活动的开展提供了有关内容和方法学的实际指导。

③ 组织结构：CDER 是美国唯一的药物警戒中心。CDER 下设的监测与流行病学办公室（Office of Surveillance & Epidemiology，OSE）是负责药物警戒工作最主要的部门，由两个办公室、六个部门组成，两个办公室分别介绍如下。

a. 药物警戒和流行病学办公室。药物警戒和流行病学办公室有药物警戒Ⅰ处和药物警戒Ⅱ处，流行病学Ⅰ处和流行病学Ⅱ处。

药物警戒Ⅰ、Ⅱ处负责检测安全信号并评估所有已上市药物和治疗性生物产品的安全相关问题。通过使用各种监测工具，包括不良事件报告数据、已发表的科学文献以及产品的临床前、临床和药理学知识，以提供科学和临床评估，从而进行各种监管行动和沟通来保证上市产品的安全使用。

流行病学Ⅰ、Ⅱ处主要负责使用 Sentinel 系统进行主动药物安全监测，使用观测的数据资源进行流行病学研究，并审查与药物安全相关的流行病学研究方案和研究报告，这些方案和研究报告是制造商作为上市后要求（post marketing requirements，PMRs）和承诺（post marketing commitments，PMCs）所必需的，为 FDA 执行风险评估与降低策略（risk evaluation and mitigation strategies，REMS）以及 FDA 采取的监管措施提供支持。

b. 药物错误预防和风险管理办公室。药物错误预防和风险管理办公室设有用药错误预防与分析处和风险管理处。

用药错误预防与分析处负责通过最大限度地减少与 CDER 监管的药品的命名、标签、包装或设计相关的使用错误，提高药品的安全使用。

风险管理处负责评审所有生产企业提交的 REMS、REMS 修改版及开展所有产品已批准 REMS 的评价。

④ 不良反应监测体系：药品上市后的不良反应（ADR）监测是美国上市后药物警戒的主要工作内容。目前，美国的药品安全信息报告分为两种情况：一是由患者、消费者和医疗保健专业人员自愿向 FDA MedWatch 系统报告；另一种是药品生产、经营企业收到患者、消费者和医疗保健人员的报告后需要强制向 FDA 报告。两种情况的报告最终都会输入到 FDA 不良事件报告系统（FDA adverse events

---

❶ 王涛，王丹，董铎，等.美国药物警戒体系浅析及对我国的启示[J]. 医药导报，2017，36（04）：361-365.

report system，FAERS），供 FDA 检索使用。

美国药品不良反应的被动监测多采用贝叶斯信号监测技术（GPS 法），核心是计算经验贝叶斯几何均数（EBGM），从而对药物以外的变量进行分层分析[1]。此外，美国还率先开展药品上市后安全监测系统监测，即不良反应的主动监测。FDA 于 2008 年提出“哨点计划”，于 2016 年 2 月正式启动，其实质是通过全美各个医疗机构间的信息交流整合，采取多数据库整合的方式，把握药品的信息。2019 年 9 月，FDA 宣布将哨点系统扩展到三个不同的协调中心：哨点实施中心、创新中心以及社区建设和拓展中心，以扩大哨点系统的应用。哨点系统提高了 FDA 上市后安全监测能力，同时也是对不良反应报告系统的补充。

风险管理是 FDA 评估药物利益-风险平衡的关键考虑因素。风险管理包括：评估药物的利益-风险平衡，开发和使用工具以最大限度地降低风险，同时保持收益，评估此类工具的有效性并重新评估其收益-风险平衡和酌情调整风险最小化工具，以进一步改善利益-风险平衡。

FDA 的主要风险管理工具是 FDA 批准的产品通过产品标签的形式进行风险提示，通常称为“包装说明书”或“处方信息”，其中包括医疗保健提供者安全有效使用所需的基本信息的摘要。

对于大多数药物来说，标签足以确保收益大于风险。在少数情况下，FDA 还需要风险评估与降低策略（REMS），以帮助确保药物的益处大于其风险。

REMS 是一项药物安全计划，通过告知、教育和/或加强行动以降低不良反应事件的频率和/或严重性来预防、监控和/或管理特定的严重风险。在 2007 年之前，FDA 偶尔会要求公司制定称为风险管理计划（RMP）或风险最小化行动计划（RiskMAP）的特殊安全计划，以减轻提供大量治疗益处的有限数量药品的严重风险。2007 年，通过食品药品管理局修正法案（FDAAA），FDA 获得明确授权，一旦 FDA 确定某种药物需要 REMS，制造商就必须为其药品开发、实施和评估特定的 REMS，以确保药物的益处大于风险，否则这些药物可能无法获得批准并在市场上销售。在 REMS 专业性网站上可以查询到具有 REMS 的所有药品以及每份 REMS 的具体内容。

（2）欧盟

① 法律体系：欧盟药物警戒法律体系主要由条例、指令、实施条例、指南组成。条例主要有 Regulation（EC）No 726/2004，指令主要有 Directive 2001/83/EC，实施条例主要有 Regulation（EU）No 520/2012，指南为 EMA 颁布的 GVP 指南。

2008 年，欧盟委员会提出药物警戒的新法案建议，目的是建立一个与药品风险管理有关的综合监管框架。该法案已于 2010 年 12 月通过，即 Regulation（EU）

---

[1] 何昕柽，梁毅. 国内外药物警戒制度的比较研究[J]. 中国药物评价，2021，38（03）：250-254.

No 1235/2010 和 Directive 2010/84/EU，对 Regulation（EC）No 726/2004 和 Directive 2001/83/EC 中药物警戒部分内容进行修改和补充。该条例同时伴有具体实施条例，即 Regulation（EU）No 520/2012，并于 2012 年 6 月正式发布。

2012 年 7 月起，欧盟实施新的药物警戒法规，为了更好地促进新法规的实施，欧洲药品管理局（EMA）发布了《药物警戒规范指南》（*Good Pharmacovigilance Practice*，GVP）作为欧盟药物警戒工作的新准则，该指南共 16 个模块，对持有人、EMA 及欧盟各国药监机构在药物警戒工作中的职责做出了详细规定。条例 Regulation（EC）No 726/2004、指令 Directive 2001/83/EC、委员会实施条例 Regulation（EU）No 520/2012 以及 GVP 指南，共同构成了欧盟药物警戒新法规体系的基础❶。

② 组织结构：欧盟药物警戒系统通过欧盟成员国、EMA 和欧盟委员会之间的合作运作。EMA 主要职责是就药品的质量、安全性和有效性，以及涉及药品的公共卫生问题提供独立的、科学的建议；持续监督授权药品的质量、安全性和有效性，以确保其收益大于风险；发布关于药物及其使用的正确和可理解的信息；发展欧洲药品评估和监督的最佳实践，并与成员国和欧盟委员会一起在国际层面上协调监管标准。

2012 年药物警戒立法生效后，EMA 下设的人用药物警戒科学委员会（PRAC）正式建立，负责评估和监测人用药品的安全性，由成员国药品安全监管部门的专家以及欧盟提名的科学专家、病患代表和保健专业人员（HCPs）组成。PRAC 的任务涵盖风险管理的所有方面，包括发现、评估、最小化和沟通相关不良反应风险，EMA 通过提供电子健康记录或处方数据库中的临床实践数据来支持 PRAC。

③ 不良反应监测体系❷：欧盟的 ADR 报告体系以自发报告系统为主，强制性报告体系为辅，ADR 的自发报告由监测机构、医疗机构、公众和其他组织报告，强制性报告体系的主体为药品生产企业。EMA 建立了一个中央数据处理和管理系统，称为 EudraVigilance 数据库，其中数据主要来源于成员国药品监管当局、药品上市许可持有人和临床试验发起人，用于报告和评估在开发过程中以及药品获得上市许可后的可疑的不良反应，持续监测、评估和报告潜在的与不良反应有关的安全问题。EMA 至少每个月对 EudraVigilance 数据库中的数据进行 1 次分析，主要采用比例报告比值法（PRR）。欧盟药物警戒制度引入了定期安全性更新报告（PSUR）数据库，以促进监管机构和制药公司之间交流关于授权药物安全的信息，为评估提供便利。

---

❶ 柳鹏程，王佳域，陈锦敏，等. 欧美药物警戒政策研究及对我国的启示[J]. 中国药物警戒，2020，17（12）：877-882.

❷ 何昕柽，梁毅. 国内外药物警戒制度的比较研究[J]. 中国药物评价，2021，38（03）：250-254.

④ 风险管理措施[1]：对于 2012 年 7 月 21 日后上市的药品，欧盟明确规定持有人按照法规要求建立药品风险管理体系，对药品的全生命周期进行风险效益评估，并在进行药品上市申请时需提交风险管理计划（简称“RMP”）。RMP 批准与否将直接影响药品是否获批，其内容包括：风险最小化措施的规划和实施；药品安全信息概况；潜在风险因素等。此后持有人也可应监管部门要求或主动更新 RMP。欧盟对于额外风险最小化措施的相关规定主要体现在 GVP 指南 XVI 模块“风险最小化”部分。指南指出，应根据发生频率、严重性、对公共卫生的影响和可预防性等因素对风险进行评估，以确定是否需要实施额外措施；考虑到实施额外风险最小化措施的过程需要包括持有人、患者、医护人员在内的多方支持，持有人应确保额外措施给医疗系统带来的负担和压力降低到最小程度，同时不以牺牲患者对治疗的可及性为代价。

(3) 日本

① 法律体系：日本药物警戒的法律法规体系以《药品和医疗器械法》（*Pharmaceuticals and Medical Devices Law*，PMDL）为核心，相关法规作为 PMDL 的扩展和补充，形成一个衔接较为紧密的系统，PMDL 在日本药物警戒法律法规体系中为最高层级，相关法规制定以它为依据。PMDL 法律内容中明确了药品上市前后的药物警戒要求，规定医疗机构和医务人员的药品不良反应上报要求。除对医务人员外，对于 MAH、生产企业和销售企业、用药患者这三个在药品生命周期中最重要的角色，都有相应的法规或者指南来规定和指导药品安全信息的反馈。日本《药物警戒质量管理规范》（*Good Vigilance Practice*）规定了 MAH 必须建立药物警戒体系，科学合理地进行药品安全信息的传递。《药品上市后监测管理规范》（*Good Post-Marketing Surveillance Practice*）明确药品生产企业和销售企业作为主要监管责任主体，需严格进行药品安全的追踪与反馈。《患者不良反应报告指南》重点针对疑似发生药品不良反应的患者，指导他们如何上报信息给药品监管机构。[2]

② 组织机构：在日本，承担药物警戒工作的机构包括厚生劳动省（MHLW）及其下属机构：医药生活卫生局（Pharma ceutical Safety and Environmental Health Bureau，PSEHB）和日本医药品和医疗器械管理局（PMDA）。MHLW 与 PMDA 共同协商，协调所有与安全相关的活动。MHLW 设有 11 个局，负责日本的药品监管事务和药品政策的制定。PSEHB 由 5 个司和 1 个办事处组成，负责临床研究、批准审查和上市后安全管理。PMDA 由 4 个部门和 28 个办事处组成。PSEHB 工作内容可分为三大类：一是针对由药物不良反应或生物制品感染引起的

[1] 柳鹏程，王佳域，陈锦敏，等. 欧美药物警戒政策研究及对我国的启示[J]. 中国药物警戒，2020，17（12）：877-882.

[2] 林枭，伍红艳，黄艳，等. 日本药物警戒制度研究及对我国的启示[J]. 中国新药与临床杂志，2022，41（05）：280-285.

健康损害进行救济补偿；二是负责收集、评估产品安全报告，并根据评估结果提出对应的安全措施；三是审查药品和医疗器械的上市申请。作为独立机构的 PMDA，其主要负责向 MHLW 提供新药上市申请的审查、药品上市后安全性监测、药品安全对策研究等内容，尤其是向发生药品不良反应的患者提供救济补偿服务。[❶]

③ 不良反应监测系统：1979 年，日本以法律形式确立“药品上市后监测（post-marketing surveillance，PMS）制度”。PMS 制度由药品不良反应和感染收集与报告制度（the ADRs and infections collection and reporting system）、再审查制度（reexamination system）和再评价制度（reevaluation system）组成。[❷]

目前，日本 ADR 收集和报告系统由三方构成。①医药企业向 PMDA 报告国内外发生的 ADR，导致死亡或危及生命的未预期的药品不良反应在 7 天内报告，导致死亡或危及生命的已知药品不良反应以及其他未预期的药品不良反应在 15 天内报告，怀疑由未知或不严重的药品不良反应引起的病例应定期报告。②医务人员需要报告除轻微和众所周知的不良反应以外的，与处方药、非处方药和医疗器械等使用相关的不良反应，这是一个直接从医务人员收集安全信息的 MHLW 报告系统。③日本自 1972 年加入 WHO 国际药物监测合作计划，开始向 WHO 报告药品不良反应信息，并与 WHO 其他成员国进行信息交流。再审查制度通过在批准上市后的指定时间内收集药品的有效性和安全性信息（如定期安全性更新报告）重新审查药品的临床有效性。再评价制度是指对包括再审查药品在内的所有上市药品进行重新评价，确保上市药品的质量、有效性和安全性。

④ 风险管理措施：2012 年，MHLW 发布《药品风险管理计划指南》，在 ICH E2E 指导原则的安全性讨论事项和药物警戒计划的基础上，增加了风险最小化计划，推出 RMP 模板。该指南以确保药品上市后安全性为目的，对药品研发至上市审批销售的全生命周期进行风险-收益评估，并以此为基础实施必要的安全对策。

日本的 RMP 包含三个方面，分别是“安全性讨论事项”“安全性监视活动”和“风险最小化活动”。“安全性讨论事项”在 RMP 中表现为如下 3 种风险：①重要的已识别风险，即在试验期间或上市后被确认为与药品有关的副作用；②重要的潜在风险，即怀疑有关联但无法充分确认的不良事件，包含说明书中未记载的副作用，由于药品试验阶段所得信息有限，因而存在某些上市后才逐渐显露出的不良事件；③重要的缺失信息，指老人、儿童使用该药品的风险未知。“安全性监视活动”和“风险最小化活动”包含了“常规活动”和“追加活动”。其中，“安全性监视活动”的常规活动主要指收集文献信息和医务工作者提交的药品副作用报告；追加活动包括对新药实施的“上市后调查”，为申请再审查、再评价而实施的“使用成绩

---

❶ 赵婷婷，赵建中，马立权，等. 浅析日本药物警戒体系及其启示[J]. 中国临床药理学杂志，2020，36(20)：3387-3392.

❷ Pharmaceutical Administration and Regulations in Japan. 2020：116.

调查”以及“上市后临床试验”等。“风险最小化活动”的常规活动是指制作药品说明书和面向患者的用药指南；追加活动包括制作面向医务工作者的药品使用指南，制作患者手册，向患者及其家属提供该药治疗前及治疗中的注意事项并告知其药品副作用的初期症状等。❶

在药品安全性方面，日本主要是监管药企收集分析安全性报告并采取必要措施。近年来，监管机构也直接开展了一些药物警戒和风险管理活动。例如：PMDA已在2012年初运行了基于网络的患者报告系统。其他活动包括国家儿童健康与发展中心（National Center for Child Health and Development，NCCHD）与加拿大多伦多病童医院的“母亲风险计划”合作开发的“日本孕期药物信息研究所”。从2005年起开始编制向医务人员及患者提供严重药物不良反应信息的“药物不良反应手册”，历时4年，涉及19个器官组织分类；同时编制了需要特殊关注品种的患者用药指南，目前针对不同药品公布的用药指南超过1500份。

PMDA开展的其他活动是“医学信息风险评估行动”计划，也被称为日本人的监测和观察（medical information for risk assessment initiative，MIHARI）计划。该计划于2009年启动，是受美国食品药品管理局哨兵计划影响，利用几种不同类型的电子健康信息制定用于评价药物不良反应风险的药物流行病学方法，及衡量监管活动影响的机制。MHLW开发的涵盖约1亿人的电子健康档案（EHR）数据库也采纳MIHARI计划中制定的方法进行研究。❷

(4) 中国

药物警戒指对药品不良反应及其他与用药有关的有害反应进行监测、识别、评估和控制的活动。

① 法律法规体系：我国药物警戒法律体系主要由《中华人民共和国药品管理法》《药品注册管理办法》《药品不良反应报告和监测管理办法》《药物警戒质量管理规范》等以及相关指导指南组成。其中《药品管理法》第十二条第二款规定“国家建立药物警戒制度，对药品不良反应及其他与用药有关的有害反应进行监测、识别、评估和控制”，标志着我国首次将药物警戒制度立法。同时，该法规定药品上市许可持有人应当制定药品上市后风险管理计划，开展药品上市后不良反应监测等活动，药物警戒活动的开展正式进入法制化轨道。而2021年5月出台的GVP是《药品管理法》修订后出台的首个有关药物警戒的配套文件，迈出了中国实施药物警戒制度的第一步。

在此之前，我国药物警戒活动主要围绕ADR的监管。2001年修订的《中华人民共和国药品管理法》第七十一条规定“国家实行药品不良反应报告制度”，提示

---

❶ 贾国舒，梁毅. 日本药品上市后风险管理计划研究及对我国的启示[J]. 中国药房，2021，32（19）：2305-2313.

❷ 赵婷婷，赵建中，马立权，等. 浅析日本药物警戒体系及其启示[J]. 中国临床药理学杂志，2020，36（20）：3387-3392.

我国正式开始 ADR 监测工作。2004 年《药品不良反应报告和监测管理办法》要求药品生产、经营企业和医疗机构主动收集并及时报告药品不良反应，要求国家、省、市和县级药品不良反应监测机构进行不良反应报告的收集、评价及反馈。2011 年 5 月修订版《药品不良反应报告和监测管理办法》正式发布，进一步明确了地方部门的职责和规范的上报程序（包括药品不良反应个例、群体药品不良事件、境外严重药品不良反应的上报程序和定期更新安全报告的要求）。加强对药品生产企业的评价和监测，如对某些药品的重点监测。此外，还增加了 ADR 数据管理的要求。2015 年《药品不良反应报告和监测检查指南（试行）》详细说明了药品监管部门对生产企业的检查要求，加强了药品上市后监管。2018 年《关于适用国际人用药品注册技术协调会二级指导原则的公告》的发布意味着我国开始实施全生命周期的药物警戒，标志着我国上市前和上市后的药品安全性报告与国际接轨。2018 年 9 月，《关于药品上市许可持有人直接报告不良反应事宜的公告》落实我国药品上市许可持有人的药物警戒责任主体，进一步促进了我国药物警戒活动的开展，对我国药名药物警戒制度的建设有一定指导意义。

② 组织结构：国家药品监督管理局药品评价中心为我国药物警戒工作的主要开展机构，负责组织开展 ADR、药物滥用监测，上市后安全性评价等工作，下设的综合业务处组织开展相关监测与上市后安全性评价的方法研究，指导地方相关监测与上市后安全性评价工作。同时，全国建立了省级 ADR 监测中心，负责本行政区的 ADR 报告、监测工作并制定年度监督检查计划，对收到的 ADR 报告进行分析，及时上报省级药品监督管理局和国家药品不良反应监测中心。国家药品审评中心下设的临床试验管理处负责组织与药品审评相关的药物临床试验期间非预期严重不良反应及药物研发期间安全性更新报告的接收、分析和评估，及时对药品临床试验安全性问题进行监测。

③ 不良反应监测体系：我国 ADR 监测采取被动监测的方式，同时也在探索主动监测的模式。由 1 个国家中心、34 个省级中心和超过 400 个市级中心组成的自发报告系统（spontaneous reporting system，SRS）是我国被动监测的信息网络，药品上市许可持有人承担 ADR 的报告工作，按照可疑即报原则，通过收集医院、消费者和药品经营企业的自发报告实现 ADR 监测。国家药品监督管理局药品评价中心（国家 ADR 监测中心）于 2015 年开始主动监测工作，于 2016 年启动 ADR 监测哨点项目，成立国家 ADR 监测哨点联盟❶。我国将监测哨点联盟组织接入中国医院药物警戒系统（Chinese hospital pharmacovigilance system，CHPS），实现 ADR 信息的自动采集、上报、评价，开展重点监测、上市后再评价，提高 ADR 的上报效率及报告质量。基于医药信息系统（hospital information system，HIS），

❶ 刘玉龙，孙燕，张明霞，等. 我国药品不良反应监测发展现状与展望[J]. 中国药业，2019，28（4）：76-79.

CHPS与电子病历、药库信息管理系统等数据接口对接，将被动监测转变为主动监测，助益我国药物警戒活动的开展。

④ 风险管理措施：2021年12月1日正式实施的《药物警戒质量管理规范》（简称“GVP”），对药品上市许可持有人如何开展药物警戒活动进行规范指导，其中就明确了药物警戒计划的制定和执行是药物警戒的一项关键活动。我国的GVP对药物警戒计划的定位是药品上市后风险管理计划的一部分，即描述上市后药品安全性特征以及如何管理药品安全风险的书面文件。我国将RMP按照上市前后不同阶段进行了区分，上市前称为“临床风险管理计划”，批准上市后将其转化为“药物警戒计划”。

2022年1月6日药品审评中心正式发布了《“临床风险管理计划”撰写指导原则（试行）》，文中提出药品在获批上市后，药品上市许可持有人应基于“临床风险管理计划”的内容，按照相关法律法规或指导原则的要求，形成“药物警戒计划”和/或“上市后风险管理计划”，转化过程中应充分参考上市申请获批时经药品审评中心确认的“临床风险管理计划”，并保持相关内容的一致性和可衔接性。“临床风险管理计划”主要包括3大要素，即安全性概述、药物警戒活动和风险控制措施，正文内容包含7个部分，即药品概述、安全性概述、药物警戒活动计划、上市后有效性研究计划、风险控制措施、参考文献和附录，其中第2部分“安全性概述”需要撰写5个方面的内容，即安全性概述汇总、目标适应证流行病学、重要的已识别风险、重要的潜在风险、重要的缺失信息。

3. 药品召回

(1) 美国

在美国《联邦法规》中，召回（recall）是指企业移除（removal）或者纠正（correction）违反了受FDA监管的法律法规并且FDA采取相应的法律程序（如扣押）的已上市产品（包括所有受FDA管辖的产品）。其中纠正是指对产品进行修理、修改、调整、重新贴标签、销毁或检查（包括患者监护），而无须将其物理移动到其他位置。

美国召回分为以下三类以表明被召回产品所带来的健康危害的相对程度。

Ⅰ级召回：使用或接触违规产品有合理的可能性会导致严重的不良健康后果或死亡的情况。

Ⅱ级召回：使用或接触违规产品可能导致暂时或医学上可逆的不良健康后果，或严重不良健康后果的可能性很小的情况。

Ⅲ级召回：使用或接触违规产品不太可能导致不良健康后果的情况。

根据《联邦法规》7.45以及7.46条，召回的方式主要分为企业自行的召回和FDA要求的召回。

① 企业自行召回。企业可以在任何情况下移除或纠正分销的产品。若公司认为产品违规而进行产品移除或纠正时，需要通知当地FDA办公室。只有当FDA

认为该产品涉及需要采取法律行动（例如没收）的违规行为时，此类产品的移除或纠正才会被视为召回。FDA 对召回企业提供的相关产品信息进行审查后，会把召回分类的级别告知召回企业，对企业的召回策略给予合适建议，同时把该召回列入每周 FDA 的执法报告（包含 FDA 监测的所有已归类召回的报告）。若企业被 FDA 告知其产品已经违反法律规定，但是 FDA 没有明确对企业作出召回要求，这种情况下企业也可以实行召回。

② FDA 要求的召回。当 FDA 做出以下判断时，食品和药物专员或指定人员可以要求公司启动召回：a. 已销售的产品存在致病、致伤或严重欺骗消费者的风险；b. 该公司尚未启动产品召回；c. FDA 必须采取行动来保护公众健康和福利。这种情况下，FDA 会告知召回公司进行产品召回的必要性并立刻实行召回。

(2) 欧盟

根据指令 2001/83/EC 第 117 条和第 117a 条，欧盟成员国应建立一套制度，以防止可能对健康构成威胁的药品到达患者。当怀疑某种药品对公众健康构成严重风险时，首次识别该药品的成员国主管当局应立即向所有成员国和该成员国供应链中的所有参与者发送快速警报通知。如果此类药品已送达患者，应在 24 小时内发布紧急公告，以便从患者处召回此类药品。公告应包含有关可能的质量缺陷或伪造以及相关风险的充分信息。

欧盟法规规定的药品召回范畴为：在正常使用情况下医药产品被证明是有害的；缺少治疗作用；风险效益平衡不理想；组分的定性指标和定量指标与标准不符；未进行成品和（或）成分的控制以及在生产过程中的控制，或者是未履行授予生产许可相关的其他要求或义务。

在欧盟法令 2003/94/EC 中，关于药品召回的要求具体体现在“投诉与召回”章节。对于药品，制造商应实施记录和审查投诉的制度，以及及时、随时召回已进入分销网络中的药品的有效制度。对于试验药品，制造商应与申请人合作，实施记录和审查投诉的制度，以及及时、随时召回已进入分销网络的试验药品的有效制度。制造商应记录并调查有关缺陷的任何投诉，将任何可能导致召回或供应异常的缺陷通知主管当局，并应尽可能注明目的地国。对于已发布上市许可的试验药物，试验药物制造商应与申请人合作，将可能与授权药物相关的任何缺陷告知上市许可持有人。分销授权持有人根据欧盟法规必须制定一个应急计划，确保有效实施主管当局下令的或与相关药品的制造商或上市许可持有人合作进行的任何市场召回。

(3) 日本

2014 年 11 月 21 日《关于医药品、医疗器械等的回收》（药食发 1121 第 10 号），提出召回制度的宗旨是：获得出口药品或医疗器械等生产、销售批准的人员（以下简称“生产企业和供应商等”）召回其生产、销售、制造或获得批准的药品或医疗器械等［根据《药机法》第 70 条第（1）款的规定下令召回的除外］，在这种情况下，公司应向厚生劳动大臣报告它已开始收集的事实和收集的状况。为了防止医药品、医疗器械不良反应等对公众健康造成的危害进一步扩大，行政部门应尽早掌握有关召回不良医药品、医疗器械等的信息，并指导生产销售商等采取控制措施并向相关人员提供相关信息，提交召回报告上报不良医药品、医疗器械的召回情况。

回收的定义：生产销售企业对其制造、销售以及获得批准的药品和医疗器械进行收回，包括“修改”和“患者监控”，不包括“库存处理”和“现货交换”。“修改”是指生产销售企业等不将其生产销售、制造或者获得批准的医疗器械在物理上移动到其他场所的情况下，进行修理、改良、调整、废弃或监视（包括对患者的监视）。另外，制造商和销售商在推出新产品时，旧产品的质量、有效性和安全性没有问题的以旧换新的情况不包含在此“回收”的定义。

召回分类的定义修改：在进行召回时，应根据使用有缺陷的药品或医疗器械对健康造成的风险程度，为每个单独的召回项目分配一个Ⅰ、Ⅱ或Ⅲ的编号，具体如下。

第Ⅰ类：指使用该产品可能导致严重健康危害或死亡的情况。

第Ⅱ类：指使用该产品可能对健康造成暂时性或医学上可治愈的损害的情况，或使用该产品不可能对健康造成严重损害的情况。

第Ⅲ类：指产品的使用不可能对健康造成损害的情况。

召回信息提交的主体是制造商或销售商，收到报告的是都道府县药事部门，生产企业和销售企业等应通过互联网（药品和医疗器械信息提供网站）提供召回的全部信息。

(4) 中国

《药品管理法》规定，药品存在质量问题或者其他安全隐患的，药品上市许可持有人应当立即停止销售，告知相关药品经营企业和医疗机构停止销售和使用，召回已销售的药品，及时公开召回信息，必要时应当立即停止生产，并将药品召回和处理情况向省、自治区、直辖市人民政府药品监督管理部门和卫生健康主管部门报告。药品生产企业、药品经营企业和医疗机构应当配合。药品上市许可持有人依法应当召回药品而未召回的，省、自治区、直辖市人民政府药品监督管理部门应当责令其召回。

根据2022年10月26日国家药监局发布的《药品召回管理办法》，药品召回是指药品上市许可持有人按照规定的程序收回已上市的存在质量问题或者其他安全隐患的药品，并采取相应措施，及时控制风险、消除隐患的活动。药品生产企业、药品经营企业、药品使用单位应当积极协助持有人对可能存在质量问题或者其他安全隐患的药品进行调查、评估，主动配合持有人履行召回义务，按照召回计划及时传达、反馈药品召回信息，控制和收回存在质量问题或者其他安全隐患的药品。

根据药品质量问题或者其他安全隐患的严重程度，药品召回分为一级召回、二级召回和三级召回。

① 一级召回：使用该药品可能或者已经引起严重健康危害的。

② 二级召回：使用该药品可能或者已经引起暂时或者可逆的健康危害的。

③ 三级召回：使用该药品一般不会引起健康危害，但由于其他原因需要收回的。

4. 药品追溯

(1) 美国

2013 年 11 月 27 日美国国会颁布了《药品供应链安全法案》(*Drug Supply Chain Security Act*，DSCSA)，对 FDCA 进行了修订，明确建立电子化产品追溯制度。

药品追溯制度只适用于成品剂型的处方药，不适用于生物制品、血液血浆、放射性药品等其他类型药品。

根据 DSCSA，药品生产企业、批发经营企业、再包装企业要向后续买方提供产品追溯信息，追溯信息至少维护 6 年，同时，每一单交易都应该包含产品追溯信息。批发经营企业、配送机构以及再包装企业必须提前或在产品交易时收到产品追溯信息，才能接受交易产品。在产品召回或调查疑似或违法产品时，贸易伙伴要按照 FDA 或州政府的要求提供相应的产品追溯信息。产品追溯信息需要以电子化形式提供，其中包括产品交易信息（transaction information，TI)、交易历史 (transaction history，TH) 以及交易声明（transaction statement，TS)。当 FDA 或者其他政府部门调查非法、可疑产品需要企业提供追溯信息时，生产企业、批发商以及再包装企业在收到调查请求的 1 个工作日内或不超过 48 小时向有关部门提供追溯信息，配药师或药剂师（dispenser）则为收到请求后的 2 个工作日之内。

法案在产品追溯方面还规定，生产企业和再包装企业要在处方药包装上附唯一产品识别码（product identifier)，以二维条形码作为数据载体，包含产品的标准化数字识别码（国家药品编码 NDC 及唯一数字字母序列号)、批号和失效期，并以人机可读格式提供。

(2) 欧盟

为了防止假药进入合法供应链，欧洲议会和理事会发布了一项关于假药的指令 (2011/62/EU)。它旨在通过强制药品上市许可持有人和制造商建立一个防止假药进入合法供应链的系统，即欧洲药品验证系统（EMVS)，来保护患者安全。EMVS 通过端到端验证来保证药品的真实性。

药品追溯系统的原理和应用如下。

药品生产商在药品出厂前将储存药品信息的二维矩阵码印在每盒药品的次级包装上，即与药物直接接触的包装组件上。根据《欧洲药品包装编码指南》(*European Pack Coding Guidelines Specification*)，二维矩阵码编码结构必须符合 GS1 标准，并包含下列药品信息：该药品的全球贸易项目代码（GTIN)、药品序列号、药品过期日和药品批次。其中，药品序列号是追溯系统识别药品的重要标识，要求互不重复。为防止造假者按规律推算药品序列号，其生成过程完全随机，且须在药品超过保质期7年后其序列号才能被重复使用。赋码完成后，生产商通过扫描条码完成药品与序列号的相互关联，并将编码信息发送至欧洲药品编码中心数据库。药品供应链中的其他参与者（如批发商）在取得系统认可后，可自愿在任何时候通过扫描药品包装上的二维矩阵码发出验证请求，以确认药品信息。EMVS指导委员会计划在EMVS系统运行的第二阶段，由药品分销商通过已有数据交换网络添加相关信息，进而建立药品全程追踪系统。根据《欧洲药品验证系统实施阶段信息传输要求》，药剂师在发售药品前，须先扫描药品包装上的二维矩阵码。经扫描，系统会将检测到的药品信息与中心数据库中的信息相对比。如果扫描到矩阵码中的信息与数据库中的信息相符，并且满足其他标准（如"药品在保质期内"和"药品不在召回范围内"），药剂师可将药品发售给患者，此数据库中的药品状态自动改为"已发售"。如果扫描到矩阵码中的信息与数据库中的信息不相符（如显示"数据库中不存在该序列号"）或者该序列号所代表的药品状态为"已发售"，则说明该药品有可能是假药。这时，药剂师应拒绝将该药品发售给患者，系统会自动向该药品的制造商发出假药警报。❶

（3）日本

日本未制定专门药品追溯规定。日本厚生劳动省（MHLW）一直鼓励在药品包装上使用条码。国际物品编码组织（GS1）提倡使用GS1 Data Matrix作为包裹和数字链路的唯一条码。现在，日本产品主要使用JAN代码，JAN代码与GTIN-13代码完全相同，相互通用。在日本若经过《药品临床试验管理规范》鉴定，也可以使用GTIN-13代码。日本每一个营销业务许可证持有人都已获得《药品临床试验管理规范》认证，因此GTIN-13已经与JAN通用。新法案还明确规定，处方药和药品的包装上必须有条码以确保安全，法案还指出处方药和药品的包装说明必须以电子方式提供，且提供条码。❷

（4）中国

《药品管理法》第七条规定，从事药品研制、生产、经营、使用活动，应当遵守法律、法规、规章、标准和规范，保证全过程信息真实、准确、完整和可追溯。国家建立健全药品追溯制度。国务院药品监督管理部门应当制定统一的药品追溯标准和规范，推进药品追溯信息互通互享，实现药品可追溯。国家建立药物警戒制度，对药品不良反应及其他与用药有关的有害反应进行监测、识别、评估和控制。

药品上市许可持有人、药品生产企业、药品经营企业和医疗机构应当建立并实施药品追溯制度，按照规定提供追溯信息，保证药品可追溯。中药饮片生产企业履行药品上市许可持有人的相关义务，对中药饮片生产、销售实行全过程管理，建立中药饮片追溯体系，保证中药饮片安全、有效、可追溯。

---

❶ 何健民.欧美药品追溯系统建设现状（下）[N].医药经济报，2017-05-22（F03）.

❷ 陈浩，李勋，刘文博.国外药品追溯现状以及对我国的启示[J].中国自动识别技术，2022（01）：63-67.

另外，还有《药品经营质量管理规范》[1]《国务院办公厅关于加快推进重要产品追溯体系建设的意见》[2]《国家药监局关于做好重点品种信息化追溯体系建设工作的公告》[3]，贯彻落实《药品管理法》和国务院关于药品追溯的部署要求，积极推动药品信息化追溯体系建设，提高药品监管工作水平和效率，切实保障药品质量安全。

第二节　模式演进

一、美国

联邦药品监管早在1848年就根据一项仅针对进口药品的法律制定。1905年，美国医学会启动了一种私人的、自愿的方式来控制药品市场的很大一部分，这个方式已经存在了半个多世纪。自西奥多·罗斯福总统签署1906年《纯净食品和药品法案》以来，FDA的药品监管有了很大的发展。

1912年，国会颁布了《雪莉修正案》，以推翻美国诉约翰逊案的裁决。它禁止在药品上贴上旨在欺骗消费者的虚假治疗声明。

1914年，《哈里森麻醉品法案》要求超过麻醉品允许限度的产品要开具处方，并要求增加分配麻醉品的医生和药剂师的记录。

1930年，根据农业拨款法案，食品、药物和杀虫剂管理局的名称缩写为食品药物管理局（FDA）。

最初美国的医药行业是市场化自由发展的，药品上市不需要向任何机构提交信息。直到1937年，磺胺酏事件轰动美国，1938年由罗斯福签署的FDCA首次提出要求，生产企业在销售药品时必须向FDA提交申请，证明药品的安全性。但是如果FDA在60天内没有拒绝批准则该申请会自动生效。

1941年，《胰岛素修正案》要求FDA测试和证明糖尿病救命药纯度和效力。

近300人因分发被镇静剂苯巴比妥污染的磺胺噻唑药片而受伤和死亡，这一事件促使FDA大幅修改制造和质量控制文件，这是后来的《药品生产质量管理规范》（GMP）。

1945年《青霉素修正案》要求FDA对所有青霉素产品的安全性和有效性进行测试和认证。后来的修正案将这一要求扩大到所有抗生素。

1944年，《公共卫生服务法》（*Public Health Service Act*，PHS）出台，规定了生物制品在提交新药上市申请的同时需要提交生物制品许可申请（BLA），同时

---

[1] 《药品经营质量管理规范》（国家食品药品监督管理总局令第13号）。

[2] 《国务院办公厅关于加快推进重要产品追溯体系建设的意见》（国办发〔2015〕95号）。

[3] 《国家药监局关于做好重点品种信息化追溯体系建设工作的公告》（2020年第111号）。

生物制品适用于药品法律。

1962年，由于西欧沙利度胺事件持续发酵，美国国会出台了《科夫沃-哈里斯修正案》(*Kefauver-Harris Drug Amendments*)，要求申报企业需要在临床试验中证明药品的安全性以及有效性才能获准上市，同时取消了“FDA在60天内没有拒绝批准则自动获批”的条款，强制要求所有新药的上市都需要FDA的批准。

在20世纪60年代，受该修正案影响，对于1938年至1962年间仅出于安全考虑而批准的药品，FDA开展了“药物再评价”工程(drug efficacy study implementation，DESI)。如果在DESI下证明了这些药品的有效性，FDA会对原始申请进行补充批准，与在DESI下证明有效性的药品相同、相关或相似的药品，需要重新获得FDA的批准才能上市。如果在DESI下未能证明有效性，这类药品则被归为缺乏有效性的药品，被归类为缺乏有效性的药品以及与其相同、相关或相似的药品会被FDA撤销上市资格。1962年药物修正案正式确定了药品生产质量管理规范(GMP)，自1962年以来，通过了许多影响GMP以及FDA如何履行其使命的法律。

1972年，FDA设立了非处方药专论(OTC monograph)药物审查流程，对当时市面上的OTC药品进行安全性和有效性的评估，将它们按照治疗领域的类别进行分组监管并制定了相应的OTC专论。在OTC专论规定的条件下，OTC药品无须新药申请或FDA的上市前批准即可上市。

1984年，美国为了控制医保费用支出开始鼓励使用仿制药，随即出台了Hatch-Waxman法案。Hatch-Waxman法案正式为仿制药制定了详细的入市规则，至此，新药和仿制药不再“同窗管理”。进行ANDA申报的企业不再需要重复进行临床试验以证明仿制药的安全性和有效性，而是强调以生物等效性为依据的治疗替代。

1988年《食品和药物管理法》正式将FDA确立为卫生与公共服务部的一个机构，由总统在参议院的建议和同意下任命一名食品和药物专员，并广泛规定了部长以及研究、执法、教育和信息专员的职责。

1992年，美国国会出台了《处方药使用者付费法案》(*The Prescription Drug User Fee Act*，PDUFA)，该法案之后每五年更新一次，旨在通过收取企业的新药注册申报费来加快FDA对新药的上市审评速度。同时，FDA建立了“加速审批”(accelerated approval)和“优先审评”(priority review)两个特殊审评审批通道。“加速审批”允许根据替代终点来批准治疗严重疾病的药物，以满足尚未满足的医疗需求；“优先审评”可以将FDA对疗效有显著提升或不良反应显著降低的产品的审评时间由标准的10个月缩短至6个月。

1997年，美国国会出台《食品和药品管理现代化法案》(Food and Drug Administration Modernization Act of 1997，FDAMA)对FDCA进行修正，并引入

了快速通道（fast track），快速通道旨在促进开发和加快药物审查的过程，以治疗严重疾病并满足未满足的医疗需求，目的是更早地为患者提供重要的新药。

2005 年，药物安全委员会成立，由 FDA 工作人员和美国国立卫生研究院及退伍军人管理局的代表组成。委员会将就药物安全问题向 FDA 药物评价和研究中心主任提供建议，并与该机构合作向卫生专业人员和患者传达安全信息。

2012 年，美国国会出台了《食品和药品管理安全和创新法案》（*Food and Drug Administration Safety and Innovation Act of* 2012，FDASIA），建立了突破性疗法（breakthrough therapy）审评通道，旨在加快用于治疗严重疾病的药物的开发和审查的过程。

二、欧盟

欧盟人用药物法律框架为确保高水平的公共卫生保护以及授权药物的质量、安全性和有效性制定了标准。它是基于这样一个原则，即药品在投放市场之前需要获得主管当局的上市许可。采用该法律框架的原因，源于 20 世纪 50 年代末的沙利度胺灾难，当时数千名婴儿因母亲在怀孕期间服用的一种药物而出生时肢体畸形。这一事件震惊了公共卫生部门和公众，它清楚地表明，为了保障公众健康，未经事先授权，任何医药产品都不得上市。从那时起，围绕这一原则制定了大量法规，欧盟逐步统一了在整个欧洲经济区（EEA）实施的上市许可授权和上市后监控要求。

1965 年，欧盟决定医药产品在投放市场之前需要获得授权，并制定了结构化的医药法规，即 65/65/EEC。法规规定，除非成员国主管当局已发布上市许可，否则不得在该成员国的市场上销售任何药品。

1975 年，欧盟制定法规指令 75/319/EEC，设立一个由成员国和欧盟委员会代表组成的专利药品委员会（Committee for Proprietary Medicinal Products），负责就专利药品是否符合第 65/65/EEC 号指令规定的要求发表意见，迈出了欧盟在市场授权方面联合立场的第一步。

1983 年，欧盟成员国以统一的方式总结了授权产品的关键特征。

1987 年，指令 87/22/EEC 引入了协调程序：在授权创新产品之前，国家主管当局征求欧盟委员会的意见。通过指令 87/21/EEC，仿制药的仿制规则更加明确。

1989 年，欧盟通过附加指令 89/381/EEC 来授权从血液中提取的疫苗和药物。第一部药品生产质量管理规范指南发布，以提高整个欧盟的药品质量。

1992 年，新规则（指令 92/27/EEC）统一了医药产品的标签、广告、处方和分销。指令 92/73/EEC 介绍了顺势疗法产品的附加规则。

1993 年，欧盟就人用和兽用药品授权在欧盟范围内的集中化程序达成协议，即法规（EEC）No 2309/93，一个新的欧洲机构欧洲药品管理（EMA）将负责评估集中授权的药品，促进了国家授权的相互承认。

1995年，位于伦敦的欧洲药品管理局（EMA）开始运作。该机构负责对制药公司开发的用于欧盟的药物进行科学评估和监督。欧盟委员会授予了首个集中营销授权。

2000年，为了增加罕见病药品的数量，欧盟通过了新的孤儿药立法（EC）No 141/2000，患者代表首次成为欧洲药品管理局科学委员会的正式成员。

2001年，临床试验指令2001/20/EC规定了在欧盟进行临床试验的要求。指令2001/83/EC介绍了互认程序和分散程序。

2004年，欧盟通过了有关传统草药产品的规则2004/24/EC。指令2004/27/EC规定了分散程序，使国家当局在产品授权方面的合作进一步正式化。指令同时引入了欧盟生物制品仿制规则。法规（EC）No 726/2004规定了集中程序，欧盟委员会根据EMA的科学意见发布有关这些医药产品授权的决定，由此产生的营销授权在所有欧盟成员国都有效。

2006年，欧盟通过了关于儿童医药产品的立法（EC）No 1901/2006，该法规极大地改变了欧洲儿科药物的监管环境，其目标是通过促进0至17岁儿童药物的开发和供应来改善欧洲儿童的健康，这确保了用于儿童的药物是高质量的、经过伦理研究和适当授权的。该法规还提高了药物使用信息的可用性，而不会让儿童接受不必要的试验或延迟批准用于成人的药物。

2007年，欧盟颁布了（EC）No 1394/2007，介绍了关于先进疗法药品的规定。

2010年，新的欧盟药物警戒规则加强了药物安全系统，法规规定，一旦药物获得授权并投放市场，它们将继续通过欧盟药物警戒系统进行监控。这是为了预防、监测和评估可能的不利影响。药物不良反应的报告对于有效的药物警戒至关重要，根据新法规，患者可以直接向主管当局报告药物不良反应。

2011年，欧盟通过了打击假药的立法2011/62/EU，它还为合法经营的在线药店/零售商的网站引入了“通用标识”，该标识必须清楚地显示在提供医药产品的网站的每个页面上，并应在整个欧盟范围内均可识别，同时能够识别在线药店/零售商所在的成员国。

2014年，新的临床试验法规（EU）No 536/2014简化了整个欧盟的程序，并使国际临床试验的跨境合作成为可能。

2015年，在线药店的通用欧盟标志成为强制性要求。

三、日本

1959年的沙利度胺事件，促使日本于1967年制定药品生产许可的基本政策（附件材料的澄清、新开发药品的副作用报告等），并且新建立行政指导下的药品不良反应报告制度（药品不良反应监测制度、企业报告制度、药房监测制度、国际药品不良反应报告制度参与）。

1979 年（昭和 54 年），亚急性脊髓视神经病（SMON）事件促进了《药事法修正案》出台，其中包括再评价/再审查制度立法、企业副作用的强制报告、紧急命令/收集命令的新规定、临床试验的新规定（临床试验请求的标准、GCP、临床试验通知系统）等，以及制定了药物副作用救济基金法（新药副作用救济制度），药品生产及质量管理相关规定（GMP）的法制化（以前是行政指导）。

1993 年索立夫定（sorivudine）事件发生后，同年修改了《药事法》等，修改内容包括强化审查制度，强化申办者责任，引入正确用药、审查说明书描述程序，引入紧急传真网络，缩短副作用报告期；1997 年新设立医药品医疗器械审查制度（强化审查制度）；2000 年制订上市后立即调查制度以确保新药上市后的安全性。

二十世纪八九十年代的艾滋病事件后，于 1996 年修改了《药事法》，内容包括：强制报告传染病和公司海外措施，强制 GCP、GLP 等，强化生物制药等医药品的审查，加强安全监督等方面的合作等。2002 年《药事法·关于保障血液制品安全稳定供应的法律》修订，规定加强生物制品安全保障，加强上市后安全措施，严格审查审批/许可制度；制定《药品医疗器械代理法》以建立新的传染病损害救济制度，加强检查和安全措施。

2002 年左右肺癌治疗药物易瑞沙（通用名：吉非替尼）事件后，日本修改《药事法》等，强化上市后安全措施，优化附条件审批制度，优化上市后即时监督制度；2004 年设立 PMDA，强化检查和安全措施。

四、中国

新中国药品管理法规发端于 1953 年的《中华人民共和国药典》，此后我国开始不断完善药品管理法规体系。

1963 年，当时的卫生部、商务部和化工部联合出台了《关于药政管理的若干规定（草案）》，这是新中国成立以来药政的第一部综合性法规。

1965 年卫生部、化工部联合下达了《药品新产品管理暂行办法（草案）》，经过 1964 年一年的调研，根据《关于药政管理的若干规定（草案）》，对新药的管理做了更为具体的规定，是我国第一个执行的药品新产品管理办法，该办法规定了新药的定义，临床、生产审批的具体要求。

1978 年改革开放之后，国务院出台了《药政管理条例（试行）》，对新药的定义、申报、临床鉴定和审批根据当时的情况作了具体规定，规定了中西药品生产单位，所生产的每种药品都必须报经省、直辖市、自治区卫生局审核批准。

1979 年，卫生部与国家医药管理局共同制定并颁布试行《新药管理办法》。该办法对新药的定义、新药的分类、新药审批的资料要求及临床试验手续等进行了明确，规定新药要由卫生部审批，经批准后，方可正式投入生产。

1984 年，全国人民代表大会常务委员会通过了《中华人民共和国药品管理法》，第一次将药品审批制度以国家法律形式固定下来，规定生产新药，必须经国务院卫生行政部门批准，并发给批准文号。生产中药饮片除外。

1985年，卫生部根据1984年的《药品管理法》制定并正式颁布了《新药审批办法》，规定新药在临床研究结束后，如需生产，需由卫生部审核批准，发给“新药证书”及批准文号。第一个专门的药品注册法规就此诞生，标志着我国新药注册审批进入了法制化阶段。

1998年，国家药品监督管理局成立，对《新药审批办法》《新生物制品审批办法》《仿制药品审批办法》《进口药品管理办法》《新药保护和技术转让的规定》5个规章进行了修订完善，并于1999年5月1日开始实施。其中新修订的《新药审批办法》明确规定，国家药品监督管理局主管全国新药审批工作。新药经国家药品监督管理局批准后方可进行临床研究或生产上市。

2001年后，随着经济体制和社会生活各方面改革的深化，我国对《药品管理法》进行了修订，规定生产新药或者已有国家标准的药品的，须经国务院药品监督管理部门批准，并发给药品批准文号；但是，生产没有实施批准文号管理的中药材和中药饮片除外。

2002年12月，为适应新修订的《药品管理法》《药品管理法实施条例》以及我国加入世贸组织（WTO）的需要，国家药品监督管理局全面整合药品注册管理相关规章制度，颁布施行了《药品注册管理办法（试行）》，明确了“药品注册”的法规概念。

2005年2月，为适应新施行的《中华人民共和国行政许可法》，进一步鼓励药物研发创新，国家食品药品监督管理局颁布了新修订的《药品注册管理办法》，明确了药品注册分类分为中药和天然药物、化学药物以及生物制品，进一步鼓励药物研发创新。

2007年7月，针对当时药品注册管理工作中暴露出来的问题，以及2005年版《药品注册管理办法》本身存在的不足，再次修订的《药品注册管理办法》颁布，明确了“仿制药申请”的法规概念，并将仿制药列入中药、天然药物注册分类之中。

2019年，自2001年《药品管理法》修订后已有18年，人民群众对用药安全有效的需求有了新的提高，加之长春长生疫苗事件引发的高度社会关注，因此对《药品管理法》进行了全面修订。此次修订建立了附条件批准、优先审评审批、关联审评审批等一系列制度，以加快药品的上市注册程序。

2020年，在全国人大常委会先后审议通过《疫苗管理法》和新修订的《药品管理法》的背景下，现行《药品注册管理办法》已不适应新制修订法律、药品审评审批制度改革的要求以及科学进步和医药行业快速发展的需要，有必要进行全面修订。此次修订重新定义了“药品注册”的法规概念，并将药品注册按照中药、化学药和生物制品等进行分类注册管理，由国家药品监督管理局主管全国药品注册管理工作。

2020 年，为适应《药品管理法》和《疫苗管理法》规定，落实生产质量责任，规范药品生产流程，规范药品监督检查和风险处置，对《药品生产监督管理办法》进行修订。此次修订明确了药品上市许可持有人全生命周期管理责任以及取消GMP 认证发证的审批事项，全面加强药品生产活动监管，践行“四个最严”监管理念的全新监管思路。

2022 年，随着药品网络销售、线上诊疗等互联网医疗服务的需求迅速增长，需要规范网络药品销售，国家市场监督管理总局发布《药品网络销售监督管理办法》，详定了处方药的网络销售要求，进一步规范了药品销售者的行为以及第三方平台的监管要求，指明了互联网药品销售的模式和行为的方向，也厘清了各方主体的责任以及相互间的监管义务。

2023 年，为推动和促进医药行业转型升级，切实保障药品经营和使用环节质量安全，原先的《药品经营许可证管理办法》和《药品流通监督管理办法》已不适应上位法、药品全生命周期理念要求以及药品流通行业高质量发展需要，国家市场监督管理总局颁布了《药品经营和使用质量监督管理办法》，在药品经营许可、经营管理、药品使用质量管理、监督检查等方面做出细化规定，切实提高操作性，实现了法规之间的有效衔接。

第三节　模式对比

一、监管方法对比

将美国、欧盟、日本和中国的药品监管方法进行对比，如表 2-23 所示。

表 2-23　药品监管方法对比表

国家（地区）	美国	欧盟	日本	中国	比较结果
研发许可	新药临床研究许可（默示许可制度）	临床试验许可（常规审评审批制）	调查临床试验计划（默示许可）	临床试验许可（默示许可制度）	美日中均是默示许可，欧盟是常规审评审批制
产品注册	DMF 制度、NDA、ANDA、BLA	集中审批、成员国审批（互认程序、分散程序）	医药品审查批准（含新药、仿制药）	药品上市许可、再注册等申请以及补充申请	美欧日中对化学药品的注册分为新药申请（NDA）、仿制药申请（ANDA）。各国对生物制品的管理一般采取较为严格的上市许可制度

续表

国家（地区）	美国	欧盟	日本	中国	比较结果
生产许可	FDA 对药品生产企业实行注册（registration）制度	成员国给予生产许可（authorization）	厚生劳动大臣给予药品制造销售业分类许可	省级药监部门批准	一般都要通过国家药品监管部门许可
经营许可	州内：各州药房委员会批准 跨州批发分销：州许可机构许可	成员国颁发批发分销许可 平行分销（parallel distribution）： 必须符合 EMA 通知程序	厚生劳动大臣颁发医药产品销售许可证（含店铺销售业许可、配置销售业许可、批发销售业许可）	批发和零售连锁总部：省级药监部门批准零售,县级以上药监部门批准	除美国各州药房委员会批准之外，欧日中国家药品监管部门发挥主导作用
生产过程中检查	cGMP 检查、全面检查、简要检查、有因检查（ORA 负责生产检查）	GMP 检查（原料药依风险评估结果、重大缺陷重点检查）（各成员国的专职检查员负责）	GMP/QMS/GCTP 符合性调查（PMDA、都道府县、第三方认证机构）	省级药监部门检查员开展现场（含许可检查、常规检查、有因检查）检查；NMPA 食品药品审核查验中心负责疫苗、血液制品巡查	基本都由国家药品监管部门主导，日本引入第三方认证机构
经营过程中检查	现场检查（州卫生部门及州药房委员会负责）	依据 GDP 指南检查（境内经营授权的成员国负责）	现场检查（厚生劳动大臣或都道府县知事负责）；药事监视员巡回检查	省级药监部门检查员开展现场检查（含 GSP 检查），按缺陷的风险等级开展	欧日中由国家药品监管部门主导，美国州卫生部门及州药房委员会负责
行政处罚	监禁或罚款（《联邦食品、药品和化妆品法案》）	罚款（EC/726/2004、EC/658/2007）	罚款或有期徒刑（《确保医药品、医疗机器等的品质、有效性及安全性等相关的法律》）；导入附加费制度	没收违法药品和违法所得、罚款、吊销许可证书[《药品管理法》（2019 年版）]	主要是罚款
药品检验	药品质量和抽样检测 DQST 计划，由企业或者第三方机构负责	CAPs 抽样和检测计划（EMA 负责）；OMCL 产品抽样和测试（EDQM 负责）	第三方机构	抽查检验、注册检验、指定检验、复验（国家药品监管部门各级药检机构负责）	美日开展药品检验引入第三方机构，欧盟主要是 EMA 和 EDQM，中国主要是国家药品监管部门各级药检机构

续表

国家（地区）	美国	欧盟	日本	中国	比较结果
药物警戒	ADR（主动监测），由CDER下设OSE负责	上市许可持有人、国家主管当局和EMA负责；ADR报告以自发报告为主，强制性报告为辅	医药卫生局和PMDA负责；政府部门主要监管药企收集分析安全性报告	持有人和申办者应当建立药物警戒体系	美国、日本均由国家药品监管部门主导，欧盟由上市许可持有人、国家主管当局和EMA负责，中国由持有人和申办者建立
药品召回	企业自行的召回和FDA要求的召回	试验药物制造商、上市许可持有人、分销授权持有人、药品的制造商持有人合作召回	生产企业和供应商召回	药品上市许可持有人负责召回；药品经营企业和医疗机构配合	企业作为召回主体是共通点，监管部门和上市许可持有人也发挥作用
药品追溯	药品生产企业、经营企业、再包装企业要向后续买方提供产品追溯信息（《药品供应链安全法案》）	发布2011/62/EU，建立欧洲药品验证系统（EMVS），采用二维矩阵码	—	药品上市许可持有人、药品生产企业、药品经营企业和医疗机构应当建立并实施药品追溯制度，按照规定提供追溯信息，保证药品可追溯［《药品管理法》（2019年版）］	美欧召回体系较完善

二、监管时机对比

（一）美国

FDA负责通过确保人用药品和兽药、生物制品和医疗器械的安全性、有效性和安全性，并通过确保美国国家的食品供应，化妆品和辐射产品的安全性，来保护公众健康。美国药品监管是垂直管理体系，主管药品监督管理的行政机构主要分为两级，即美国食品药品管理局（FDA）和州政府卫生局（一般设有药政机构）。

在药物临床研发阶段，FDA会要求申办者提交新药临床研究（IND）申请，经过FDA许可后才能进行该药物的人体临床试验。负责IND申请许可的部门是CDER。

所有在美国上市的新药需遵循新药上市的审评程序，只有成功通过 NDA 的药品才能在美国上市销售。通常情况下，只有当一个新药的三期临床试验结束后，申请人才能向 FDA 提出 NDA，而 CDER 是 NDA 的主要审评机构。FDA 还有专门针对美国仿制药上市的审批程序 ANDA，也是 CDER 负责。其他还有药品主文件制度（DMF）、非处方药专论流程和生物制品许可申请。所以美国药品的研发和上市前许可监管都是政府主导模式。

在药品生产环节，美国对药品生产企业实行注册（registration）制度，注册企业需要以电子方式向 FDA 提交，企业注册后会获得由 FDA 颁发的注册号。

美国各州内药品经营许可工作由各州药房委员会（BP）负责，美国药房委员会（National Association of Boards of Pharmacy，NABP）则负责协助各州药房委员会制定统一的行业指南和许可标准。

美国实行 cGMP 检查，负责生产检查的部门是监管事务办公室（ORA）。

美国药品经营过程中的检查一般由各州卫生部门以及各州药房委员会负责，由于州法不同，各州的机构职责也有差异，但是一般是以对药品经营场所、储存、运输等进行现场检查为主。

根据政府监管介入的时机可以看出，美国药品监管是全生命周期管理模式。

（二）欧盟

欧洲药品管理局（EMA）负责欧盟层面的药品审评、监管和药品安全监测。在欧洲市场流通的药品，必须经过此机构。

依据《临床试验法规》，欧盟药物临床试验的许可由各成员国进行授权。

欧盟的药品产品注册途径有集中审批程序和成员国审批程序。EMA 的人用药品委员会（CHMP）负责对集中审批的药品上市申请进行审评，并就药品是否上市提出建议。

成员国负责确保在其领土内生产医药产品须获得生产许可。在欧盟从事医药产品批发分销活动的任何人必须持有其开展这些活动所在的成员国国家主管当局颁发的批发分销许可书。同一国家主管当局负责检查批发分销商。欧盟 GMP 的现场检查由欧盟各成员国的专职检查员承担，对被授权从事医药产品批发活动的人员的检查以及对其经营场所的检查应由授予其境内经营授权的成员国负责。

根据政府监管的介入时机可以看出，欧盟药品监管是全生命周期管理模式。

（三）日本

日本的药品监管机构分中央级、都道府县级和市、町、村级 3 个层次。厚生劳动省（MHLW）是日本药品监管的最高权力机构，在临床试验方面主要负责相关法律法规的制定和发布；日本医药品和医疗器械管理局（PMDA）是一个独立的行政机构，负责临床试验的审查工作。

关于日本临床试验的处理，厚生劳动大臣对该申报相关的临床试验计划进行必要的调查，以防止保健卫生上的危害发生。医药品等审查由PMDA实施，厚生劳动大臣可以让PMDA根据第14条对内阁令规定的药品、准药品或化妆品进行审查批准。制造销售业的许可要根据医药部外品或化妆品的种类，分别得到厚生劳动大臣的许可，才能进行医药品、医药部外品或化妆品的制造销售。PMDA、都道府县和第三方认证机构均为在日本实施GMP/QMS/GCTP符合性调查的机构。

根据政府监管的介入时机可以看出，日本药品监管是全生命周期管理模式。

（四）中国

2018年，在统一市场监管的大背景下，国务院组建国家市场监督管理总局，下设单独的国家药品监督管理局。国家药品监督管理局主要职责为负责药品（含中药、民族药）、化妆品和医疗器械安全监督管理。从国家药监局的机构设置来看，直接负责药品监管的部门是药品注册管理司（中药民族药监督管理司）和药品监督管理司。

开展药物临床试验，应当按照国务院药品监督管理部门的规定，经国务院药品监督管理部门批准。

药品注册申请人依照法定程序和相关要求提出药物临床试验、药品上市许可、再注册等申请以及补充申请，药品监督管理部门决定是否同意其申请的活动。

国家药品监督管理局主管全国药品生产监督管理工作，对省、自治区、直辖市药品监督管理部门的药品生产监督管理工作进行监督和指导。

从事药品批发活动，应当经所在地省、自治区、直辖市人民政府药品监督管理部门批准，取得药品经营许可证。从事药品零售活动，应当经所在地县级以上地方人民政府药品监督管理部门批准，取得药品经营许可证。

药品监督管理部门应当依照法律法规的规定对药品研制、生产、经营和药品使用单位使用药品等活动进行监督检查。

根据政府监管的介入时机可以看出，中国药品监管是全生命周期管理模式。

三、监管强度对比

（一）美国

美国药品的研发到了临床阶段，需经过FDA许可后才能进行该药物的人体临床试验。对药品生产企业实行注册（registration）制度。药品经营许可工作由各州内药房委员会负责，对于从事处方药州际批发分销业务的制造商、分销商、零售药房等则需要获得州许可机构的许可。美国生产检查部门是监管事务办公室（ORA）。美国药品经营过程中的检查一般由各州卫生部门以及各州药房委员会负责，一般以药品经营场所、储存、运输等进行现场检查为主。美国对于药品有关的违法行为处罚主要是监禁或不超过1000美元的罚款。美国药品上市前的药品检验由企业或者第三方机构负责。FDA负责药物警戒的相关部门是CDER下设的监测与流行病学办公室（OSE），药品上市后的不良反应（ADR）监测是美国药物警戒的主要工作内容。《药品供应链安全法案》（*Drug Supply Chain Security Act*，DSCSA）对FDCA进行了修订，明确建立电子化产品追溯制度。药品追溯制度只适用于成品剂型的处方药，不适用于生物制品、血液血浆、放射性药品等其他类型药品。根据DSCSA，药品生产企业、批发经营企业、再包装企业要向后续买方提供产品追溯信息。

可见美国药品的监管按照参与强度模式来划分，在药品研制上市前许可、生产环节都是政府主导模式，在药品经营环节州药房委员会等社会组织发挥的力量较大，所以经营使用环节是社会主导模式。

（二）欧盟

欧盟的药品注册主要有集中审批、成员国审批（互认程序、分散程序）。成员国主管当局只有在通过其代理人进行的调查确保根据第41条提供的详细信息的准确性后，才能给予生产许可。药品的经营许可主要有批发分销许可、平行分销许可。欧盟GMP的现场检查由欧盟各成员国的专职检查员承担，制剂制造商或进口商必须获得许可才能制造或进口产品，且必须经过GMP检查。原料药的GMP检查基于风险评估，当产品有重大缺陷时会被重点检查。

欧盟2001/83/EC指令对受权人管理作出了全面、原则性要求。受权人需要负责审核药品生产相关的所有重要质量标准、工艺规程、验证方案和报告、检验方法等，保证生产的产品符合欧盟标准，并与申报资料保持一致，且会定期对药厂进行检查。对被授权从事医药产品批发活动的人员的检查以及对其经营场所的检查应由授予其境内经营授权的成员国负责。根据人用药品GDP指南进行检查。根据EC/726/2004、EC/658/2007进行行政处罚（主要有罚款）。

欧盟实行CAPs抽样和检测计划（EMA负责）；EMA通过CAPs抽样和检测计划监督欧洲市场上可用的CAP的质量。欧盟法律要求每个上市许可持有人、国家主管当局和EMA运行药物警戒系统，欧盟的ADR报告体系以自发报告系统为主，强制性报告体系为辅，药品上市许可持有人和监管部门按照法规要求建立药品风险管理体系，对药品的全生命周期进行风险效益评估。

欧盟药品的召回具体体现在GMP的“投诉与召回”章节。试验药物制造商应与申请人合作，将可能与授权药物相关的任何缺陷告知上市许可持有人。分销授权持有人根据欧盟法规必须制定一个应急计划，确保有效实施主管当局下令的或与相关药品的制造商或上市许可持有人合作进行的任何市场召回。欧盟假药指令（2011/62/EU）旨在通过强制上市许可持有人和制造商建立欧洲药品验证系统（EMVS）运用二维矩阵码等防止假药进入合法供应链的系统。

可见欧盟药品监管模式按照政府监管的介入时机来划分，药品研发、生产和上市前注册环节是政府-市场混合主导监管模式，在药品经营环节是政府监管模式。

欧盟法律要求每个上市许可持有人运行药物警戒系统，药品上市许可持有人按照法规要求建立药品风险管理体系，对药品的全生命周期进行风险效益评估，可见欧盟在药品全生命周期都有市场主体的参与。

（三）日本

厚生劳动大臣对临床试验申报相关的临床试验计划进行必要的调查，以防止保健卫生上的危害发生。厚生劳动大臣可以让 PMDA 对内阁令规定的药品、准药品或化妆品进行审查批准。药店经营者以销售、授予、储存或展示（包括放置）医药产品为目的进行经营需要获得医药产品销售许可证，药品销售许可证有店铺销售业的许可、配置销售业的许可、批发销售业的许可。PMDA、都道府县、第三方认证机构实施 GMP/QMS/GCTP 符合性调查，进行药品制造销售等行为需要厚生劳动大臣许可；厚生劳动大臣或都道府县知事确认制造商或销售商是否符合现场检查的相关规定，制造商/分销商可以进入经营药品、准药品、化妆品、医疗器械、再生医学等产品的场所检查，药事监视员进行进口医药品等的收去检查。《药机法》规定的行政处罚主要是罚款、有期徒刑，自 2021 年 8 月起将加入附加费制度。

日本的药品检查/检验机构主要是第三方机构，承担药物警戒工作的机构是医药安全卫生局（PSEHB）和医药品和医疗器械管理局（PMDA）。在药品安全性方面日本主要是监管药企收集分析安全性报告并采取必要措施。生产企业和供应商等召回其生产、销售、制造或获得批准的药品或医疗器械等时，公司应向厚生劳动大臣报告。

可见日本药品监管主要是政府主导模式。厚生劳动省和 PMDA、都道府县等在监管药品研发、生产流通过程中发挥的作用较大，第三方机构主要是在检查检验方法上发挥作用。

（四）中国

开展药物临床试验，应当按照国务院药品监督管理部门的规定，由国务院药品监督管理部门决定是否同意。药品注册申请人依照法定程序和相关要求提出药品上市许可、再注册等申请以及补充申请，药品监督管理部门决定是否同意其申请。从事药品生产活动，应当经所在地省、自治区、直辖市人民政府药品监督管理部门批准。从事药品批发活动，应当经所在地省、自治区、直辖市人民政府药品监督管理部门批准。从事药品零售活动，应当经所在地县级以上地方人民政府药品监督管理部门批准。省、自治区、直辖市药品监督管理部门开展药品生产、经营现场检查。国家药品监督管理局食品药品审核查验中心负责承担疫苗、血液制品巡查，药品检查分为许可检查、常规检查、有因检查、其他检查。省、自治区、直辖市药品监督管理部门开展药品生产、经营现场检查，对药品经营企业的检查，依据《药品经营质量管理规范现场检查指导原则》，确定缺陷的风险等级。药品经营许可相关检查，依据 GSP 及其现场检查指导原则、许可检查细则等相关标准要求开展现场检查。行政处罚主要有没收违法药品和违法所得，处以罚款，吊销许可证书。

药品监督管理部门设置或者指定的药品专业技术机构，承担依法实施药品监督管理所需的审评、检验、核查、监测与评价等工作。药品监督管理部门根据监督管理的需要，可以对药品质量进行抽查检验。持有人和申办者应当建立药物警戒体系，药品存在质量问题或者其他安全隐患的，药品上市许可持有人应当立即停止销售，告知相关药品经营企业和医疗机构停止销售和使用，召回已销售的药品。

中国药品监管在研发、生产、流通环节主要是政府主导模式，企业和社会组织发挥的作用较弱，引入上市许可持有人制度之后，持有人更多地参与到药品监管的全生命周期中。

第三章 医疗器械监管模式比较分析

第一节 模式现状

一、基本概念

（一）美国

根据《联邦食品、药品和化妆品法案》（*Federal Food，Drug，and Cosmetic Act*，FDCA）第201(h)条规定，术语“器械”是指具有以下特征的工具、仪器、器具、机器、装置、植入物、体外试剂或其他类似或相关制品，包括任何组件、部件或配件：

① 已获得官方国家处方集或美国药典或其任何补充认可；

② 旨在用于诊断疾病或其他病症，或用于治愈、缓解、治疗或预防人类或其他动物疾病；

③ 旨在影响人体或其他动物身体的结构或功能，以及不通过在人体或其他动物身体内或身体上产生化学作用来达到其主要预期目的，且不依赖代谢作用来实现其主要预期目的。

法规原文：

Per Section 201(h)(1)of the Food，Drug，and Cosmetic Act，a device is：

An instrument，apparatus，implement，machine，contrivance，implant，in vitro reagent，or other similar or related article，including a component part，or accessory which is：

① recognized in the official National Formulary，or the United States Pharmacopoeia，or any supplement to them，

② intended for use in the diagnosis of disease or other conditions，or in the cure，mitigation，treatment，or prevention of disease，in man or other animals，or

③ intended to affect the structure or any function of the body of man or other animals,and which does not achieve its primary intended purposes through chemical action within or on the body of man or other animals and which is not dependent upon being metabolized for the achievement of its primary intended purposes. The term "device" does not include software functions excluded pursuant to section 520(o).

根据此定义，如果产品（或者组合产品的组成部分）"通过在人体或其他动物身体内或身体上产生化学作用来达到其主要预期目的"，则其不属于器械。本指南描述了本机构对术语"化学作用"的解释，必须根据"器械"的整体法律定义解释术语"化学作用"。如"分类指南草案"所述，确定产品是否符合器械定义并不仅仅取决于产品是否具有"化学作用"。例如，如果可在人体内或人体上产生化学作用的产品通过化学作用"并未达到其主要预期目的"，则该产品可能符合器械定义。

（二）欧盟

1. 医疗器械

根据2017年4月5日欧洲议会和理事会关于医疗器械的法规（EU）2017/745，"医疗器械"是指制造商为达到以下一个或多个特定的医疗目的而单独或合并用于人类的任何仪器、设备、装置、软件、植入物、试剂、材料或其他物品：

① 诊断，预防，监测，治疗或减轻疾病；

② 诊断，监视，治疗，减轻或补偿损伤或残疾；

③ 研究，更换或修改解剖结构或生理过程；

④ 通过对来自人体的标本，包括捐献的器官、血液和组织，进行体外检查来提供信息，不能通过药理学、免疫学或代谢手段在人体中或人体上实现其主要预期作用，但可以通过这种方式辅助其发挥作用。

下列产品也应视为医疗器械：

① 基于人体样本进行体外检查的相关仪器设备；

② 专门用于清洁、消毒、灭菌其他医疗器械产品及有源设备的相关器械。

法规原文：

For the purposes of this Regulation,the following definitions apply:

'medical device' means any instrument,apparatus,appliance,software,implant,reagent,material or other article intended by the manufacturer to be used,alone or in combination,for human beings for one or more of the following specific medical purposes:

—diagnosis,prevention,monitoring,prediction,prognosis,treatment or alleviation of disease,

—diagnosis,monitoring,treatment,alleviation of,or compensation for,an injury or disability,

—investigation,replacement or modification of the anatomy or of a physiological or pathological process or state,

—providing information by means of in vitro examination of specimens derived from the human body, including organ, blood and tissue donations,

and which does not achieve its principal intended action by pharmacological, immunological or metabolic means, in or on the human body, but which may be assisted in its function by such means.

The following products shall also be deemed to be medical devices:

—devices for the control or support of conception;

—products specifically intended for the cleaning, disinfection or sterilisation of devices as referred to in Article 1(4) and of those referred to in the first paragraph of this point.

2. 体外诊断医疗器械

一项新的《体外诊断医疗器械法规》（IVDR）已经被提议用来取代现行的《体外诊断医疗器械指令》。在这次扩展的法规中，"体外诊断医疗设备"（IVD）被定义为：

指制造商预期用于体外检查从人体提取的样本，包括捐献的血液及组织，单独使用或组合使用的试剂、试剂产品、校准物品、控制材料、成套工具、仪器、器具、设备、软件或系统，其唯一目的或主要目的是提供以下信息：

① 有关生理学或病理学状态；

② 有关先天性身体或精神损伤；

③ 有关对医疗状况或疾病的易感性；

④ 确定与潜在接受者的安全性和兼容性；

⑤ 预测治疗效果或反应；

⑥ 明确或监控治疗措施。

法规原文：

"in vitro diagnostic medical device" means any medical device which is a reagent, reagent product, calibrator, control material, kit, instrument, apparatus, piece of equipment, software or system, whether used alone or in combination, intended by the manufacturer to be used in vitro for the examination of specimens, including blood and tissue donations, derived from the human body, solely or principally for the purpose of providing information on one or more of the following:

(a) concerning a physiological or pathological process or state;

(b) concerning congenital physical or mental impairments;

(c) concerning the predisposition to a medical condition or a disease;

(d) to determine the safety and compatibility with potential recipients;

(e) to predict treatment response or reactions;

(f) to define or monitoring therapeutic measures.

Specimen receptacles shall also be deemed to be in vitro diagnostic medical devices.

（三）日本

根据《确保药品、医疗器械等的质量、有效性和安全性的法律》第一百四十五号，医疗器械是指政府法令规定的，用于诊断、治疗或预防人类或动物疾病，或以影响人体或动物身体的结构或功能为目的的设备仪器等（再生医学等产品除外）。

法规原文：

この法律で「医療機器」とは、人若しくは動物の疾病の診断、治療若しくは予防に使用されること、又は人若しくは動物の身体の構造若しくは機能に影響を及ぼすことが目的とされている機械器具等（再生医療等製品を除く。）であつて、政令で定めるものをいう。

（四）中国

根据《医疗器械监督管理条例》（中华人民共和国国务院令第 739 号），医疗器械是指直接或者间接用于人体的仪器、设备、器具、体外诊断试剂及校准物、材料以及其他类似或者相关的物品，包括所需要的计算机软件；其效用主要通过物理等方式获得，不是通过药理学、免疫学或者代谢的方式获得，或者虽然有这些方式参与但是只起辅助作用；其目的是：

① 疾病的诊断、预防、监护、治疗或者缓解；

② 损伤的诊断、监护、治疗、缓解或者功能补偿；

③ 生理结构或者生理过程的诊断、监护、治疗、缓解或者功能补偿；

④ 生命的支持或者维持；

⑤ 妊娠控制；

⑥ 通过对来自人体的样本进行检查，为医疗或者诊断目的提供信息。[1]

医疗器械概念对比见表 3-1。

表 3-1　医疗器械概念对比

国家（地区）	美国	欧盟	日本	中国
属性	制品	物品	机器、仪器	物品
作用对象	人或动物	人	人类或动物	人
用途	诊断，或用于治愈、缓解、治疗或预防疾病	①诊断，预防，监测，治疗或减轻疾病 ②诊断，监视，治疗，减轻或补偿损伤或残疾	诊断，治疗或预防疾病	①疾病的诊断、预防、监护、治疗或者缓解 ②损伤的诊断、监护、治疗、缓解或者功能补偿

[1] 《医疗器械监督管理条例》（中华人民共和国国务院令第 739 号）。

续表

国家（地区）	美国	欧盟	日本	中国
用途	诊断，或用于治愈、缓解、治疗或预防疾病	③研究，更换或修改解剖结构或生理过程 ④通过对来自人体的标本进行体外检查来提供信息，包括捐献的器官、血液和组织	诊断，治疗或预防疾病	③生理结构或者生理过程的诊断、监护、治疗、缓解或者功能补偿 ④生命的支持或者维持 ⑤妊娠控制 ⑥通过对来自人体的样本进行检查，为医疗或者诊断目的提供信息
作用机理	无法通过体内或身体上的化学作用实现其主要预期目的，不依赖于代谢来实现其任何主要预期目的	不能通过药理学、免疫学或代谢手段实现其主要预期作用，但可以通过这些方式辅助其功能	以影响人体或动物身体的结构或功能为目的	其效用主要通过物理等方式获得，不是通过药理学、免疫学或者代谢的方式获得，或者虽然有这些方式参与但是只起辅助作用
法律来源	《联邦食品、药品和化妆品法案》	（EU）2017/745	《确保药品、医疗器械等的质量、有效性和安全性的法律》	医疗器械监督管理条例（国务院令第753号）

二、监管范围

（一）分类管理

1. 美国

自1976年5月28日《联邦食品、药品和化妆品法案》（FDCA）医疗器械修正案获得通过以来，21 CFR的分类监管板块是器械和放射健康中心（CDRH）分类产品代码的依据。为了响应器械技术的发展，创建了分类产品代码，以帮助准确识别和跟踪当前的医疗器械，并允许对医疗器械类型进行跟踪和监管。

分类产品代码是一种对医疗器械进行内部分类和跟踪的方法。CDRH和CBER监管的医疗器械产品代码子集由3个字母组合而成，它将器械类型与为应用指定的产品分类相关联。分类产品代码和与这些设备相关的信息（例如名称和属性）由CDRH分配以支持其监管。

21 CFR Parts 862-892分别为：

① 21 CFR Parts 862：临床化学和临床毒理学装置；

② 21 CFR Parts 864：部分血液学和病理学设备；

③ 21 CFR Parts 866：免疫学和金融学设备；

④ 21 CFR Parts 868：麻醉设备；

⑤ 21 CFR Parts 870：心血管设备；

⑥ 21 CFR Parts 872：排水设备；

⑦ 21 CFR Parts 874：耳鼻喉装置；

⑧ 21 CFR Parts 876：胃肠病学和泌尿科器械；

⑨ 21 CFR Parts 878：普通和外科手术器械；

⑩ 21 CFR Parts 880：综合医院和个人使用设备；

⑪ 21 CFR Parts 882：神经设备；

⑫ 21 CFR Parts 884：妇产科器械；

⑬ 21 CFR Parts 886：眼科设备；

⑭ 21 CFR Parts 888：骨科器械；

⑮ 21 CFR Parts 890：物理医学设备；

⑯ 21 CFR Parts 892：放射学设备。

2. 欧盟

欧盟医疗器械分类规则基于人体的脆弱性，应考虑与器械技术设计和制造相关的潜在风险。

医疗器械法规 MDR（EU）2017/745 附件Ⅷ中找到所有这些规则：

① 规则 1：非侵入性设备；

② 规则 2：用于引导或存储的非侵入性设备（包括细胞）；

③ 规则 3：改变血液、体液、其他液体和细胞的生物或化学成分的非侵入性设备；

④ 规则 4：与受伤皮肤或黏膜接触的非侵入性装置；

⑤ 规则 5：侵入体腔的器械；

⑥ 规则 6：暂时使用的外科侵入性器械；

⑦ 规则 7：短期使用的外科侵入性设备；

⑧ 规则 8：长期使用和可植入的外科侵入性器械（包括任何管理药物、手术网或椎间盘的器械）；

⑨ 规则 9：旨在交换或释放能量的有源治疗装置；

⑩ 规则 10：用于诊断和监测的有源设备，发射电离辐射；

⑪ 规则 11：旨在提供用于诊断或治疗目的的决策的软件（从Ⅰ类到Ⅲ类）；

⑫ 规则 12：用于管理和/或移除医药产品、体液或其他物质的有源器械；

⑬ 规则 13：所有其他活动设备；

⑭ 规则 14：含有包括人血或血浆在内的药物的器械；

⑮ 规则 15：避孕或预防性传播疾病的传播；

⑯ 规则 16：特定的消毒、清洁和冲洗设备；

⑰ 规则 17：专门用于记录由 X 射线辐射产生的诊断图像的设备；

⑱ 规则 18：利用非活体组织或人源细胞或动物组织或衍生物的器械；

特别规则：

⑲ 规则 19：包含或由纳米材料组成的设备；

⑳ 规则 20：与身体孔口有关的侵入式装置以吸入给药；

㉑ 规则 21：旨在通过体腔进入人体或应用于皮肤并被吸收的物质或物质组合；

㉒ 规则 22：具有集成或整合诊断功能的有源治疗设备，这对患者管理具有重要意义。

3. 日本

日本无官方医疗器械品种分类，按管理部门的品种分类如表 3-2 所示。

表 3-2 日本医疗器械品种分类一览表

部门	领域分类	示例
医疗器械审查一部	机器人、ICT（信息和通信技术）及其他	机器人技术、先进的 ICT 技术等创新医疗器械、多学科器械等
	眼科、耳鼻科	主要眼科、耳鼻科领域相关的医疗器械
	心肺循环	心肺循环器官医疗设备，主要是心脏相关材料和设备
医疗器械审查二部	精神、神经、呼吸、脑、血管	脑/循环器官（除心脏）、呼吸器官、精神/神经领域的材料和设备
	消化、生殖	消化系统、泌尿系统、妇产科设备
	口腔科	牙科器械
	整形、矫形领域	在骨科领域，主要涉及膝/上肢关节、髋/手指关节等医疗器材，例如钢板、螺钉、髓内钉和脊柱固定装置及相关仪器/机器，以及整形外科和皮肤病学医疗器材

4. 中国

(1) 分类规则

《医疗器械分类规则》[1] 第五条规定如下：

依据影响医疗器械风险程度的因素，医疗器械可以分为以下几种情形：

（一）根据结构特征的不同，分为无源医疗器械和有源医疗器械。

（二）根据是否接触人体，分为接触人体器械和非接触人体器械。

（三）根据不同的结构特征和是否接触人体，医疗器械的使用形式包括：

无源接触人体器械：液体输送器械、改变血液体液器械、医用敷料、侵入器械、重复使用手术器械、植入器械、避孕和计划生育器械、其他无源接触人体器械。

[1] 《医疗器械分类规则》（国家食品药品监督管理总局令第 15 号）。

无源非接触人体器械：护理器械、医疗器械清洗消毒器械、其他无源非接触人体器械。

有源接触人体器械：能量治疗器械、诊断监护器械、液体输送器械、电离辐射器械、植入器械、其他有源接触人体器械。

有源非接触人体器械：临床检验仪器设备、独立软件、医疗器械消毒灭菌设备、其他有源非接触人体器械。

（四）根据不同的结构特征、是否接触人体以及使用形式，医疗器械的使用状态或者其产生的影响包括以下情形：

无源接触人体器械：根据使用时限分为暂时使用、短期使用、长期使用；接触人体的部位分为皮肤或腔道（口）、创伤或组织、血液循环系统或中枢神经系统。

无源非接触人体器械：根据对医疗效果的影响程度分为基本不影响、轻微影响、重要影响。

有源接触人体器械：根据失控后可能造成的损伤程度分为轻微损伤、中度损伤、严重损伤。

有源非接触人体器械：根据对医疗效果的影响程度分为基本不影响、轻微影响、重要影响。

（2）分类目录

2017 年 9 月 4 日，国家食品药品监督管理总局（以下简称“国家总局”）举行新闻发布会，正式发布新修订的《医疗器械分类目录》（以下简称“新《分类目录》”），自 2018 年 8 月 1 日起实施。

分类目录由子目录、一级产品类别、二级产品类别、产品描述、预期用途、品名举例和管理类别组成。新《分类目录》按照医疗器械技术专业和临床使用特点分为 22 个子目录，206 个一级产品类别和 1157 个二级产品类别，形成三级目录层级结构。判定产品类别时，应当根据产品的实际情况，结合新《分类目录》中产品描述、预期用途和品名举例进行综合判定。具体 22 个子目录分别是：

01 有源手术器械　　02 无源手术器械
03 神经和心血管手术器械　　04 骨科手术器械
05 放射治疗器械　　06 用成像器械
07 医用诊察和监护器械　　08 呼吸、麻醉和急救器械
09 物理治疗器械　　10 输血、透析和体外循环器械
11 医疗器械消毒灭菌器械　　12 有源植入器械
13 无源植入器械　　14 注输、护理和防护器械
15 患者承载器械　　16 眼科器械
17 口腔科器械　　18 妇产科、辅助生殖和避孕器械
19 医用康复器械　　20 中医器械
21 医用软件　　22 临床检验器械

2021 年 5 月 8 日，国家药品监督管理局发布《医疗器械分类目录动态调整工作程序》（以下简称《工作程序》）。《工作程序》共 15 条，明确了《医疗器械分类目录》（以下简称《分类目录》）动态调整原则和调整种类、调整建议提出方式和材料要求及调整意见审定的工作程序等内容。该工作程序自公布之日起实施。

《工作程序》明确了《分类目录》动态调整的工作原则，即应当根据医疗器械风险变化情况，参考国际经验，遵循符合最新科学认知、立足监管实际、鼓励创新、推动产业高质量发展的原则。

在此工作原则指导下，《工作程序》确定了《分类目录》动态调整的 5 种情形：调整子目录；调整一级产品类别、二级产品类别和/或管理类别；增补有代表性的创新医疗器械产品；删除不再作为医疗器械管理的产品；修订产品描述、预期用途和品名举例等内容。

2020 年 10 月，国家药监局调整了 29 种与肿瘤标志物相关的体外诊断试剂管理类别及预期用途；同年 12 月，对 28 类医疗器械管理类别等内容进行调整。《分类目录》的动态调整机制为相关品种的调入、调出及管理类别调整等提供了有效途径。

由此可以看出，我国的医疗器械分类有部分和欧盟 MDR（EU）2017/745 附件Ⅷ的医疗器械分类有大部分相似。

（二）分级管理

1. 美国

根据《联邦食品、药品和化妆品法案》（*Federal Food, Drug, and Cosmetic Act*），医疗器械类别是指以下定义的医疗器械监管控制的三个类别。

（1）第Ⅰ类

第Ⅰ类是指仅受法案第 501 条（掺假）、502 条（品牌错误）、510 条（注册）、516 条（禁用器械）、518 条（通知和其他补救措施）、519 条（记录和报告）和 520 条（一般规定）授权或规定的一般控制的器械类。一个设备在以下情况下属于Ⅰ类：①一般控制措施足以为该器械的安全性和有效性提供合理保证，或②没有足够的信息来确定一般控制措施足以为该器械的安全性和有效性提供合理的保证，或建立特别控制措施来提供这种保证，但该器械不是用于生命支持和生命维持的，或用于对防止损害人类健康具有实质性意义的用途，并且不会带来潜在的不合理的疾病或伤害风险。

（2）第Ⅱ类

第Ⅱ类是指正在或最终将受到特殊控制的设备类别。如果仅靠一般控制不足以为其安全性和有效性提供合理的保证，并且有足够的信息来建立特殊控制，包括颁布性能标准、上市后监督、患者登记、制定和传播指导文件[包括根据法案第 510(k) 条提交上市前通知的临床数据的指导]、建议以及专员认为有必要提供这种保证的其他适当行动，则该器械属于第Ⅱ类。对于声称或表示用于支持或维持人类生命的设备，专员应审查和确定其为提供充分的安全和有效性保证所必需的特别控制措施（如果有的话），并说明这种控制措施如何提供这种保证。

(3) 第Ⅲ类

第Ⅲ类是指根据法案第515条规定，需要或将要进行上市前批准的器械类别。如果没有足够的信息来确定一般控制措施足以为其安全性和有效性提供合理的保证，或应用第Ⅱ类所述的特殊控制措施可以提供这种保证，以及如果该设备是支持或维持生命的，或用于对防止损害人类健康有重大意义的用途，或如果该设备带来潜在的不合理的疾病或伤害风险，则该设备属于第三级。

2. 欧盟

MDR 2017/745号法规附录Ⅷ中详定22条规则，按医疗产品的危险程度，将产品分为Ⅰ类、Ⅱa类、Ⅱb类、Ⅲ类。

具体按照非侵入性器械（图3-1）、侵入性器械（图3-2）、有源器械（图3-3）及特殊规则（图3-4）四大类进行分类。

3. 日本

根据2002年7月31日颁布《〈药事法〉和〈采血和献血业务管理法〉局部修改法》，建立基于风险的医疗器械分类系统。

为了针对各种医疗设备对人体造成的风险采取安全措施，决定根据国际分类法等将医疗器械分为以下三类。

① 尽管按照预期目的正确使用，但如果出现副作用或功能障碍，可能会对人的生命和健康产生严重影响的医疗器械，被列为“高度管理的医疗器械”（Ⅲ类、Ⅳ类）。

② 尽管按照正确的使用目的进行了适当的使用，但如果发生副作用或功能障碍，可能会影响人类生命和健康的医疗器械被指定为“管理医疗器械”（Ⅱ类）。

③ 按照预期目的正确使用，在出现副作用或功能障碍时不太可能影响人类生命和健康的医疗器械被指定为“一般医疗器械”（Ⅰ类）。

4. 中国

根据《医疗器械监督管理条例》，国家对医疗器械按照风险程度实行分类管理。

第一类是风险程度低，实行常规管理可以保证其安全、有效的医疗器械。

第二类是具有中度风险，需要严格控制管理以保证其安全、有效的医疗器械。

第三类是具有较高风险，需要采取特别措施严格控制管理以保证其安全、有效的医疗器械。

评价医疗器械风险程度，应当考虑医疗器械的预期目的、结构特征、使用方法等因素。

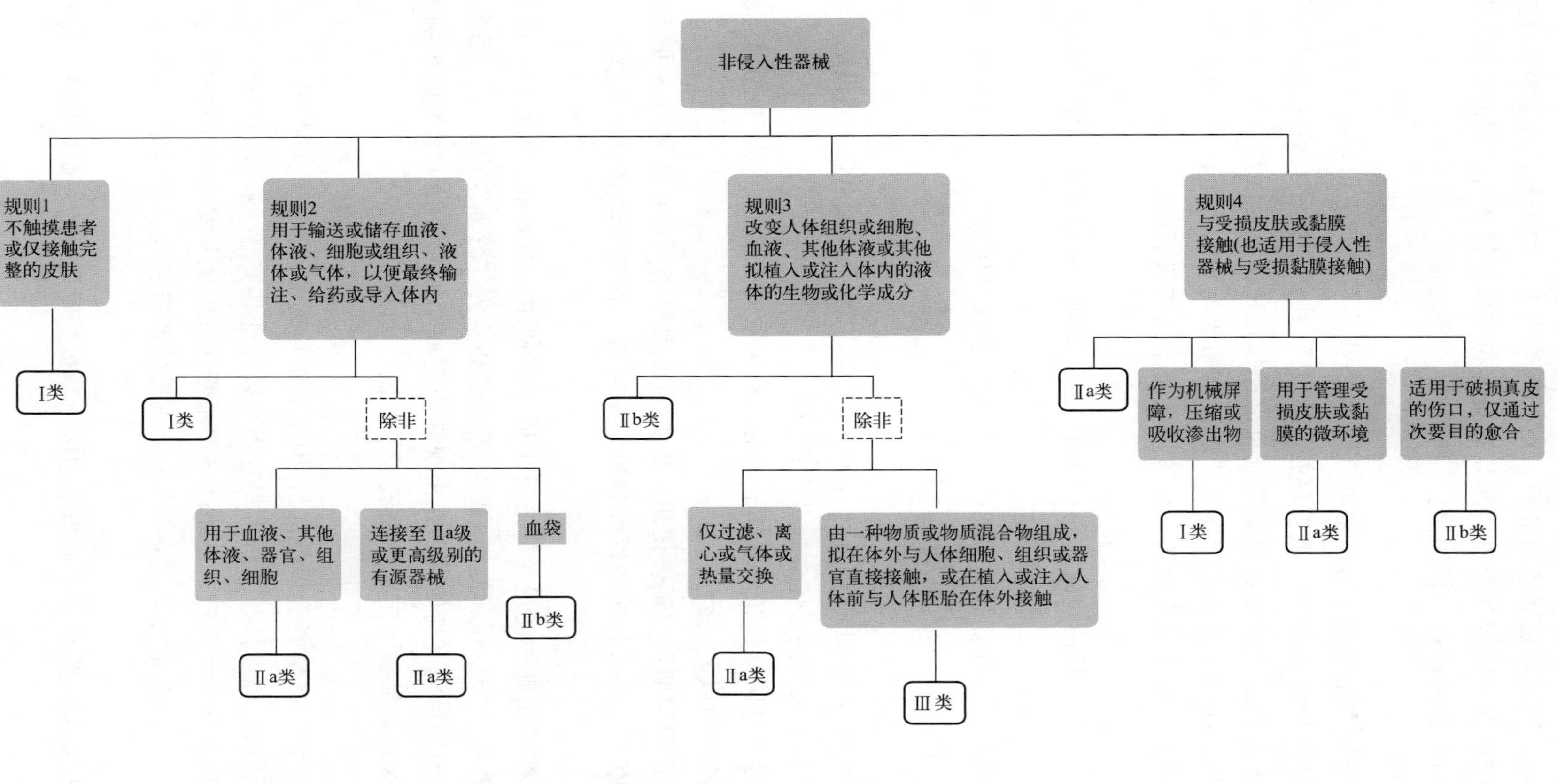

图 3-1 非侵入性器械分类图

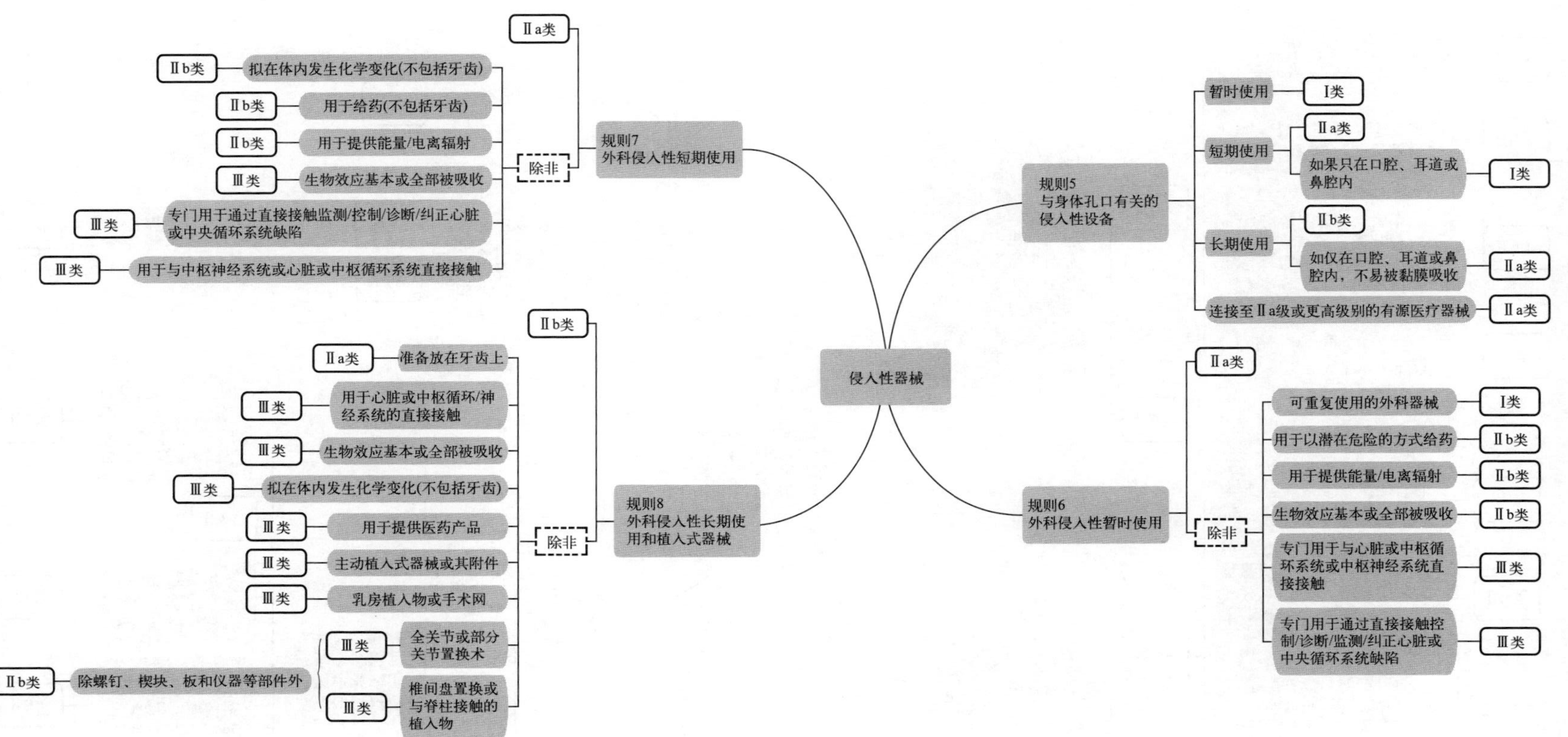

图 3-2　侵入性器械分类图

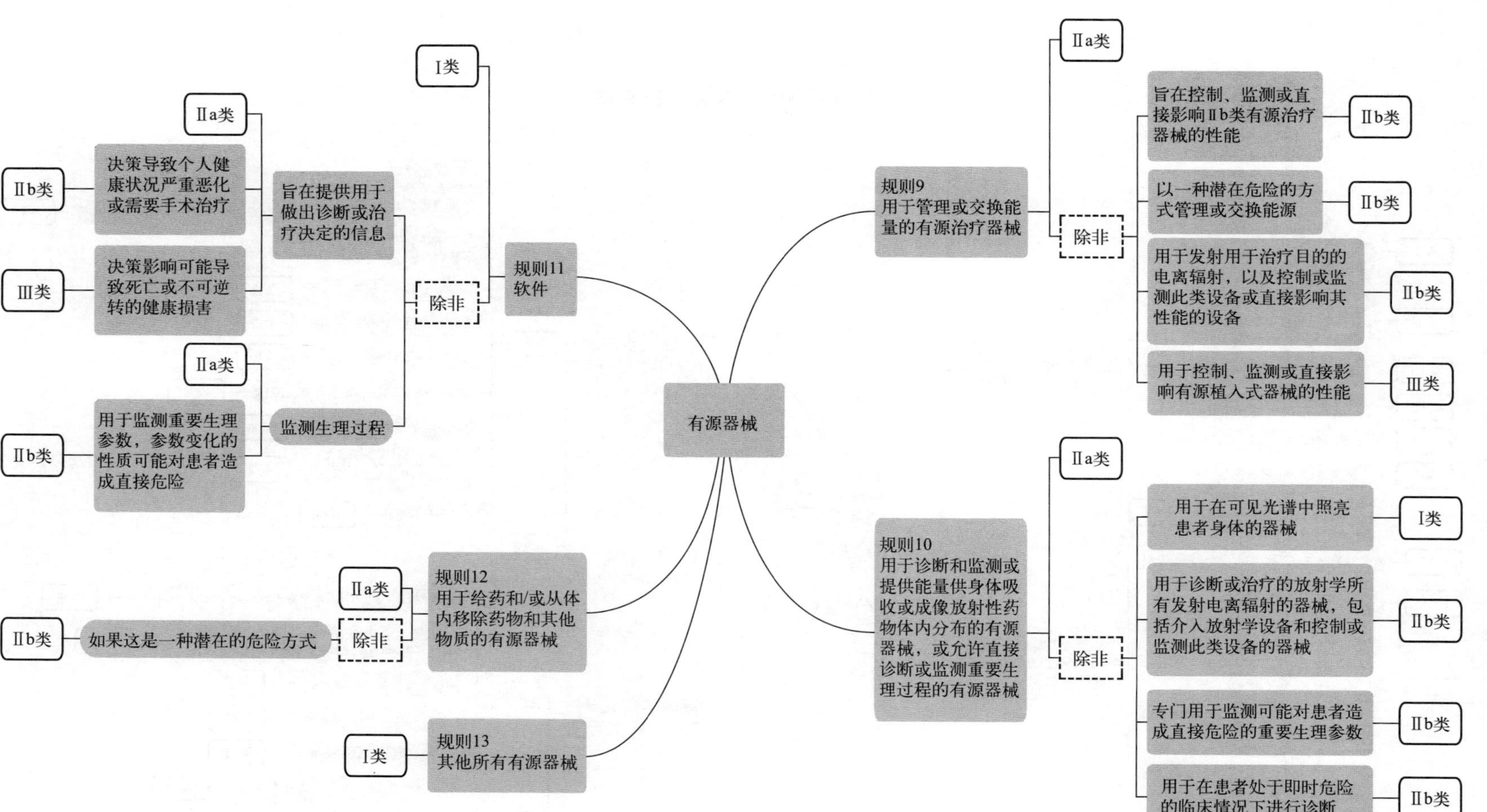
有源器械
规则9
用于管理或交换能量的有源治疗器械
Ⅱa类
除非
旨在控制、监测或直接影响Ⅱb类有源治疗器械的性能
Ⅱb类
以一种潜在危险的方式管理或交换能源
Ⅱb类
用于发射用于治疗目的的电离辐射，以及控制或监测此类设备或直接影响其性能的设备
Ⅱb类
用于控制、监测或直接影响有源植入式器械的性能
Ⅲ类
规则10
用于诊断和监测或提供能量供身体吸收或成像放射性药物体内分布的有源器械，或允许直接诊断或监测重要生理过程的有源器械
Ⅱa类
除非
用于在可见光谱中照亮患者身体的器械
Ⅰ类
用于诊断或治疗的放射学所有发射电离辐射的器械，包括介入放射学设备和控制或监测此类设备的器械
Ⅱb类
专门用于监测可能对患者造成直接危险的重要生理参数
Ⅱb类
用于在患者处于即时危险的临床情况下进行诊断
Ⅱb类
规则11
软件
Ⅰ类
除非
旨在提供用于做出诊断或治疗决定的信息
Ⅱa类
决策导致个人健康状况严重恶化或需要手术治疗
Ⅱb类
决策影响可能导致死亡或不可逆转的健康损害
Ⅲ类
监测生理过程
Ⅱa类
用于监测重要生理参数，参数变化的性质可能对患者造成直接危险
Ⅱb类
规则12
用于给药和/或从体内移除药物和其他物质的有源器械
Ⅱa类
除非
如果这是一种潜在的危险方式
Ⅱb类
规则13
其他所有有源器械
Ⅰ类

图 3-3 有源器械分类图

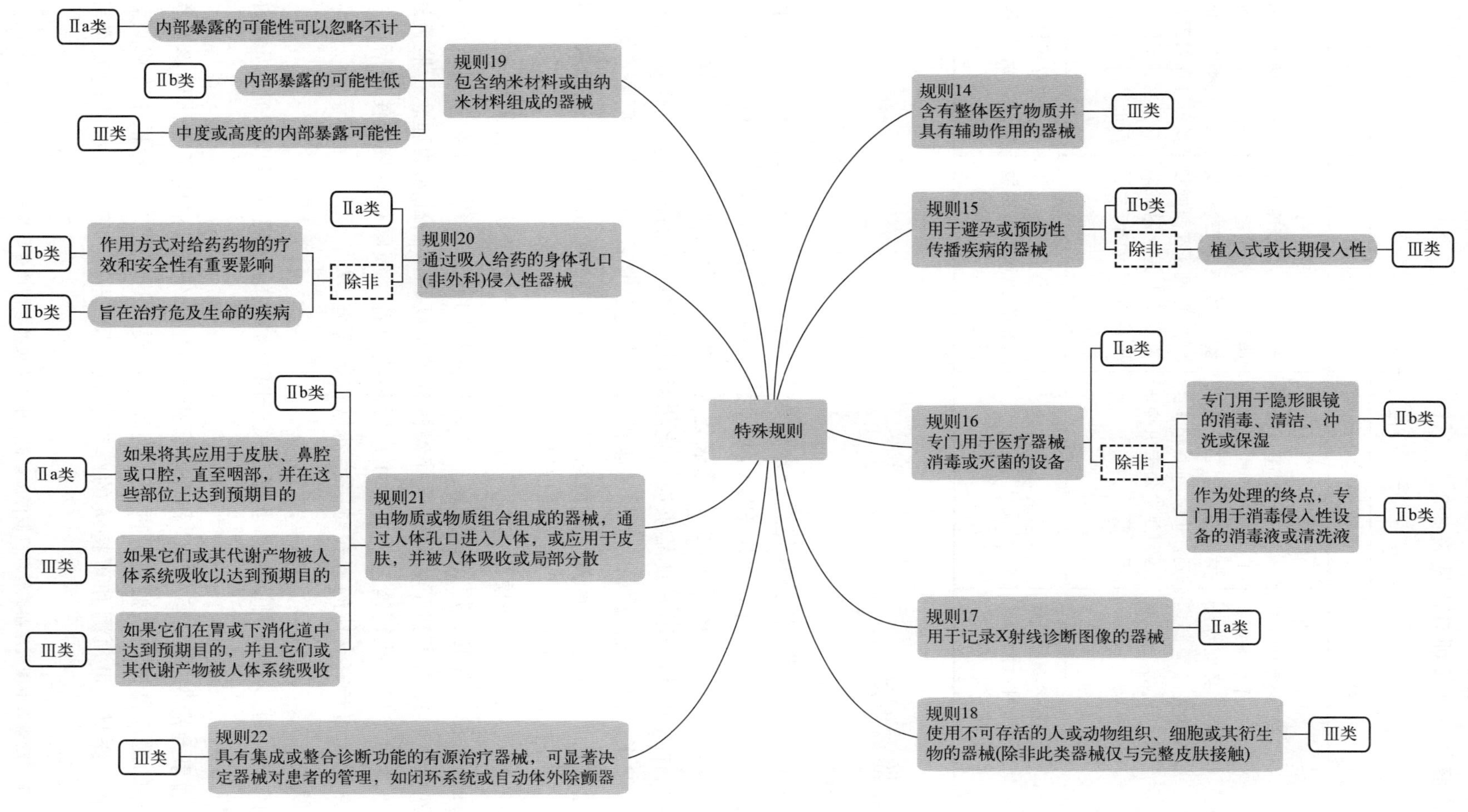

规则19
包含纳米材料或由纳米材料组成的器械
内部暴露的可能性可以忽略不计
Ⅱa类
内部暴露的可能性低
Ⅱb类
中度或高度的内部暴露可能性
Ⅲ类
规则20
通过吸入给药的身体孔口(非外科)侵入性器械
Ⅱa类
除非
作用方式对给药药物的疗效和安全性有重要影响
Ⅱb类
旨在治疗危及生命的疾病
Ⅱb类
规则21
由物质或物质组合组成的器械，通过人体孔口进入人体，或应用于皮肤，并被人体吸收或局部分散
Ⅱb类
如果将其应用于皮肤、鼻腔或口腔，直至咽部，并在这些部位上达到预期目的的
Ⅱa类
如果它们或其代谢产物被人体系统吸收以达到预期目的的
Ⅲ类
如果它们在胃或下消化道中达到预期目的，并且它们或其代谢产物被人体系统吸收
Ⅲ类
规则22
具有集成或整合诊断功能的有源治疗器械，可显著决定器械对患者的管理，如闭环系统或自动体外除颤器
Ⅲ类
特殊规则
规则14
含有整体医疗物质并具有辅助作用的器械
Ⅲ类
规则15
用于避孕或预防性传播疾病的器械
Ⅱb类
除非
植入式或长期侵入性
Ⅲ类
规则16
专门用于医疗器械消毒或灭菌的设备
Ⅱa类
除非
专门用于隐形眼镜的消毒、清洁、冲洗或保湿
Ⅱb类
作为处理的终点，专门用于消毒侵入性设备的消毒液或清洗液
Ⅱb类
规则17
用于记录X射线诊断图像的器械
Ⅱa类
规则18
使用不可存活的人或动物组织、细胞或其衍生物的器械(除非此类器械仅与完整皮肤接触)
Ⅲ类

图 3-4 特殊规则分类图

医疗器械分级管理对比见表 3-3。

表 3-3 医疗器械分级管理对比

国家（地区）	美国	欧盟	日本	中国
监管模式	分类管理，分为Ⅰ、Ⅱ、Ⅲ类，只有Ⅲ类医疗器械需要监管部门上市前批准（PMA）	分类管理，分为Ⅰ、Ⅱa、Ⅱb、Ⅲ类。另有 22 条规则，Ⅱa、Ⅱb 和Ⅲ类强制要求公告机构进行干预	分类管理，分为一般（Ⅰ类）、管理（Ⅱ类）、高度管理（Ⅲ类、Ⅳ类）三个类别。管理医疗器械和高度管理医疗器械需要厚生劳动省大臣承认	分类管理，分为一、二、三类。二、三类医疗器械实行注册管理，需获得监管部门上市前批准
核心法规	《联邦食品、药品和化妆品法案》（FDCA）	（EU）2017/745 （EU）2017/746	《〈药事法〉和〈采血和献血业务管理法〉局部修改法》	《医疗器械监督管理条例》（国令 739 号）

三、监管理念

1. 美国

FDA 监管理念是“保护和促进公众健康”（protecting and promoting the public health）。2007 年 11 月，美国 FDA 科学委员会科学与技术分会发布《FDA 的科学与使命危机》报告，将 FDA 的使命表述为：“FDA 负责通过确保人用药品与兽药、生物制品、药品、国家食品供应、化妆品以及放射产品的安全、有效和可及，保护公众健康。FDA 通过帮助业界加速创新，使药品食品更有效、更安全和更可负担，通过帮助公众获得有关药品食品的精确、基于科学的信息，促进公众健康。”该报告明确 FDA 的使命为“保护和促进公众健康”。

FDA 的医疗器械管理模式的特点可归纳为：以产品分类及审查原则数据库为基础；提出全面综合的医疗器械定义，对医疗器械的界定、药品和医疗器械的区分提出判断依据；提出了基于风险的医疗器械分类制度和市场准入的理念；监督医疗器械生产者对法规的执行情况；要求生产者和使用者反馈医疗器械的使用情况；采用了中央集权和专家支持的方式对医疗器械进行管理。❶

2. 欧盟

2017 年 4 月 5 日欧洲议会和理事会关于医疗器械的法规（EU）2017/745 中提到以下内容。

① 理事会指令 90/385/EEC 和理事会指令 93/42/EEC 构成了除体外诊断医疗器械之外的医疗器械的欧盟监管框架。但是，需要对这些指令进行根本性修订，以建立健全、透明、可预测和可持续的医疗器械监管框架，确保高水平的安全和健

❶ 美国、欧盟、中国医疗器械管理机制深度剖析（中华人民共和国商务部官网）。

康，同时支持创新。

② 该条例旨在确保医疗器械内部市场的平稳运行，以高水平保护患者和使用者的健康为基础，并考虑到积极参与该领域的中小企业、部门。同时，该法规为医疗器械制定了高品质和安全标准，以满足此类产品的普遍安全要求。这两个目标是同时追求的，并且密不可分，而一个目标并不次于另一个目标。关于《欧洲联盟运作条约》（TFEU）第114条，该法规协调了医疗器械及其配件在欧盟市场上投放市场和投入使用的规则，从而使它们能够从货物自由流动的原则中受益。关于TFEU第168（4）(c）条，该法规通过确保临床研究中产生的数据可靠和稳健，以及参与研究的受试者的安全等，为医疗器械的质量和安全设定了高标准。临床研究受到保护。

3. 日本

《确保药品、医疗器械等的质量、有效性和安全性的法律》第1条规定：本法保障药品、准药品、化妆品、医疗器械和再生医学产品（以下简称药品等）的质量、有效性、安全性及其使用的健康卫生。除了落实必要的法规，防止危害的发生和传播，PMDA还将采取措施规范指定药品，推动医药产品、医疗器械、再生医学产品等具有特别高医疗价值的产品的研发，目的是通过采取必要措施来改善健康和卫生。

4. 中国

《医疗器械监督管理条例》的第一条和第五条分别规定如下：

第一条　为了保证医疗器械的安全、有效，保障人体健康和生命安全，促进医疗器械产业发展，制定本条例。

第五条　医疗器械监督管理遵循风险管理、全程管控、科学监管、社会共治的原则。

5. 总结

各国在医疗器械监管理念上也基本一致，就是保护公众健康、依照法规治理和风险分类管理。

四、系统结构

（一）政府监管系统

1. 行政监管体系

(1) 美国

美国医疗器械管理的机构为美国食品药品管理局（FDA），具体管理工作由FDA下属的器械和放射健康中心（Center for Devices and Radiological Health，CDRH）负责常规管理，医疗器械的许可、检查、检验等都由CDRH负责，ORA负责现场检查。

① 器械和放射健康中心（CDRH）。CDRH的使命是保护和促进公众健康。

CDRH 保证患者和提供者能够及时和持续地获得安全、有效和高质量的医疗设备和安全的辐射产品；为消费者、患者以及他们的护理人员和提供者提供关于监督的产品的可理解和可访问的基于科学的信息；通过推进监管科学促进医疗设备创新，为行业提供可预测、一致、透明和有效的监管途径，并确保消费者对在美国销售的设备的信心。

CDRH 机构由 7 个部门组成，包括中心主任室、产品与质量评估办公室、战略伙伴关系与技术创新办公室、政策办公室、管理办公室、科学与工程试验办公室、交流与教育办公室。其中：

a. 产品与质量评估办公室（Office of Product Evaluation and Quality，OPEQ）。主要负责临床研究和拟上市医疗器械的评估或批准工作，评估、加强和确保医疗器械产品遵守法规，确保医疗器械进入市场后持续的安全性和有效性。

b. 战略伙伴关系与技术创新办公室（Office of Strategic Partnership and Technology Innovation，OST）。它下设三个处，分别为全方位危害应对、科学和战略合作伙伴关系处，数字健康处，技术和数据服务处。该办公室领导 CDRH 所有与科学合作和新兴技术相关的活动。

c. 政策办公室（Office of Partnerships，OP）。无下设处室，负责领导 CDRH 与政策相关的所有活动，主要包括以下方面：负责 CDRH 立法活动，监督和领导有关医疗器械和辐射产品的法规、指南、政策和程序的制定；协调 CDRH 联邦注册出版物的研究、审查和提交工作；指导关于新法规和政策声明提案的规划和实施，协助政府巡查员（政府中处理民众诉愿的官员）解决纠纷、申诉和上诉问题。

② 监管事务办公室（ORA）。ORA 是所有机构实地活动的牵头办公室。ORA 检查受管制产品和制造商，对受管制产品进行样本分析并审查进入美国的进口产品。除了通过其联邦工作人员执行其使命外，ORA 还与州、地方、部落、领土和外国同行合作，以推进该机构的使命。ORA 与每个中心以及该机构的其他组成部分密切合作，确保消费者或患者及时获得安全、有效的产品，以促进公众健康。

(2) 欧盟

欧盟委员会一直是欧盟层面上医疗器械监管的主要机构，其主要负责参与市场准入的法规架构，监督整个法规和监管系统的运行。欧盟各成员国医疗器械主管部门则分别负责其国内上市产品的市场监督管理。

① 欧盟委员会（European Commission）。作为欧盟的执行机构，负责欧盟的日常事务。欧盟委员会的任务是起草立法文件和欧盟预算管理。委员会将这些提案提交给欧洲议会和部长理事会，并与他们进行协商，直至提案获得这两个机构的批准。欧盟委员会还负责通过对成员国的监督或者通过欧盟数十个机构之一，确保欧盟法律的实施和预算的恰当分配。欧盟委员会的其他职责还包括在国际组织中代表欧盟，促进实施欧盟的外交政策以及领导贸易谈判。委员会还通过向欧盟法院提起法律诉讼来帮助执行欧盟条约。

② 主管当局（Competent Authorities）。国家的权力机关，由各成员国任命，负责处理不良事件的报告、产品召回、产品分类裁定、咨询、制造商和制造商在欧盟地区授权代表的注册、市场监督及临床研究的审查。

③ 公告机构（Notified Bodies）。由国家权力机关认可，其名单颁布在欧盟官方杂志上，负责执行符合性评估程序、颁发 CE 证书和进行监督。如成员国发现公告机构不符合医疗器械法规中对公告机构的要求时，有权取消其资质，并通知欧盟委员会及其他成员国。

欧盟各成员国政府主管部门需认定第三方机构，来承担产品检测、产品认证、质量体系认证和 CE 标志的发放工作。认定的第三方机构需在各成员国通告。

(3) 日本

日本厚生劳动省负责日本境内医疗器械的监督管理工作，厚生劳动省医药食品局负责法规的制定和修订工作。

① 医药品和医疗器械管理局（Pharmaceuticals and Medical Devices Agency，PMDA）。确保药品，医药部外品，化妆品，医疗器械和其他卫生用品的质量、有效性和安全性。PMDA 的业务主要包括审查、安全对策、健康损害救济三大板块。

② 厚生劳动省（Ministry of Health，Labour and Welfare，MHLW）。承担主要监管工作，负责医疗器械生产、销售和上市的许可认定。

③ 医药食品局：

a. 总务科，主管医药食品局事务的综合协调和药剂师的相关事宜等；

b. 监视指导/禁毒科，药品和医疗器械的缺陷产品和错误标签的控制，广告的控制，药物和兴奋剂的控制等；

c. 其他医疗器械相关部门（医政局、研究开发振兴科、经济科、医疗器械政策办公室、保险局、医疗科等），产业振兴、医疗保险等。

④ 地方厚生局。关于制造许可证的权限；经地方厚生局局长或各都道府县知事的权限许可（向各都道府县窗口提交申请表）。

⑤ 都道府县。都道府县知事的制造、销售业务的许可属于权限的事务范围：

a. 制造和销售活动与常规制造业相分离；

b. 由于制造和销售后需要对安全管理体系进行实际指导和监督，具有制造和销售公司主要职能的办事处所在地的县知事有权批准制造和销售业务，决定进行它所属的办公室工作。

关于医药品制造和销售业务的许可，向都道府县知事所在的具有主要职能的办公室咨询。

日本医疗器械行政监管如图 3-5 所示。

(4) 中国

中国医疗器械监管部门主要是国家药品监督管理部门和其他相关部门，主要由国家药品监督管理局管理，内设医疗器械监督管理司、医疗器械注册管理司。

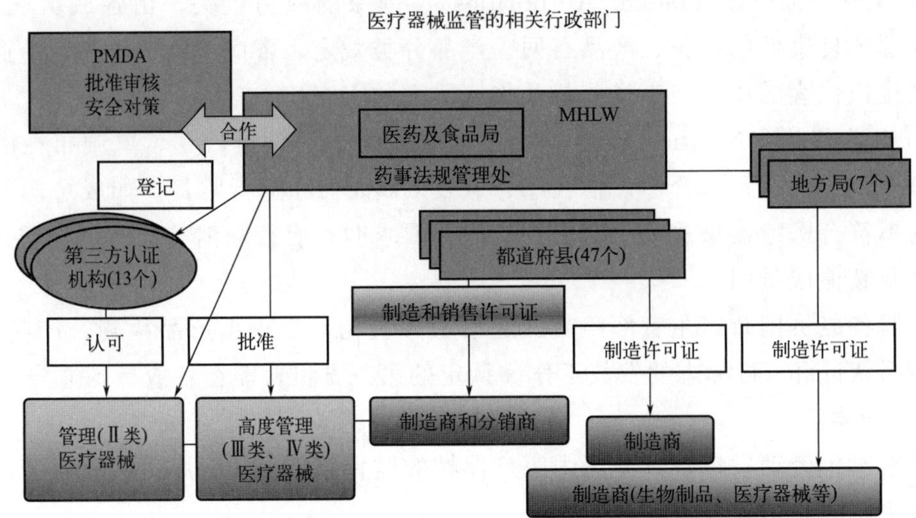

图 3-5 日本医疗器械行政监管一览图

① 医疗器械监督管理司。组织拟订并依职责监督实施医疗器械生产质量管理规范，组织拟订并指导实施医疗器械经营、使用质量管理规范。承担组织指导生产现场检查、组织查处重大违法行为工作。组织质量抽查检验，定期发布质量公告。组织开展不良事件监测并依法处置。

② 医疗器械注册管理司。组织拟订并监督实施医疗器械标准、分类规则、命名规则和编码规则。拟订并实施医疗器械注册管理制度。承担相关医疗器械注册、临床试验审批工作。拟订并监督实施医疗器械临床试验质量管理规范、技术指导原则。承担组织检查研制现场、查处违法行为工作。

2. 技术监督体系

(1) 美国

美国的医疗器械技术监督机构主要有：器械和放射健康中心（CDRH）、监管事务办公室 ORA。

① 器械和放射健康中心（CDRH）。CDRH 技术监督相关办公室为政策办公室（OP）和产品与质量评估办公室（OPEQ）。

a. 政策办公室（OP）。为 CDRH 的所有政策相关活动提供领导。根据《联邦食品、药品和化妆品法案》，在制定有关医疗器械和辐射产品的法规、指南、政策和程序方面提供监督和领导。

b. 产品与质量评估办公室（OPEQ）。直属办公室为其他九个办公室提供运营支持并承担监督工作。其中监管项目办公室为参与产品全生命周期审查的办公室提供支持，承担项目的合法性审查工作等。临床证据与分析办公室支持需要专家进行临床核查和真实世界证据分析的设备审核工作，承担医疗器械临床研究、良好实验室规范和良好临床规范方面的监管工作等。

c. 另外七个健康技术办公室。主要负责该办公室医疗器械产品区域实现 TPLC 模型（TPLC 模型包括实施上市前审查计划、合规性和质量计划、监测计划），同时与其他办公室在产品分类和指导文件的制定方面紧密合作。

② ORA。ORA 是所有实地活动的牵头办公室，包括检查和执法。在检查期间，ORA 调查人员可能会检查到他们认为不良的情况，当该情形违反 FDA 要求时，这些观察结果会被列入美国食品药品管理局表格。

(2) 欧盟

欧盟的技术监督机构有医疗器械的主管当局、第三方认证机构（公告机构）。

① 医疗器械的主管当局。它是由各国主管当局组成的一个委员会机构，承担着 MDR 法规下的医疗器械监管的一个关键的作用，负责指定和监督公告机构执行市场的监督检查，对违规性的行为采取措施，并且更新不良事件的信息，授权临床研究，警告可能面临危险的人，然后提供组合器械的相关咨询。

主要是（举例）：奥地利的检查、医疗器械和血液警戒研究所（Institute for Inspections，Medical Devices，and Haemovigilance）；英国的药品和保健品监管机构（MHRA）。

② 第三方认证机构。它又称“通（公）告机构”（Notice Body），主要负责执行医疗器械的检查和符合性评估，并且向通过评估的器械或者机构签发批准证书，并且及时告知主管当局签发证书当前的状态。

欧盟各成员国按照标准委任公告机构，并根据认证机构认证的能力确定其认证的范围。欧盟委员会在欧盟公报上公布这些机构的名单，识别编号和公告机构的工作项目。欧盟由公告机构负责根据相关欧盟法规（MDR）进行符合性评审。

医疗器械是通常用于医疗用途的产品或设备，并在成员国层面受到监管。医疗器械法规[法规（EU）2017/745］和体外诊断器械法规[法规（EU）2017/746］改变了欧洲医疗器械的法律框架，为欧洲药品管理局（EMA）引入了新的职责，国家主管部门对某些类别的医疗器械进行评估。

欧盟的医疗器械必须经过符合性评审，以证明它们符合法律要求，以确保其安全并按预期运行。欧盟成员国可以指定经认可的公告机构进行符合性评审。符合性评审通常包括对制造商质量体系的审核，并根据产品的特定分类，对制造商提供的证明其产品安全和性能声明的相关技术文件进行审查。

一旦医疗器械通过了符合性评审，制造商就可以在医疗器械上打上 CE（Conformité Européenne）标志。

在欧盟，生产Ⅰ类无菌医疗器械和具有测量功能的器械，以及Ⅱ、Ⅲ类医疗器械企业可到公告机构提出上市申请，由公告机构负责审查；通过审查后，发给认证证明，贴上 CE 标志，就可以进入欧盟各成员国市场。按欧盟指令规定，对不同类别的医疗器械，采用不同的审查方式。公告机构的审查结果要报告所在国管辖部门和欧盟委员会。审查主体见表 3-4。

表 3-4 欧盟医疗器械审查主体概括表

产品类别	审查主体
Ⅰ类	由生产企业自行负责质量、安全性和有效性，并在生产所在国主管部门备案（①除外）
Ⅱa 类	由公告机构审查，其中产品设计由生产企业负责，公告机构主要检查其质量体系
Ⅱb 类	由公告机构审查，检查质量体系、抽检样品，同时生产企业应提交产品设计文件
Ⅲ类	由公告机构审查，要检查质量体系、抽检样品，并审查产品设计文件，特别是审查产品风险分析报告

注：① 符合以下三类条件的产品需要公告机构介入：
a. 在无菌状态下投放市场的；
b. 此类器械具有测量功能的；
c. 为可重复使用手术器械的。

(3) 日本

日本医疗器械技术监督相关部门主要是：PMDA、日本国立卫生研究所医疗器械部、第三方认证机构。

① PMDA。PMDA 在辅助厚生劳动省进行医药品、医药部外品、医疗器械等管理方面发挥了十分重要的作用。PMDA 是日本高度管理类医疗器械技术审评的重要部门。一般医疗器械由备案人向 PMDA 申请备案，在认证基准确定的情况下，由第三方认证机构进行认证。对于没有认证基准的或者不符合认证基准的管理医疗器械，由 PMDA 进行审评，厚生劳动省承认。

PMDA 的业务主要包括审查、安全对策、健康损害救济三大板块，根据日本《药机法》要求，对初次获得批准的医疗器械，经过一定时间后要进行再审查。新设计的、结构新颖的或采用新原理的医疗器械，需要在获得初次批准后第四年接受再审查；具有新效力、新用途或新性能的医疗器械，则在获得初次批准后第三年接受再审查。安全对策业务是指上市后的安全措施，旨在持续性降低风险，是 PMDA 与厚生劳动省一同协作，为了保证医疗器械的安全、放心使用而实施。PMDA 与厚生劳动省从制造商、经销商、医疗机构等处收集与医疗器械产品质量、有效性、安全性相关的信息，并对收集的信息进行科学的调查、探讨，形成安全应对策略。根据各项规定要求，在 PMDA 官网上不仅可以查到审查相关的资料，同时可以查到紧急安全性信息、关于医疗安全信息的通知等。

② 日本国立卫生研究所医疗器械部。日本国立卫生研究所设立医疗器械部，厚生劳动省以及医药品和医疗器械管理局对产品进行上市前和上市后的质量体系审核，也接受有资格的检查机构出具的 MDSAP 认证证书。

日本国立卫生研究所医疗器械部，对医疗器械的有效性进行安全性研究和质量保证，还研究长期留在体内的医疗器械和手术支持系统等新型医疗器械的分析和评估技术。

③ 第三方认证机构。在医疗器械中，当制造和销售厚生劳动大臣指定的高度管理医疗器械、管理医疗器械或体外诊断药物（称为“指定的高度管理的医疗器械等”）时，每个项目需要获得厚生劳动大臣（“注册认证机构”）注册的人员的认证（“第三方认证”）。

注册认证机构：是根据《确保药品、医疗器械等的质量、有效性和安全性的法律》第 23-6 条第 1 项规定注册的认证机构。

(4) 中国

我国的医疗器械技术监督机构主要有：国家药品监督管理局医疗器械技术审评中心、国家药品监督管理局食品药品审核查验中心、国家药品监督管理局药品评价中心（国家药品不良反应监测中心）、中国食品药品检定研究院（国家药品监督管理局医疗器械标准管理中心，中国药品检验总所）。此外，还有省级技术支撑机构，如省级医疗器械检验所、省级审评认证中心、省级不良反应监测中心等。

① 国家药品监督管理局医疗器械技术审评中心技术监督相关职责如下。

a. 负责申请注册的国产第三类医疗器械产品和进口医疗器械产品的受理和技术审评工作；负责进口第一类医疗器械产品备案工作。

b. 参与拟订医疗器械注册管理相关法律法规和规范性文件。组织拟订相关医疗器械技术审评规范和技术指导原则并组织实施。

c. 承担再生医学与组织工程等新兴医疗产品涉及医疗器械的技术审评。

d. 协调医疗器械审评相关检查工作。

e. 开展医疗器械审评相关理论、技术、发展趋势及法律问题研究。

f. 负责对地方医疗器械技术审评工作进行业务指导和技术支持。

② 国家药品监督管理局食品药品审核查验中心。医疗器械技术监督相关职责如下。

a. 组织制定修订药品、医疗器械、化妆品检查制度规范和技术文件。

b. 承担医疗器械临床试验监督抽查和生产环节的有因检查。承担医疗器械境外检查。

③ 国家药品监督管理局药品评价中心（国家药品不良反应监测中心）。其监督相关职责如下。

a. 组织制定修订药品不良反应、医疗器械不良事件、化妆品不良反应监测与上市后安全性评价以及药物滥用监测的技术标准和规范。

b. 组织开展药品不良反应、医疗器械不良事件、化妆品不良反应、药物滥用监测工作。

c. 开展药品、医疗器械、化妆品的上市后安全性评价工作。

d. 指导地方相关监测与上市后安全性评价工作。组织开展相关监测与上市后安全性评价的方法研究、技术咨询和国际（地区）交流合作。

④ 中国食品药品检定研究院（国家药品监督管理局医疗器械标准管理中心，中国药品检验总所）。其监督相关职责如下。

a. 承担食品、药品、医疗器械、化妆品及有关药用辅料、包装材料与容器（以下统称为食品药品）的检验检测工作。组织开展药品、医疗器械、化妆品抽验和质量分析工作。负责相关复验、技术仲裁。组织开展进口药品注册检验以及上市后有关数据收集分析等工作。

b. 承担药品、医疗器械、化妆品质量标准、技术规范、技术要求、检验检测方法的制修订以及技术复核工作。组织开展检验检测新技术新方法新标准研究。承担相关产品严重不良反应、严重不良事件原因的实验研究工作。

c. 负责医疗器械标准管理相关工作。

（二）法规标准系统

1. 法律法规体系

(1) 美国

①《联邦食品、药品和化妆品法案》(FDCA)。FDA 监管医疗器械和电子辐射产品的法定权力由《联邦食品、药品和化妆品法案》（FDCA）赋予。FDCA 包含规定，即监管要求，定义 FDA 对这些产品的控制水平。为履行适用于医疗器械和辐射产品的 FDCA 的规定，FDA 制定、发布和实施法规。

② 美国《联邦法规》(CFR)。CFR 是对联邦政府执行部门和机构在联邦公报（FR）中发布的一般和永久规则的编纂。它分为 50 个标题，代表受联邦监管的广泛领域。

FDA 的大部分医疗器械和辐射产品法规都在 Title 21 CFR Parts 800～1299 中。CFR 中编纂的这些最终法规涵盖医疗器械的设计、临床评估、制造、包装、标签和上市后监督的各个方面。此外，法规还涉及适用于辐射产品的标准和产品报告。

(2) 欧盟

根据欧盟新颁布的医疗器械法规《医疗器械法规》[（EU）2017/745，MDR] 和《体外诊断器械法规》[（EU）2017/746，IVDR]，欧盟将医疗器械分为两大类别：医疗器械（MD）和体外诊断器械（IVD）。MDR 法规执行时间为 2021 年 5 月 26 日，IVDR 法规执行时间为 2022 年 5 月 26 日。

(3) 日本

《确保药品、医疗器械等的质量、有效性和安全性的法律》

英语：*Pharmaceutical and Medical Device Act*。

简称：《药机法》。

初始制定时命名为《药事法》，于 2014 年 11 月 25 日通过《修订〈药事法〉部分内容的法律摘要》（2013 年法律第 84 号）的实施进行更名。[1]

(4) 中国

行政法规：《医疗器械监督管理条例》（2000 年 1 月 4 日中华人民共和国国务院令第 276 号公布　2014 年 2 月 12 日国务院第 39 次常务会议修订通过　根据 2017 年 5 月 4 日《国务院关于修改〈医疗器械监督管理条例〉的决定》修订　2020 年 12 月 21 日国务院第 119 次常务会议修订通过，自 2021 年 6 月 1 日起施行）。

部门规章：

①《医疗器械经营监督管理办法》（2022 年 3 月 10 日国家市场监督管理总局令第 54 号公布　自 2022 年 5 月 1 日起施行）；

②《医疗器械生产监督管理办法》（2022 年 3 月 10 日国家市场监督管理总局令第 53 号公布　自 2022 年 5 月 1 日起施行）；

③《体外诊断试剂注册与备案管理办法》（2021 年 8 月 26 日国家市场监督管理总局令第 48 号公布　自 2021 年 10 月 1 日起施行）；

④《医疗器械注册与备案管理办法》（2021 年 8 月 26 日国家市场监督管理总局令第 47 号公布　自 2021 年 10 月 1 日起施行）；

⑤《医疗器械不良事件监测和再评价管理办法》（2018 年 8 月 13 日国家市场监督管理总局、国家卫生健康委员会令第 1 号公布　自 2019 年 1 月 1 日起施行）；

⑥《医疗器械网络销售监督管理办法》（2017 年 12 月 20 日国家食品药品监督管理总局令第 38 号公布　自 2018 年 3 月 1 日起施行）；

⑦《医疗器械标准管理办法》（2017 年 4 月 17 日国家食品药品监督管理总局令第 33 号公布　自 2017 年 7 月 1 日起施行）；

⑧《国家食品药品监督管理总局关于调整部分医疗器械行政审批事项审批程序的决定》（2017 年 3 月 20 日国家食品药品监督管理总局令第 32 号公布　自 2017 年 7 月 1 日起施行）；

⑨《医疗器械召回管理办法》（2017 年 1 月 25 日国家食品药品监督管理总局令第 29 号公布　自 2017 年 5 月 1 日起施行）；

⑩《医疗器械通用名称命名规则》（2015 年 12 月 21 日国家食品药品监督管理总局令第 19 号公布　自 2016 年 4 月 1 日起施行）；

⑪《医疗器械使用质量监督管理办法》（2015 年 10 月 21 日国家食品药品监督管理总局令第 18 号公布　自 2016 年 2 月 1 日起施行）；

⑫《医疗器械分类规则》（2015 年 7 月 14 日国家食品药品监督管理总局令第 15 号公布　自 2016 年 1 月 1 日起施行）；

⑬《药品医疗器械飞行检查办法》（2015 年 6 月 29 日国家食品药品监督管理总

---

[1] 日本医疗器械企业制造销售后的安全管理（日本医疗器械科技协会学术研讨会）。

局令第 14 号公布 自 2015 年 9 月 1 日起施行)；

⑭《医疗器械说明书和标签管理规定》(2014 年 7 月 30 日国家食品药品监督管理总局令第 6 号公布 自 2014 年 10 月 1 日起施行)。

2. 技术标准体系

(1) 美国

美国针对医疗器械安全与质量的标准很多，大多由非官方机构制定。比较有代表性的有美国医疗器械促进协会（Association for the Advancement of Medical Instrumentation，AAMI）制定的标准，主要应用 ISO 13485（医疗器械—质量管理体系—监管要求）和 ISO 13488（质量体系—医疗器械—应用 ISO 9002 的特殊要求）指南，内容包括从生产到使用的各种标准。要求建立医疗器械质量管理体系，规定目标规范要求，如 2013-3 EQ 56：Recommended Practice For A Medical Equipment Management Program（医疗设备管理计划的推荐做法），该指南明确了方案的结构、文件要求、人员配备，以及分配给那些负责医疗器械维护的人员所需的资源。2015-2 EQ 89：Guidance for the Use of Medical Equipment Maintenance Strategies and Procedures（医疗器械维护策略和程序使用指南），目的是通过确定和描述各种维护策略和方法，为医疗技术管理人员提供一些基本信息，对医疗器械的维护提出详细的要求。

在医疗机构层面，美国国际联合委员会（Joint Commission International，JCI）是美国医疗卫生机构认证联合委员会（Joint Commission on Accreditation of Healthcare Organizations，JCAHO）的附属机构。JCI 对医疗器械的应用管理有一整套标准体系，其核心是医疗机构应基于风险分析制定医疗器械管理计划并实施，主要包括制定医疗器械技术服务的策略和方法，制定突发事件和与医疗器械相关的应急方案，上报、收集、监测并应用与医疗器械相关的不良事件及召回信息，收集医疗器械管理程序的监测数据并应用于新设备的引进或更新，强调医疗器械管理的持续质量改进，并且要求相关从业人员应具有相应资质[1]。

① 标准管理体系。

标准管理体制：1901 年成立美国国家标准局，标准体系分为以美国国家标准学会 ANSI 为协调中心的国家标准体系、联邦政府机构的标准体系、非政府机构体系三个体系，采用自愿性标准体制，自愿参加编写、自愿采用。

标准级别分类：国家标准，政府各部门标准，专业标准，公司标准。

② 技术标准及标准制定机构。

医疗器械标准制定机构：美国国家标准与技术研究院（NIST），美国国家标准学会（ANSI），美国材料和试验协会（ASTM），美国医疗器械促进协会（AAMI），美国牙医协会（ADA）。

---

[1] 周海. 医疗器械管理与计量检测[M]. 西安：陕西科学技术出版社，2019.

目前 FDA 认可的医疗器械标准制定机构见表 3-5。

表 3-5 FDA 认可的医疗器械标准制定机构一览表

缩写	全称	中文名称
ISO	International Organization for Standardization	国际标准化组织
IEC	International Electrotechnical Commission	国际电工委员会
CEN	European Committee for Standardization	欧洲标准化委员会
ANSI	American National Standards Institute	美国国家标准学会
AAMI	Association for the Advancement of Medical Instrumentation	美国医疗器械促进协会
ADA	American Dental Association	美国牙医协会
AIUM	American Institute of Ultrasound in Medicine	美国医用超声研究所
AOAC	Association of Official Analytical Chemists	美国分析化学家协会
AS	Standards Australia	澳大利亚标准
ASA	Acoustical Society of America	美国声学协会
ASME	American Society of Mechanical Engineers	美国机械工程师学会
ASQ	American Society for Quality	美国质量学会
ASTM	ASTM International	美国材料与试验协会
CGA	Compressed Gas Associated，Incorporated	压缩气体协会
CLSI（NCCLS）	Clinical Laboratory Standards Institute	临床实验室标准研究所
ESD	Electrostatic Discharge Association	美国防静电协会
IEEE	Institute of Electrical and Electronic Engineers	电气电子工程师协会
IESNA	Illuminating Engineering Society of North America	北美照明工程协会
NEMA	National Electrical Manufacturers Association	美国电气制造商协会
NFPA	National Fire Protection Association	美国国家消防协会
RESNA	Rehabilitation Engineering and Assistive Technology Society of North America	北美复健工程与辅残科技协会
UL	Underwriters Laboratories，Inc.	美国安全检测实验室公司
USP	United States Pharmacopeial	美国药典委员会

CDRH 网站上发布的标准认可目录达 783 项，涵盖各类器械❶❷。

❶ 王洋，顾汉卿. 美国医疗器械管理与临床研究现状[J]. 透析与人工器官，2007（03）：31-42.

❷ 胡玮，顾汉卿. 美国医疗器械标准简介[J]. 中国修复重建外科杂志，2007（11）：1263-1267.

(2) 欧盟

欧盟（EU）各国的医疗器械监督管理，基本上已采用欧盟各国协调一致的标准，国家认证为欧盟认证（CE 认证）。目前，相关安全与质量标准主要来源于：国际电工委员会（IEC）和 ISO，前面带有 EN 符号的标准，如 EN-IEC 60601-1。IEC 标准中的 IEC 60601 为医疗器械标准，IEC 61010 为实验室设备标准。

① 标准体系。标准管理体制：半自愿体制，具有集中性特征。由政府机构主导标准的制定，标准是政府法规的一部分，大部分的欧盟标准具有强制性，欧盟成员国的标准法规必须符合欧盟强制性标准法规。在达到欧盟所规定的指标的基础上，企业可以采用不同的标准来满足法规的要求。

② 管理机构：《关于提供技术标准和技术法规领域的信息程序的指令》（83/189/EEC）规定，医疗器械相关标准由 CEN 和欧洲电工标准化委员会（CEN-ELEC）制定。

(3) 日本

日本有自己的工业标准体系，即日本工业标准（Japanese industrial standard，JIS）。医疗器械的 JIS 体系中，安全标准原则上等同于国际标准（IEC、ISO），如医用电气设备的安全通用要求是 IEC 60601（2000 年改版为 IEC 2000）。《医疗器械生产管理和质量管理规则》，即 GMP 也在向国际标准 ISO 9000 接轨。

① 标准管理体系。

管理体制：集中性管理体制，采用集中性标准管理体制，由政府主导，民间组织起着协调作用，标准是政府法令的一部分，具有强制性效力。

管理机构：日本工业标准调查会 JISC，民间团体，企业标准化机构。

标准分级：国家级标准（主体，JIS 最权威），专业团体标准，政府部门标准，企业标准。

② 技术标准及标准制定机构。经济产业省负责全面的产业标准化法规制定、修改、颁布及有关的行政管理工作，具体工作由 JISC 执行，其他各个行政管理省厅负责本行业技术标准的制定。医疗器械标准制定由厚生劳动大臣负责❶。

日本厚生劳动省医疗器械评价部负责组织制定和批准，采用国际标准化组织制定的标准为主，发布的医疗器械标准作为独立行政法人机械 PMDA 及授权的第三方评价机构在产品审查时的技术依据。

(4) 中国

① 标准管理体系。

管理体制：国家药品监督管理局依据职责组织制修订，依法定程序发布，在医疗器械研制、生产、经营、使用、监督管理等活动中遵循的统一的技术要求。

---

❶ 梁晓婷，池慧，杨国忠. 欧洲、美国、日本医疗器械标准管理及对我国的启示[J]. 中国医疗器械信息，2008 (08)：37-52.

2017 年 4 月，国家食品药品监管总局修订印发《医疗器械标准管理办法》，该办法的出台对指导我国医疗器械标准管理、规范标准制修订、促进标准实施、提升医疗器械质量等起到了积极作用。为贯彻落实《医疗器械标准管理办法》，食品药品监管总局先后印发《医疗器械标准制修订工作管理规范》和《医疗器械标准报批发布工作细则》等文件，进一步规范了医疗器械标准工作程序，强化了标准精细化过程管理，为提升医疗器械标准质量奠定了坚实的制度基础❶。

管理机构：国家药品监督管理局依法编制医疗器械标准规划，建立医疗器械标准管理工作制度，健全医疗器械标准管理体系。

标准分类：医疗器械标准按照其效力分为强制性标准和推荐性标准；对保障人体健康和生命安全的技术要求，应当制定为医疗器械强制性国家标准和强制性行业标准。

对满足基础通用、与强制性标准配套、对医疗器械产业起引领作用等需要的技术要求，可以制定为医疗器械推荐性国家标准和推荐性行业标准。

医疗器械标准按照其规范对象分为基础标准、方法标准、管理标准和产品标准。

② 技术标准及标准制定机构。标准制定机构：医疗器械生产经营企业、使用单位、监管部门、检测机构以及有关教育科研机构、社会团体等，可以向立项提案归口的技术委员会、分技术委员会或技术归口单位申请作为医疗器械标准第一起草单位。中国标准制定机构见表 3-6。

表 3-6 中国标准制定机构归纳表

标准化技术委员会/归口单位（代号）	秘书处承担单位
全国医用电器标准化技术委员会（SAC/TC10）	上海市医疗器械检测所
全国医用电器标准化技术委员会医用 X 射线设备及用具分技术委员会（SAC/TC10/SC1）	辽宁省医疗器械检验检测院
全国医用电器标准化技术委员会医用超声设备标准化分技术委员会（SAC/TC10/SC2）	湖北省医疗器械质量监督检验研究院
全国医用电器标准化技术委员会放射治疗、核医学和放射剂量学设备分技术委员会（SAC/TC10/SC3）	北京市医疗器械检验所
全国医用电器标准化技术委员会物理治疗设备分技术委员会（SAC/TC10/SC4）	天津市医疗器械质量监督检验中心
全国医用电器标准化技术委员会医用电子仪器标准化分技术委员会（SAC/TC10/SC5）	上海市医疗器械检测所
全国外科器械标准化技术委员会（SAC/TC94）	上海市医疗器械检测所

❶ 药监局：我国医疗器械标准体系持续完善（中华人民共和国中央人民政府网）。

续表

标准化技术委员会/归口单位（代号）	秘书处承担单位
全国医用注射器（针）标准化技术委员会（SAC/TC95）	上海市医疗器械检测所
全国口腔材料和器械设备标准化技术委员会（SAC/TC99）	北京大学口腔医学院口腔医疗器械检验中心
全国口腔材料和器械设备标准化技术委员会齿科设备与器械分技术委员会（SAC/TC99/SC1）	广东省医疗器械质量监督检验所
全国医用光学和仪器标准化分技术委员会（SAC/TC103/SC1）	浙江省医疗器械检验研究院
全国医用输液器具标准化技术委员会（SAC/TC106）	山东省医疗器械产品质量检验中心
全国外科植入物和矫形器械标准化技术委员会（SAC/TC110）	天津市医疗器械质量监督检验中心
全国外科植入物和矫形器械标准化技术委员会骨科植入物分技术委员会（SAC/TC110/SC1）	天津市医疗器械质量监督检验中心
全国外科植入物和矫形器械标准化技术委员会心血管植入物分技术委员会（SAC/TC110/SC2）	天津市医疗器械质量监督检验中心
全国外科植入物和矫形器械标准化技术委员会组织工程医疗器械产品分技术委员会（SAC/TC110/SC3）	中国食品药品检定研究院
全国外科植入物和矫形器械标准化技术委员会有源植入物分技术委员会（SAC/TC110/SC4）	上海市医疗器械检测所
全国麻醉和呼吸设备标准化技术委员会（SAC/TC116）	上海市医疗器械检测所
全国医用临床检验实验室和体外诊断系统标准化技术委员会（SAC/TC136）	北京市医疗器械检验所
全国医用体外循环设备标准化技术委员会（SAC/TC158）	广东省医疗器械质量监督检验所
全国计划生育器械标准化技术委员会（SAC/TC169）	上海市医疗器械检测所
全国消毒技术与设备标准化技术委员会（SAC/TC200）	广东省医疗器械质量监督检验所
全国医疗器械质量管理和通用要求标准化技术委员会（SAC/TC221）	北京国医械华光认证有限公司
全国医疗器械生物学评价标准化技术委员会（SAC/TC248）	山东省医疗器械产品质量检验中心
全国医疗器械生物学评价标准化技术委员会纳米医疗器械生物学评价分技术委员会（SAC/TC248/SC1）	中国食品药品检定研究院
全国测量、控制和实验室电器设备安全标准化技术委员会医用设备分技术委员会（SAC/TC338/SC1）	北京市医疗器械检验所
辅助生殖医疗器械产品标准化技术归口单位	中国食品药品检定研究院
医用生物防护产品标准化技术归口单位	北京市医疗器械检验所
医用卫生材料及敷料标准化技术归口单位	山东省医疗器械产品质量检验中心

续表

标准化技术委员会/归口单位（代号）	秘书处承担单位
医用增材制造技术医疗器械标准化技术归口单位	中国食品药品检定研究院
人工智能医疗器械标准化技术归口单位	中国食品药品检定研究院
医用电声设备标准化技术归口单位	江苏省医疗器械检验所

标准体系对比见表3-7。

表3-7 各国（地区）医疗器械标准体系对比表

国家（地区）	美国	欧盟	日本	中国
管理机构	美国国家标准局	各国政府机构	日本工业标准调查会(JISC) 民间团体 企业标准化机构	药品监督管理局
标准制定机构	美国材料与试验协会（ASTM） 美国医疗器械促进协会（AAMI） 美国牙医协会（ADA）等	欧洲标准化委员会（CEN） 欧洲电工标准化委员会（CEN-ELEC）	经济产业省领导JISC执行 医疗器械标准制定由厚生劳动大臣负责	药品监督管理局等
标准分级	以美国国家标准学会（ANSI）为协调中心的国家标准体系 联邦政府机构的标准体系 非政府机构体系	欧洲标准	国家级标准（主体，JIS最权威） 专业团体标准 政府部门标准 企业标准	国家标准、行业标准、地方标准、团体标准
强制性	自愿	半自愿	强制	强制

（三）企业自治系统

美国、欧盟、日本、中国均无此信息表述。

（四）社会共治系统

1. 美国

① 美国医疗器械促进协会（Association for the Advancement of Medical Instrumentation，AAMI）。AAMI召集制造商、医疗保健专业人员、监管机构、科学家、学者和其他有关方面的委员会，研究和开发新的或修订已有的建议做法和标准，以解决满足医疗器械与技术性能要求的使用、护理和处理的问题。协会成员包括医疗技术行业的决策者——临床工程师，生物医学设备技术人员，制造商，无菌加工专业人员，研究人员，质量保证和法规事务专家以及其他医疗保健技术管理专业人员。AAMI主要活动有以下三个：AAMI年会暨博览会、AAMI标准周和

AAMI/FDA 医疗器械标准与法规国际会议。

② 美国先进医疗技术协会（AdvaMed）。AdvaMed 是一个行业协会，致力于推动医疗技术的进步，以在全球范围内实现更健康的生活和更健康的经济。协会成员公司有生产医疗设备、诊断产品以及数字健康技术相关的公司。

高效且可预测的监管流程对于促进创新和确保患者及时获得安全有效的医疗设备和诊断至关重要。AdvaMed 的技术和监管事务部与美国食品药物管理局合作，确保监管流程合理且可预测，并产生基于科学的决策。

AdvaMed 与协会的成员公司和广泛的利益相关者合作，制定和倡导政策立场，以扩大患者对医疗技术的广泛使用，以及进行以改善患者健康为目标的技术创新。使用基于共识的方法，支付和医疗保健提供政策部门（Payment & Health Care Delivery Policy department）制定了改善医疗保险覆盖范围和支付系统与方法的策略，这些系统和方法会影响医疗保险涵盖的项目和服务的患者、提供者与供应商，包括医院、医生、耐用医疗设备供应商和其他人。在医疗保险方面，发布年度法规，更新其支付系统并宣布新政策或修订现有政策，这可能会影响提供者/供应商的付款。AdvaMed 对这些主要的年度规则发表评论。

AdvaMed 的全球战略和分析部门（Global Strategy and Analysis Department）与成员合作，在中国、日本、欧洲以及其它新兴市场等关键市场寻求公平的市场准入和适当的医疗技术报销。全球战略和分析部门与美国和外国政府官员以及其他国际贸易协会密切合作，代表其成员进行宣传并在美国国外推广医疗技术行业。

③ 医疗器械制造商协会（MDMA）。MDMA 是美国一个位于华盛顿特区的全国性贸易协会，为创新型和创业型医疗技术公司提供教育和宣传援助。自 1992 年以来，协会一直是医疗技术创新的代言人，在帮助制定影响生态系统的政策方面发挥着积极作用。这是通过与国会主要成员、FDA、CMS 和其他机构的高级职员合作，以及协会成员的基层支持来实现的。

MDMA 的使命是通过倡导创新的、研究驱动的医疗设备技术来促进公共卫生和改善患者护理。

MDMA 一直与 FDA 的器械和放射健康中心（CDRH）以及国会密切合作，以确保医疗器械用户费用修正案（MDUFA Ⅳ）中包含的目标和承诺得到满足，并且上市前审查过程更加可预测、透明和合理。

2. 欧盟

① 欧洲标准化委员会（CEN）。CEN 是欧盟和欧洲自由贸易协会（EFTA）正式认可的三个欧洲标准化组织[连同 CENELEC 和欧洲电信标准化协会（ETSI）]之一，负责制定和定义欧洲层面的自愿性标准。CEN，即欧洲标准化委员会，是一个汇集了 34 个欧洲国家的国家标准化机构的协会。

② 欧洲电工标准化委员会（CENELEC）。CENELEC 是欧盟和欧洲自由贸易协会（EFTA）正式认可的三个欧洲标准化组织（连同 CEN 和 ETSI）之一，负责

制定和定义欧洲的自愿性标准。CENELEC 是一个汇集了欧洲 34 个国家的国家电工委员会的协会。

③ 公告机构（notified bodies）。由国家权力机关认可，其名单颁布在欧盟官方杂志上，负责执行符合性评估程序、颁发 CE 证书和进行监督。当成员国发现公告机构不符合医疗器械指令中对公告机构的要求时，有权取消其资质，并通知欧盟委员会及其他成员国。

④ 医疗器械制造商（manufacturers）。制造商的职责包括：对其产品进行分类，选择适当的符合性评估程序，准备技术文件，起草符合性声明，对上市后产品进行质量跟踪或建立警戒系统，建立并维持质量体系和确保企业与产品符合所有适用指令的要求。

如果制造商不在欧盟境内，则必须设立一名授权代表，该代表应为自然人或法人，并应在欧盟境内。该授权代表由制造商指定，代表制造商的利益，作为主管当局和公告机构与制造商的联络人员。授权代表的名称和地址需出现在医疗器械产品的标签、外包装或使用说明书上。

⑤ 欧洲医疗技术协会（MedTech Europe）[1]。MedTech Europe 的宗旨是让更多人使用创新的医疗技术，同时帮助医疗保健系统走向更可持续的道路。MedTech Europe 与欧盟监管机构、政治家和其他决策者合作，帮助制定政策，通过创新以满足人们不断增长的医疗保健需求。MedTech Europe 鼓励制定有助于医疗技术行业满足欧洲不断增长的医疗保健需求和期望的政策。它还利用经济研究和数据、通信、行业活动和培训课程，提升医疗技术对欧洲的价值，重点是创新和利益相关者关系。

a. 成为医疗技术行业的欧洲代言人——在欧洲及其他地区。

b. 突出医疗技术、服务和解决方案对患者、医疗保健系统与社会的价值和贡献。

c. 为欧盟健康相关政策和立法作出积极贡献。

d. 促进患者、医疗保健专业人员、医疗保健运营商和医疗保健系统获得医疗技术。

e. 成为欧盟政策制定者和其他主要利益相关者值得信赖的合作伙伴。

f. 在医疗技术行业以及与培训、医学教育和 HCP 的专业相关的所有活动中培养最高的道德标准。

MedTech Europe 正在与成员和当局合作，以支持公司在过渡期结束前（2021 年）遵守 MD 新法规和 2022 年 IVD 法规。

3. 日本

日本监管机构的构成中除了政府机构经济产业省和厚生劳动省，还有社会力量

---

[1] MedTech Europe 官网。

的介入。日本医疗器械团体协议会用一个声音与政府部门沟通，对医疗器械的政策导向有一定强化作用；同时，通过整合业内资源进行相关人才培养、重要议题研讨等产业基础强化工作，并负责内部各企业间关系协调及生产企业之间技术标准协调和制定工作。该组织也与美国食品药品管理局、欧洲医疗器械产业联合会等国外或国际医疗器械监管组织保持联络，推进本国医疗器械工作与国际接轨。所以，日本的医疗器械监管不是完全的政府行为，在良性沟通的前提下，可以有效实现管理者与被管理者、政府与企业之间的民意传达、政策理解与行业发展，同时保证监管的专业性、科学性与稳定性。

① 日本医疗器械科技协会（MTJAPAN）。MTJAPAN 主要业务有：

a. 开展涵盖研究开发、审批、认证注册、许可、制造、流通、上市后监督检查、国际拓展的业务，确保医疗器械的有效性和安全性，确保医疗器械的稳定供给；

b. 面对会员公司提供最新发布的行政和业界动向，召开仅限于会员的教育研修会和讲座，提供与行业、行政部门及其他机构建立网络的机会，将企业需求作为行业声音传达给行政部门等；

c. 发布行政及业界动向；

d. 举办关于最新行政动向、企业业务和员工教育方面的演讲会、研讨会等活动；

e. 构筑医疗器械行业和行政部门乃至全球网络；

f. 发布政策建议；

g. 参与 ISO 与 JIS 标准制定；

h. 发行出版物❶。

② 日本医疗器械工业协会（Japan Association of Medical Devices Industries, JAMDI）。旨在提供更安全的医疗设备，以支持日本医疗实践的发展，并支持日本医疗器械制造业的强劲发展。为了加强组织的独立性并提高信息枢纽的功能❷，该协会参与了广泛的活动，包括对行业现状的调查，收集相关信息，JIS 和 ISO 的标准化，与全球协调工作小组（GHTF）解决国际问题以及组织研讨会和讲习班。

4. 中国

中国医疗器械行业协会（China Association for Medical Devices Industry）。由从事医疗器械研发、生产、经营、投资、产品检测、认证咨询及教育培训等医疗器械产业相关工作的单位或个人在自愿的基础上联合组成的全国范围的行业性非营利社会组织。

---

❶ 日本医疗器械科技协会官网。

❷ 日本医疗器械工业协会官网。

与医疗器械相关职能：

① 开展有关医疗器械行业发展问题的调查研究，向国家药品监督管理局等有关政府部门提供政策和立法等方面的意见和建议；

② 组织制定并监督执行行业政策，规范企业行为，积极参与构建和谐社会，逐步建立诚信体系，公平公正地服务人民大众，促进行业健康发展；

③ 参与国家标准、行业标准、质量规范的制定、修改、宣传和推广行业资质管理工作；

④ 接受国家药品监督管理局等政府部门的授权和委托，参与制定行业规划，对行业内重大技术改造、技术引进、投资与开发项目进行前期论证及其他任务；

⑤ 根据授权进行行业统计，开展行业咨询，组织医疗器械行业相关的法规、质量、技术及职业培训；

⑥ 参与国内外政府采购及医疗器械的招、投标工作，维护公平竞争的市场秩序，为合法经营的会员企业提供商机；

⑦ 积极参与行业和社会公益事业[1]。

五、监管方法

（一）监管行政手段

1. 行政许可

（1）产品许可

① 美国。美国医疗器械产品许可分为 510(k) 上市前通告、上市前批准(PMA)、人道主义器械豁免（HDE）批准以及 *De Novo* 分类申请，主要负责医疗器械审评审批的机构是 FDA 内设的器械和放射健康中心（CDRH）。

a. 510(k) 上市前通告[premarket notification 510(k)]：510(k) 上市前通告程序主要是为了证明注册人提交的医疗器械与另一个合法上市的器械一样安全有效，即实质性等同（substantially equivalent）。当 FDA 对申请人提交的文件审查通过后，会给予申请人一份信函形式的通告（clear）以认定该医疗器械的实质性等同，之后方可上市。

除了根据 FDCA 的 510(k) 要求豁免的医疗器械以及其他特定的医疗器械外，不管是何种类型的医疗器械在美国上市前都要通过 510(k) 上市前通告程序[2]。目前 FDA 已经豁免了几乎所有的Ⅰ类医疗器械以及部分Ⅱ类医疗器械的 510(k) 上市前通告申请[3]，故 510(k) 上市前通告程序主要针对的是Ⅱ类以及部分Ⅲ类医疗器械的上市申请。510(k) 上市前通告的审查时间为 90 天。

---

[1] 中国医疗器械行业协会官网。

[2] Premarket Notification 510(k)（FDA 官网）。

[3] Medical Device Exemptions 510(k) and GMP Requirements（FDA 官网）。

b. PMA 上市前批准（premarket approval）：PMA 是 FDA 要求最严格的医疗器械上市申请类型，不需与任何市场上的产品做比较。申请人必须在销售该设备之前获得 FDA 对其 PMA 申请的批准。PMA 需要包含足够有效的科学证据，以证明器械对其预期用途是安全、有效的。

PMA 主要适用于Ⅲ类医疗器械，其中又分修正前的Ⅲ类器械（preamendment devices）与修正后的Ⅲ类器械（postamendment devices），前者指的是 1976 年 5 月 28 日《医疗器械修正案》出台之前上市的Ⅲ类器械，后者指的是 1976 年 5 月 28 日之后上市的Ⅲ类器械。对于修正前的Ⅲ类医疗器械，只有 FDA 在法规中要求需要进行 PMA 的Ⅲ类器械才需要 PMA，FDA 没有在法规明确要求进行 PMA 的Ⅲ类器械，则需要获得Ⅲ类 510(k) 上市前通告方可上市。对于修正后的Ⅲ类医疗器械，若其与修正前的Ⅲ类器械实质性不等同，则需要进行 PMA 才能上市，反之则需要获得Ⅲ类 510(k) 上市前通告❶。PMA 的审查时间为 180 天。

c. 人道主义器械豁免（humanitarian device exemption，HDE）：人道主义器械豁免是针对人道主义使用的器械（HUD）的上市申请，该申请在形式和内容上与 PMA 申请相似，但不受 PMA 有效性要求的约束，取而代之的是需要证明其对健康的可能收益超过使用该器械造成的伤害或疾病风险。

HUD 是指用于帮助罕见病患者治疗、诊断的医疗器械产品❷。申请人必须从 FDA 的孤儿产品开发办公室（OOPD）获得 HUD 的指定（designation），才能提交 HDE 申请。HDE 的审查时间为 75 天❸。

d. *De Novo* 申请：*De Novo* 分类申请主要是针对法规上未有明确分类或没有合法上市的器械可以作为确定实质性等同依据的医疗器械申请。申请人提交 *De Novo* 申请后，若 FDA 批准通过，则该器械会归类为Ⅰ类或Ⅱ类产品，而 *De Novo* 申请可作为 510(k) 上市前通告的说明；若 *De Novo* 申请被 FDA 拒绝，那么该器械就属于第Ⅲ类，需要 PMA 上市或继续收集更多的佐证材料来重新提交 *De Novo* 申请❹。*De Novo* 审查时间为 15 天。

美国医疗器械产品注册途径见表 3-8。

表 3-8　美国医疗器械产品注册途径归纳表

上市途径	510(k)	PMA	De Novo	HDE
器械类别	Ⅰ类、Ⅱ类、Ⅲ类	Ⅲ类	—	HUD
审查时间	90 天内	180 天内	15 天内	75 天内

❶ PMA Historical Background（FDA 官网）。

❷ Humanitarian Device Exemption（FDA 官网）。

❸ Getting a Humanitarian Use Device to Market（FDA 官网）。

❹ *De Novo* Classification Request（FDA 官网）。

续表

备注	几乎全部Ⅰ类和部分Ⅱ类器械豁免510(k)	修正前FDA规定的Ⅲ类器械和修正后实质性不等同的Ⅲ类器械	产品通过De Novo获批后归为Ⅰ类或Ⅱ类器械，后续可申请510(k)，若没有获批则仍归为Ⅲ类，需要PMA申请上市	对器械的有效性不作要求

② 欧盟。“CE”标志是指制造商表示器械符合《医疗器械条例》[(EU) 2017/745] 规定的适用要求和其他适用的欧盟协调立法中规定的标志，可供粘贴。在欧盟市场“CE”标志属于强制性认证标志，不论是欧盟内部企业生产的产品，还是其他国家生产的产品，要想在欧盟市场上自由流通，就必须加贴“CE”标志，以表明产品符合欧盟《技术协调与标准化新方法》法规的基本要求，加贴“CE”标志必须识别很多协调标准，这是欧盟法律对产品提出的一种强制性要求。除条例另有规定外，成员国不得拒绝、禁止或限制符合本条例要求的器械在其境内上市或投入使用[1]。

欧盟医疗器械产品注册过程实际即为医疗器械符合性认证的过程，其一般步骤包括：

步骤1，分析该器械的特点，确定它所属的法规；

步骤2，确定该器械的分类（风险分级）；

步骤3，选择相应的符合性评价程序；

步骤4，选择检测机构、公告机构；

步骤5，确认适用的基本要求/有关的协调标准；

步骤6，确认该器械满足基本要求/协调标准，并使证据文件化；

步骤7，对于需要公告机构评审的器械，通过公告机构的符合性程序；

步骤8，确定欧盟授权代表；

步骤9，欧洲注册（如果需要）；

步骤10，起草符合性声明并加贴CE标志。

不同分类的医疗器械的认证区别主要在符合性评估程序中体现，通过符合性评估程序后，制造商需要起草欧盟符合性声明，说明涵盖的器械已满足法规中规定的要求，通过制定欧盟符合性声明，制造商承担遵守法规和适用于器械的所有欧盟立法要求的责任。

符合法规要求的器械在上市前应带有CE合格标志，在适用的情况下CE标志后应有负责合格评定程序的公告机构的识别号。

---

[1] Regulation (EU) 2017/745 of the European Parliament and of the Council.

根据《医疗器械条例》[(EU) 2017/745] 第 52 条具体规定，与符合性评估相关的内容共有如下三个附件。

a. 附件Ⅸ（基于质量管理体系和技术文件的符合性评估）。选用此途径的制造商应建立、记录和实施规定中的质量管理体系，并在相关器械的整个生命周期保持其有效性。

制造商向指定机构提出对其质量管理体系进行评估的申请，由指定公告机构对其进行审核，评估程序应包括对制造商场所的审核，若合适还应在制造商的供应商和/或分包商的场所进行审核，以验证制造和其他相关过程。若质量管理体系符合本法规的相关规定，公告机构应颁发欧盟质量管理体系证书。

b. 附件Ⅹ（基于型式检验的符合性评估）。欧盟型式检验是指定机构确定和证明器械的技术文件、相关生命周期过程以及预期生产的相应代表样品符合相关规定的程序。

制造商向指定机构提出评估申请，公告机构按规定要求作出评估，如果符合本法规要求，公告机构应颁发欧盟型式检验证书。

c. 附件Ⅺ（基于产品符合性验证的符合性评估）。该评估的目的是确保设备符合已发布的欧盟型式检验证书的类型，并符合法规对其适用性的规定，包括 A 生产质量保证及 B 产品验证两个部分，欧盟型式检验证书颁发后制造商可以应用 A 或 B 部分的程序。

A 生产质量保证：制造商向指定机构提出对其质量管理体系进行评估的申请，质量管理体系应确保医疗器械符合欧盟型式检验证书中描述的类型，如果质量管理体系可以确保医疗器械符合欧盟型式检验证书中描述的类型，并符合法规的规定，则公告机构应颁发欧盟质量保证证书。

B 产品验证：制造商采取一切必要措施，确保制造过程生产的器械符合欧盟型式检验证书中描述的类型及法规要求，指定机构进行适当的检查和测试，验证设备是否符合法规要求，公告机构应为每个批准的设备制定与所进行的测试和评估相关的欧盟产品验证证书。

各类器械符合性评估程序途径如下。

a. Ⅲ类器械。

途径 1：选择附件Ⅸ（基于质量管理体系和技术文件的符合性评估），接受其中的规定进行。

途径 2：选择附件Ⅹ（基于型式检验的符合性评估）及附件Ⅺ（基于产品符合性验证的符合性评估）中的规定进行。

b. Ⅱb 类器械。

途径 1：选择附件Ⅸ（基于质量管理体系和技术文件的符合性评估），接受其中第Ⅰ和第Ⅲ章规定进行。并且除了缝合线、缝合钉、牙科填充物、牙套、牙冠、螺钉、楔子、板、金属线、钉、夹子和连接器之外的其他Ⅱb 类产品，要求包括对附件第 4 节规定的技术文件的评定，每一种设备至少有一个代表性设备。

途径 2：选择附件Ⅹ（基于型式检验的符合性评估）及附件Ⅺ（基于产品符合性验证的符合性评估）中的规定进行。

c. Ⅱa 类器械。

途径 1：选择附件Ⅸ（基于质量管理体系和技术文件的符合性评估），接受其中第Ⅰ和第Ⅲ章规定进行。包括对附件第 4 节规定的技术文件的评定，每一类器械至少有一个代表性器械。

途径 2：制造商制定附件Ⅱ和附件Ⅲ中列出的技术文件，并选择附件Ⅸ（基于质量管理体系和技术文件的符合性评估）中第 10 和第 18 节规定的合格评定，技术文件的评估每一类器械至少有一个代表性器械。

d. Ⅰ类无菌、具有测量功能、可重复使用的器械。制造商制定附件Ⅱ和附件Ⅲ中规定的技术文件，并选择附件Ⅸ（基于质量管理体系和技术文件的符合性评估）第Ⅰ章和第Ⅲ章，或附件Ⅺ（基于产品符合性验证的符合性评估）第 A 部分中规定的程序。

公告机构参与程度受到限制，对于无菌设备只参与与建立、保护和保持无菌状态有关的方面；对于具有测量功能的器械，只参与与器械符合计量要求有关的方面；对于可重复使用的器械，只参与与器械重复使用相关的方面。

e. Ⅰ类普通器械。制造商制定附件Ⅱ和附件Ⅲ中规定的技术文件。

欧盟医疗器械注册步骤见图 3-6。

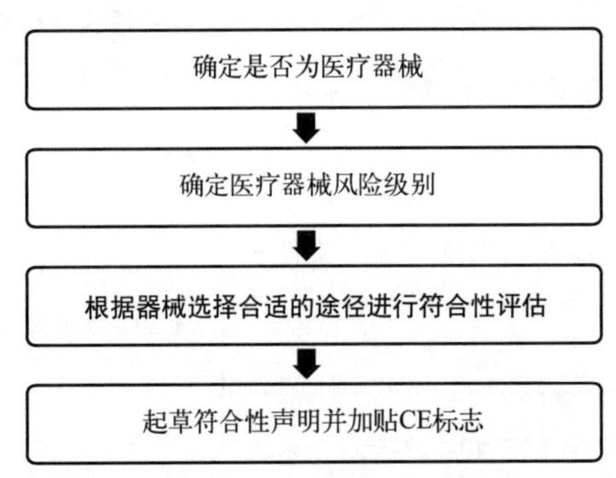

图 3-6 欧盟医疗器械注册步骤图

欧盟医疗器械符合性评估附件内容及对应证书见表 3-9。

表 3-9 欧盟医疗器械符合性评估附件内容及对应证书表

附件编号	内容	子分类	公告机构颁发证书
附件Ⅸ	基于质量管理体系和技术文件的符合性评估	无	欧盟技术文件评估证书 欧盟质量管理体系证书
附件Ⅹ	基于型式检验的符合性评估	无	欧盟型式检验证书

续表

附件编号	内容	子分类	公告机构颁发证书
附件XI	基于产品符合性验证的符合性评估	A生产质量保证	欧盟生产质量保证证书
		B产品验证	欧盟产品验证证书

欧盟医疗器械符合性评估程序途径选择见表3-10。

表3-10 欧盟医疗器械符合性评估程序途径选择表

类别	途径（多选一）	特殊要求
Ⅲ类	附件Ⅸ（质量管理体系和技术文件）	无
	附件X（型式检验）+附件XI（产品符合性验证）	无
Ⅱb类	附件Ⅸ（质量管理体系和技术文件）	1. 符合附件Ⅸ第Ⅰ章、第Ⅲ章要求 2. 除缝合线、缝合钉、牙科填充物、牙套、牙冠、螺钉、楔子、板、金属线、钉、夹子和连接器之外的其他Ⅱb类产品需符合附件Ⅸ第4节规定的技术文件的评定要求，每一种设备至少有一个代表性设备
	附件X（型式检验）+附件XI（产品符合性验证）	无
Ⅱa类	附件Ⅸ（质量管理体系和技术文件）	1. 符合附件Ⅸ第Ⅰ章、第Ⅲ章规定 2. 符合附件Ⅸ第4节技术文件的要求，每一类器械至少有一个代表性器械需要技术文件评估
	制造商起草附件Ⅱ和附件Ⅲ技术文件+附件XI（产品符合性验证）第10、18节要求	附件XI中要求每一类器械的至少一个代表性器械需要技术文件的评估
Ⅰ类（无菌、测量、重复使用）	制造商制定附件Ⅱ和Ⅲ中规定的技术文件+附件Ⅸ（质量管理体系和技术文件）	符合附件Ⅸ第Ⅰ章、第Ⅲ章要求
	制造商制定附件Ⅱ和Ⅲ中规定的技术文件+附件XI（产品符合性验证）	符合附件XI的A部分（生产质量保证）要求
Ⅰ类（普通）	制造商制定附件Ⅱ和Ⅲ中规定的技术文件	—

欧盟医疗器械符合性认证流程见图3-7。

③ 日本。日本医疗器械产品注册按风险分类进行管理，具体如下。

对于一般医疗器械，采用届出（备案）制度，制造商主动通知厚生劳动省，无

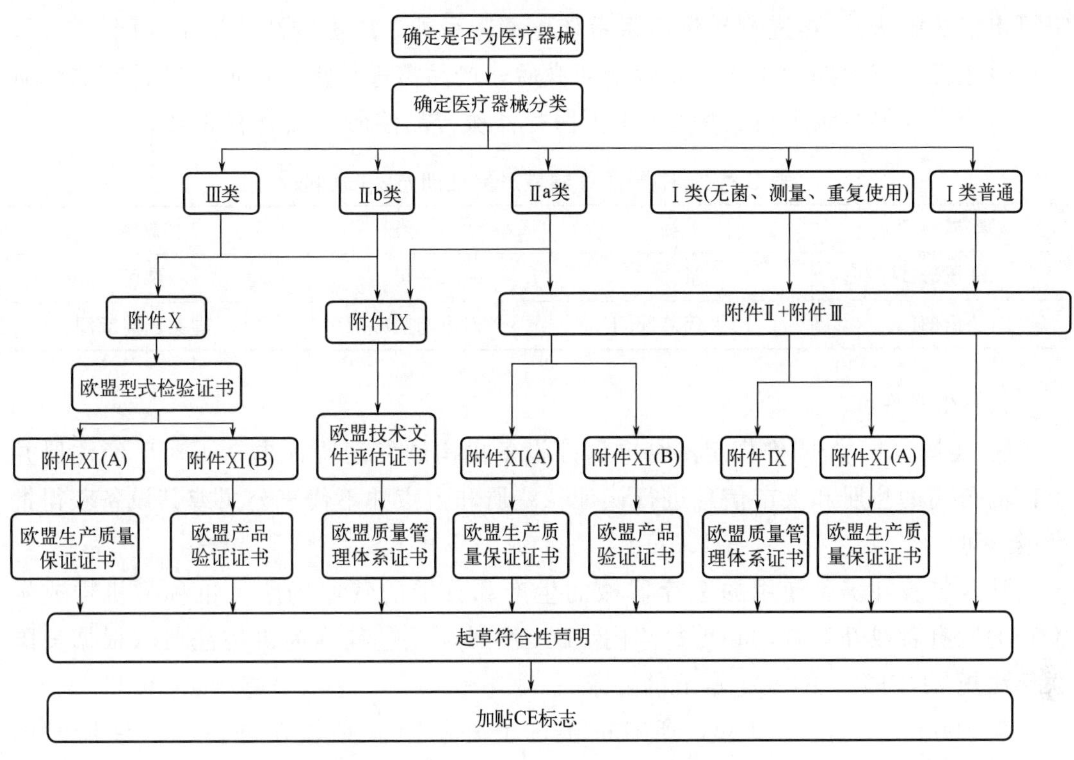

图 3-7 欧盟医疗器械符合性认证流程图

需批准。对于存在认定基准的大部分管理医疗器械，采用由厚生劳动省资格认定的第三方机构进行认证，对于无认定基准的小部分管理医疗器械，由 PMDA 进行审查，厚生劳动大臣承认（批准）。对于大部分高度管理医疗器械，由 PMDA 进行审查，厚生劳动大臣承认（批准），对于小部分有认定基准的高度管理医疗器械，可由厚生劳动省资格认定的第三方机构认证。

对于本身在有效性、安全性等方面没有问题的医疗器械，需要向厚生劳动省申请并获得制造销售认证。根据对患者的风险程度不同，手续也不同。日本医疗器械产品注册见表 3-11。

表 3-11 日本三类医疗器械产品注册一览表

一般医疗器械	管理医疗器械	高度管理医疗器械
届出（备案）/自我认证	第三方认证	厚生劳动大臣承认（批准）

④ 中国。中国医疗器械上市准入的法规依据是《医疗器械注册管理办法》，由产品风险因素分为三类：Ⅰ类医疗器械产品只需要在市级药监部门进行注册备案和生产许可备案；Ⅱ类医疗器械产品需要向所在省级药品监督管理局提交注册申请，产品实施注册检验（经国家认可的检测机构检测），是否需临床验证需依据管理要求进行，进行质量体系考核申请；Ⅲ类医疗器械需向国家药品监督管理局提交注册申请，产品实施注册检验（经国家认可的检测机构检测）、产品临床验证（如有规

定可申请免临床），再进行质量体系考核申请。另外，中国的注册证书与国外不同，具有时效性，有效期为 4 年。有效期届满后，产品需进行重新注册，获得新的注册证书后产品才能继续上市销售❶。中国医疗器械产品注册方法见表 3-12。

表 3-12 中国医疗器械产品注册方法归纳表

器械类别	Ⅰ类	Ⅱ类	Ⅲ类
注册形式	备案	许可	许可
负责部门	市级药监部门	省级药监部门	国家药监部门

（2）生产许可

① 美国。FDA 明确规定不会向医疗设备机构颁发注册证书，不对已经注册并上市的公司的注册和上市信息进行认证，注册和上市并不代表公司或其设备获得批准或许可。

涉及打算在美国使用的医疗器械的生产和分销的营业场所（也称为机构或设施）的所有者或经营者，必须每年向 FDA 注册，此过程称为机构注册（根据美国联邦法规 21 CFR part 807 章节的要求）。

自 2002 年 2 月 11 日起，所有的美国境外的企业必须在进行工厂注册时向 FDA 指定一个美国代理人（US Agent）的联系方式。

根据美国联邦法规 21CFR 第 807 章节，目前 FDA 对进入美国的产品要求相当严格，主要包括 FDA 测试和 FDA 注册。食品接触材料（例如餐具、食品包装、炊具等）、化妆品需要做 FDA 相应标准的检测；食品类、医疗器械、药品、化妆品需要做 FDA 注册，除化妆品为自愿注册，其他在 FDA 管辖范围内的产品均为强制性注册。

② 欧盟。欧盟对医疗器械制造商、授权代理、进口商实行电子注册制度。根据（EU）2017/745 条例第三十条，欧盟对器械制造商、授权代理、进口商等统称为经济经营者（economic operator）。法规规定，在医疗器械投放市场之前，医疗器械经济经营者需要在经济经营者登记电子系统（electronic system for registration of economic operators）提交名称、地址、经营者类型等相关信息进行注册，经核实后由主管当局向制造商、授权代表或进口商颁发一个单一登记号（SRN）。此后，经营者每隔一年需要在系统上更新信息。

③ 日本

a. 医疗器械制造业（委托生产）。日本于 2013 年《修订〈药事法〉部分内容的法律摘要》（第 84 号）中将医疗器械制造业从许可/认证制度转变为注册制度，即医疗器械制造业注册，要求也进行了简化。为了生产医疗器械，国内公司必须向都道府县提出申请，为每个所需的生产基地获得注册。根据 2020 年《确保药品、

❶ 《医疗器械注册管理办法》（国家市场监督管理总局令第 47 号）。

医疗器械等的质量、有效性和安全性的法律》的要求，医疗器械生产企业应向厚生劳动大臣提交书面申请，说明：生产企业名称及地址（如果是法人，则为其名称、其代表的名称和其主要办事处的所在地）；生产场所的位置；厚生劳动省条例所规定的其他事项。注册有效期为 3 年。

日本医疗器械制造业生产准入方式见表 3-13。

表 3-13 日本医疗器械制造业生产准入方式

一般医疗器械	管理医疗器械	高度管理医疗器械
由各都道府县知事进行登录（注册）		

b. 制造销售业（生产经营）。为了生产和销售医疗器械，必须向都道府县申请医疗器械制造销售业许可，以承担产品的市场、质量保证和安全管理的最终责任。日本医疗器械生产经营许可类型见表 3-14。

表 3-14 日本医疗器械生产经营许可类型一览表

医疗器械或体外诊断用医药品的种类	许可的类型
高度管理医疗器械	第一种医疗器械制造销售业许可
管理医疗器械	第二种医疗器械制造销售业许可
一般医疗器械	第三种医疗器械制造销售业许可

为了制造医疗器械并进行上市流通，除了需要“医疗器械制造销售业许可”和“医疗器械制造业注册”之外，如果不按种类取得“制造销售认证”，就不能将医疗器械流通到市场。

④ 中国。根据 2021 年的《医疗器械监督管理条例》（以下简称《条例》）规定，医疗器械生产许可要求如下。

a. 从事第一类医疗器械生产的，应当向所在地设区的市级人民政府负责药品监督管理的部门备案，在提交符合本条例第三十条规定条件的有关资料后即完成备案。

b. 医疗器械备案人自行生产第一类医疗器械的，可以在依照《条例》第十五条规定进行产品备案时一并提交符合本条例第三十条规定条件的有关资料，即完成生产备案。

c. 从事第二类、第三类医疗器械生产的，应当向所在地省、自治区、直辖市人民政府药品监督管理部门申请生产许可并提交其符合本条例第三十条规定条件的有关资料以及所生产医疗器械的注册证。

(3) 经营许可

① 美国。同药品部分。

② 欧盟。同药品部分。

③ 日本。

根据 2014 年京都府健康福祉部发布的《法律修订后的医疗器械许可认证手续概要》，日本将医疗器械经营企业分为许可制和备案制。对于销售高度管理医疗器械的企业，需要向都道府县的主管部门取得经营许可证方可销售；对于销售管理医疗器械的企业只需要向主管部门备案即可；对于销售一般医疗器械的企业则尚无相关规定。日本医疗器械经营许可分类见表 3-15。

表 3-15 日本医疗器械经营许可分类表

一般医疗器械	管理医疗器械	高度管理医疗器械
无要求	向营业地所在的都道府县备案	由营业地所在的都道府县给予许可

④ 中国。根据 2021 年《医疗器械监督管理条例》规定，从事第二类医疗器械经营的，由经营企业向所在地设区的市级人民政府负责药品监督管理的部门备案并提交符合本条例第四十条规定条件的有关资料。

按照国务院药品监督管理部门的规定，对产品安全性、有效性不受流通过程影响的第二类医疗器械，可以免于经营备案。(首次提出)

从事第三类医疗器械经营的，经营企业应当向所在地设区的市级人民政府负责药品监督管理的部门申请经营许可并提交符合本条例第四十条规定条件的有关资料。

受理经营许可申请的负责药品监督管理的部门应当对申请资料进行审查，必要时组织核查，并自受理申请之日起 20 个工作日内作出决定。对符合规定条件的，准予许可并发给医疗器械经营许可证；对不符合规定条件的，不予许可并书面说明理由。

医疗器械经营许可证有效期为 5 年。有效期届满需要延续的，依照有关行政许可的法律规定办理延续手续。

医疗器械注册人、备案人经营其注册、备案的医疗器械，无需办理医疗器械经营许可或者备案，但应当符合本条例规定的经营条件。

从事医疗器械网络销售的，应当是医疗器械注册人、备案人或者医疗器械经营企业。从事医疗器械网络销售的经营者，应当将从事医疗器械网络销售的相关信息告知所在地设区的市级人民政府负责药品监督管理的部门，经营第一类医疗器械和本条例第四十一条第二款规定的第二类医疗器械的除外。

各国医疗器械上市、生产以及经营许可范围比较见表 3-16。

表 3-16 各国医疗器械上市、生产以及经营许可范围比较

国家（地区）	美国	欧盟	日本	中国
生产许可	无	无	无	从事Ⅱ类、Ⅲ类器械生产需要许可
经营许可	无	无	从事高度管理医疗器械经营需要许可	从事第Ⅲ类器械经营需要许可

续表

国家（地区）	美国	欧盟	日本	中国
需要上市许可的产品类别	极少数Ⅰ类，部分Ⅱ、Ⅲ类器械	除Ⅰ类普通医疗器械以外	管理医疗器械和高度管理医疗器械	Ⅱ类、Ⅲ类器械

2. 行政监督检查

(1) 美国

FDA对医疗器械的检查由器械和放射健康中心（CDRH）负责，检查遵循C. P. 7383. 001、C. P. 7382. 845指南、质量体系检查指南（QSIT）、FDCA。

检查包括内容如下。

① PMA上市前检查（pre-approval inspection）。作为医疗器械上市前审评的一部分，这主要针对的是Ⅲ类医疗器械，检查将包括评估PMA公司的设计和制造Ⅲ类医疗器械的能力，并确认该公司的质量系统符合质量体系（QS）法规。检查过程考虑了公司建立正式QS计划的程度，并保证通过流程验证将批准的设计正确转换为规范。

② PMA上市后检查（post-market inspection）。批准PMA呈件后八至十二个月内进行。PMA的上市后检查为FDA提供了自新批准的产品进入市场后第一次对其进行评估的机会。检查旨在确保制造商根据PMA中规定的条件制造设备，并确保其符合质量体系（QS）法规、医疗器械报告（MDR）法规、纠正和移除法规（corrections and removals regulation）、注册和上市法规（the registration and listing regulation）以及医疗器械跟踪法规（medical device tracking regulation）的要求。

③ 医疗器械生产企业检查（inspection of medical device manufacturers）。遵循C. P. 7382. 845指导手册对生产企业进行检查。

QS检查是FDA开展医疗器械检查的关键组成部分，主要评估公司的体系、方法和程序，以确保公司的质量管理体系得到有效建立（定义、记录和实施）并得到有效维护。

QS检查通常应遵循质量体系检查指南（QSIT）进行。该QSIT工具可以进行调整以满足每个特定的检查需求。表3-17列出了检查级别和如何执行检查的指导。[1]

表3-17　QS检查级别分类与检查指导归纳表

检查级别	检查类型	检查指导	备注
1	简略检查	①纠正和预防行动(CAPA)+设计控制 ②CAPA+产品和工艺控制（PPC） ③如果有必要可以提高检查水平（PAC 82845A）	可用于所有公司的常规监视和初始检查，除了生产Ⅲ类设备的公司。在地区资源允许的情况下，建议对Ⅱ类制造商的初始检查采用2级全面检查

[1] FOOD AND DRUG ADMINISTRATION COMPLIANCE PROGRAM MANUAL PROGRAM 7382. 845.

续表

检查级别	检查类型	检查指导	备注
2	全面检查	所有四个子系统（PAC 82845B 或 82845P 或 82A800）	适用于Ⅲ类器械制造商的所有初始检查，如果可能的话，适用于Ⅱ类器械制造商
3	合规性跟踪检查（compliance follow-up）	根据检查指导和 QSIT 的要求（PAC 82845C）	—
特殊	有因检查（for-cause inspections）	根据检查指导和 QSIT 的要求（PAC 82845G）	①样本分析结果 ②在先前视察期间提出的意见 ③召回或撤回 ④消费者或雇员投诉 ⑤不良反应报告 ⑥涉嫌欺诈
	基于风险的工作计划	根据 CDRH 和 QSIT 的要求（PAC 82845H）	分析整个产品生命周期中收集的数据（如上市前提交、召回、不良事件报告），以发现医疗设备带来的风险。还考虑了设备对公共健康的有益影响和设备故障的潜在风险

对于Ⅰ类产品，FDA 一般每四年检查一次质量体系，对于Ⅱ、Ⅲ类产品，FDA 一般每两年检查一次质量体系。但若发现问题，FDA 可随时对生产企业进行检查[1]。

（2）欧盟

欧盟对医疗器械的检查主要由公告机构（Notified Bodies）及各成员国主管机构负责。公告机构是各成员国依法设立的独立的第三方机构，主要负责产品上市前的检查。当企业进行医疗器械的注册申报时，公告机构会在审评的同时对生产企业进行现场检查、技术文件检查、质量体系检查等，同时会定期进行适当的监督检查和评估，进行或要求进行某些测试，以验证质量管理体系的正常运行，或进行突击检查。[《医疗器械条例》(EU) 2017/745]。

成员国主管机构主要负责产品上市后的市场监督检查，包括对器械的符合性特征和性能进行检查，对生产企业的现场检查以及文件检查，以确保器械符合法规规定[2]。公告机构会至少每 12 个月验证质量管理体系的正常运行，至少每五年对企业生产场所进行突击检查。

❶ FDA Medical Device Inspections. FDA Small Business Regulatory Education for Industry (REdI).

❷ Official Journal of the European Union. L117/1.

(3) 日本

日本对医疗器械的检查主要是由 PMDA 执行的《医疗器械和体外诊断药物制造控制和质量控制标准省令》(QMS) 符合性调查工作，检查医疗器械和体外诊断药物的制造商和分销商、国际工厂、境外工厂等是否在符合 QMS 的规定下生产[1]。

除 PMDA 外，部分由 MHLW 指定的医疗器械和体外诊断药物的制造商、分销商以及国内外工厂还能交由第三方认证机构进行检查[1]。

根据 QMS 调查要领[2]，QMS 调查工作分为以下内容。

① QMS 符合性调查。根据 QMS 省令前往制造所进行实地调查或书面调查产品是否被恰当制造和符合 QMS 标准。调查又分为：a. 批准前的符合性调查；b. 变更时的符合性调查；c. 定期的符合性调查（在获得批准等后或在出口医疗器械的出口通知后每 5 年进行一次符合性调查）；d. 补充调查；e. 出口产品制造的符合性调查；f. 再制造的一次性医疗器械的定期确认调查；g. 变更计划的符合性检查。QMS 符合性调查内容如表 3-18 所示。

表 3-18 QMS 符合性调查内容

调查分类		调查对象
批准前符合性调查		与申请批准（产品组分类）相关的项目和相关项目的调查对象
变更时的符合性调查		审批事项、部分变更许可等申请涉及的品种以及与该变更申请相关的设施
定期符合性调查	第一次	申请符合性调查的品种以及该品种所涉及的调查设施
	从第二次开始	申请符合性调查的品种以及该品种所涉及的调查设施 尤其要关注上次观察到的不足之处以及自上次调查以来发生变化的部分
补充调查		取决于进行补充调查的因素
出口产品制造的符合性调查	第一次	涉及符合性调查申请的产品以及与该产品相关的设施
	从第二次开始	涉及符合性调查申请的产品以及与该产品相关的设施 尤其要关注上次观察到的不足之处以及自上次调查以来发生变化的部分
再制造一次性使用医疗器械定期确认调查		与符合性调查申请相关的项目和相关项目的调查对象 尤其要关注上次观察到的不足之处以及自上次调查以来发生变化的部分
变更计划的符合性检查		变更计划确认申请相关事项及申请相关调查对象

② 现场检查。又分为通常调查和特别调查。

日本 QMS 调查分类及开展方式见表 3-19。

---

[1] GMP/QMS/GCTP 符合性调查工作（PMDA 官网）。

[2] 日本厚生劳动省官网。

表 3-19　日本 QMS 调查分类及开展方式

<table>
<tr><th></th><th colspan="2">分类</th><th>方式</th></tr>
<tr><td rowspan="10">QMS 调查</td><td rowspan="7">QMS 符合性调查</td><td>批准前的符合性调查</td><td rowspan="7">①第三方认证机构根据 QMS 省令调查厚生劳动大臣指定的医疗器械的制造销售商
②PMDA 根据 QMS 省令前往制造所进行实地调查，或书面调查产品是否被恰当制造（第三方认证机构实施调查的除外）</td></tr>
<tr><td>变更时的符合性调查</td></tr>
<tr><td>定期的符合性调查</td></tr>
<tr><td>补充调查</td></tr>
<tr><td>出口产品制造的符合性调查</td></tr>
<tr><td>再制造一次性医疗器械的定期确认调查（必须实地调查）</td></tr>
<tr><td>变更计划的符合性检查</td></tr>
<tr><td rowspan="2">现场检查</td><td>通常调查</td><td rowspan="2">厚生劳动大臣/都道府县知事让 PMDA 的相关人员（药品检查员）进行调查</td></tr>
<tr><td>特别调查</td></tr>
</table>

(4) 中国

根据《医疗器械监督管理条例》，中国对医疗器械的检查由药品监督管理部门和卫生主管部门负责，且国家建立职业化专业化检查员制度，加强对医疗器械的监督检查。

药监部门主要对医疗器械的研制、生产、经营活动以及使用环节的医疗器械质量进行监督检查，对下列事项重点监督检查：

① 是否按照经注册或者备案的产品技术要求组织生产；

② 质量管理体系是否保持有效运行；

③ 生产经营条件是否持续符合法定要求。

卫生主管部门主要对医疗机构的医疗器械使用行为进行监督检查。实施监督检查时，可以进入医疗机构，查阅、复制有关档案、记录以及其他有关资料。

卫生主管部门应当对大型医用设备的使用状况进行监督和评估；发现违规使用以及与大型医用设备相关的过度检查、过度治疗等情形的，应当立即纠正，依法予以处理。

各国医疗器械行政监督检查对比如表 3-20 所示。

表 3-20　各国医疗器械行政监督检查对比

国家（地区）	美国	欧盟	日本	中国
检查机构	CDRH、ORA	公告机构、各成员国主管机构	PMDA、第三方认证机构	药监部门及卫生主管部门
QS 检查周期	Ⅰ类器械每四年一次；Ⅱ类、Ⅲ类器械每两年一次	至少每年一次	—	—

3. 行政处罚

(1) 美国

① 警告函制度。根据违规行为的性质，美国食品药品管理局（FDA）的惯例是让个人和企业有机会在启动强制措施之前及时、主动地采取纠正措施。发出警告函的目的是实现自觉守法和事先通知。采用警告函和事先通知政策是期望大多数个人和企业会自愿遵守法律。

只有在严重违规行为的情况下才会发出警告函。严重违规行为是指如不及时正确地予以纠正，可能导致启动强制措施的违规行为。警告函是机构实现及时自愿遵守《联邦食品、药品和化妆品法案》的主要手段。

警告函制度是为了纠正违反法律法规的行为而制定的。机构还可以采取针对特定情形设定的执法策略，包括按步骤或者同时采取不同的强制措施来实现纠正违规行为的目的，例如召回、扣押、禁令、行政拘留、民事罚款和/或起诉。即使对于严重违规行为，在某些情况下，机构也不得在发出警告函后采取任何进一步的强制措施。例如，违规行为可能严重到足以发出警告函并随后采取扣押措施；但如果可扣押数量不能满足机构的扣押阈值，则机构可以选择不采取扣押措施。在这种情况下，如果违规行为未得到充分补救，并且后续采取了强制措施，则警告函中需要记录事先发出的警告。

受监管企业权力机构的负责人依法必须执行所有必要的措施来确保其产品、惯例、过程或其他活动符合法律规定。依据法律规定，推定这些负责人充分了解自己的责任。因此，负责人不能认为在 FDA 启动强制措施之前，他们会收到警告函或其他事先通知。

② 惩罚性赔偿制度。美国对于医疗器械制造商召回不力的情况可以按照产品责任中的惩罚性赔偿制度对其进行约束。美国的“产品责任”是指产品的制造商、分销商、供应商、零售商和其他为公众提供产品的人，对其所提供的产品造成的伤害所负有的责任。“惩罚性赔偿”是指发生侵权责任时，侵权人需给付被侵权人超过所受损害范围的一种经济赔偿，该惩罚性赔偿适用于产品生产者在产品售后未对已知危险采取措施进行补救的情况，即产品生产者在将所涉产品投入市场后，产品的生产者或其经营者在发现产品具有缺陷后而不采取任何相关补救措施，放任产品潜在危险发生的情况。美国的惩罚性赔偿可以很好地适用于医疗器械召回不力的事件中，即使在生产者不明产品是否有缺陷的情况下，该惩罚性赔偿仍可适用。

(2) 欧盟

同药品部分。

(3) 日本

同药品部分。

(4) 中国

依据《医疗器械监督管理条例》中法律责任部分进行行政机关处罚（第八十一条至第一百零二条），主要手段有警告，罚款，责令停产停业，没收违法所得，吊销许可证件，对违法单位的法定代表人、主要负责人、直接负责的主管人员和其他责任人员依法给予处分等。具体规定如下：

第八十一条　有下列情形之一的，由负责药品监督管理的部门没收违法所得、违法生产经营的医疗器械和用于违法生产经营的工具、设备、原材料等物品；违法生产经营的医疗器械货值金额不足 1 万元的，并处 5 万元以上 15 万元以下罚款；货值金额 1 万元以上的，并处货值金额 15 倍以上 30 倍以下罚款；情节严重的，责令停产停业，10 年内不受理相关责任人以及单位提出的医疗器械许可申请，对违法单位的法定代表人、主要负责人、直接负责的主管人员和其他责任人员，没收违法行为发生期间自本单位所获收入，并处所获收入 30％以上 3 倍以下罚款，终身禁止其从事医疗器械生产经营活动：

① 生产、经营未取得医疗器械注册证的第二类、第三类医疗器械；

② 未经许可从事第二类、第三类医疗器械生产活动；

③ 未经许可从事第三类医疗器械经营活动。

有前款第一项情形、情节严重的，由原发证部门吊销医疗器械生产许可证或者医疗器械经营许可证。

第八十二条　未经许可擅自配置使用大型医用设备的，由县级以上人民政府卫生主管部门责令停止使用，给予警告，没收违法所得；违法所得不足 1 万元的，并处 5 万元以上 10 万元以下罚款；违法所得 1 万元以上的，并处违法所得 10 倍以上 30 倍以下罚款；情节严重的，5 年内不受理相关责任人以及单位提出的大型医用设备配置许可申请，对违法单位的法定代表人、主要负责人、直接负责的主管人员和其他责任人员，没收违法行为发生期间自本单位所获收入，并处所获收入 30％以上 3 倍以下罚款，依法给予处分。

第八十三条　在申请医疗器械行政许可时提供虚假资料或者采取其他欺骗手段的，不予行政许可，已经取得行政许可的，由作出行政许可决定的部门撤销行政许可，没收违法所得、违法生产经营使用的医疗器械，10 年内不受理相关责任人以及单位提出的医疗器械许可申请；违法生产经营使用的医疗器械货值金额不足 1 万元的，并处 5 万元以上 15 万元以下罚款；货值金额 1 万元以上的，并处货值金额 15 倍以上 30 倍以下罚款；情节严重的，责令停产停业，对违法单位的法定代表人、主要负责人、直接负责的主管人员和其他责任人员，没收违法行为发生期间自本单位所获收入，并处所获收入 30％以上 3 倍以下罚款，终身禁止其从事医疗器械生产经营活动。

伪造、变造、买卖、出租、出借相关医疗器械许可证件的，由原发证部门予以收缴或者吊销，没收违法所得；违法所得不足 1 万元的，并处 5 万元以上 10 万元以下罚款；违法所得 1 万元以上的，并处违法所得 10 倍以上 20 倍以下罚款；构成违反治安管理行为的，由公安机关依法予以治安管理处罚。

第八十四条　有下列情形之一的，由负责药品监督管理的部门向社会公告单位和产品名称，责令限期改正；逾期不改正的，没收违法所得、违法生产经营的医疗器械；违法生产经营的医疗器械货值金额不足1万元的，并处1万元以上5万元以下罚款；货值金额1万元以上的，并处货值金额5倍以上20倍以下罚款；情节严重的，对违法单位的法定代表人、主要负责人、直接负责的主管人员和其他责任人员，没收违法行为发生期间自本单位所获收入，并处所获收入30%以上2倍以下罚款，5年内禁止其从事医疗器械生产经营活动：

① 生产、经营未经备案的第一类医疗器械；

② 未经备案从事第一类医疗器械生产；

③ 经营第二类医疗器械，应当备案但未备案；

④ 已经备案的资料不符合要求。

第八十五条　备案时提供虚假资料的，由负责药品监督管理的部门向社会公告备案单位和产品名称，没收违法所得、违法生产经营的医疗器械；违法生产经营的医疗器械货值金额不足1万元的，并处2万元以上5万元以下罚款；货值金额1万元以上的，并处货值金额5倍以上20倍以下罚款；情节严重的，责令停产停业，对违法单位的法定代表人、主要负责人、直接负责的主管人员和其他责任人员，没收违法行为发生期间自本单位所获收入，并处所获收入30%以上3倍以下罚款，10年内禁止其从事医疗器械生产经营活动。

第八十六条至第一百零二条略。

（二）技术监督手段

1. 检验（包含检测）

（1）美国

美国的医疗器械的检验由CDRH负责。对于上市前申报的医疗器械产品，企业需要提交相关的技术文件证明产品符合质量要求以获批上市，相关技术标准为《在医疗器械上市前提交中适当使用自愿共识标准》（*Appropriate Use of Voluntary Consensus Standards in Premarket Submissions for Medical Devices*）❶。

美国食品药品管理局（FDA）制定《在医疗器械上市前提交中适当使用自愿共识标准》的目的是为行业和FDA工作人员提供指导，指导他们在准备和评估医疗器械上市前提交的过程中适当使用国家和国际自愿共识标准（简称共识标准）。

《在医疗器械上市前提交中适当使用自愿共识标准》对行业和FDA工作人员来说是一个宝贵的资源。共识标准的使用可以增加可预测性，简化上市前审查，提供更明确的监管预期，并促进安全有效的医疗产品进入市场。共识标准提供了评估设备安全性和有效性的某些方面的共识方法，如测试方法、验收标准和流程，以解决风险管理和可用性等领域的问题。使用协商一致的标准还可以促进国际协调。几十年来，FDA一直支持并依赖于利用协商一致的标准支持该机构保护和促进公众

---

❶ Appropriate Use of Voluntary Consensus Standards in Premarket Submissions for Medical Devices. Guidance for Industry and Food and Drug Administration Staff. SEPTEMBER 2018.

健康的使命。[1]

一般而言，使用共识标准对于医疗器械上市前提交材料并不是一个强制性的要求。注册人可以选择采用适用的共识标准，也可以选择其他方式解决与医疗器械检验相关的问题。

(2) 欧盟

欧盟的医疗器械检验由公告机构负责，在进行符合性评估程序时，公告机构会对提交的产品进行合格评定，检验产品是否达到技术法规或标准的相关要求。检验包括技术文件的评估、对器械装置的型式检验。型式检验主要针对Ⅱb类、Ⅲ类医疗器械[(EU) 2017/745 法规附件十中的医疗器械] 进行。相关检验标准为欧洲医疗器械标准。

(3) 日本

日本负责医疗器械检验的机构是 PMDA 和第三方认证机构，相关技术标准基本引用日本工业标准，以及全球协调工作小组（Global Harmonization Task Force, GHTF）发布的基本原则（GHTF/SG1/N41R9：2012，Essential principles）等[2]。

(4) 中国

中国负责医疗器械检验的机构是经国务院认证认可监督管理部门会同国务院药品监督管理部门认定的检验机构，包括国家部门直属的技术检验机构和第三方检验机构。一般负责药品监督管理的部门在执法工作中需要对医疗器械进行检验的，需委托有资质的医疗器械检验机构进行。相关检验标准为医疗器械国家标准、行业标准和产品技术要求。

各国医疗器械检验对比见表 3-21。

表 3-21　各国医疗器械检验对比

国家（地区）	美国	欧盟	日本	中国
负责机构	CDRH、第三方认证机构	公告机构	PMDA、第三方认证机构	国家技术检验机构、第三方检验机构
相关标准	《在医疗器械上市前提交中适当使用自愿共识标准》	欧洲医疗器械标准	日本工业标准、GHTF/SG1/N41R9: 2012，Essential principles	医疗器械国家标准

2. 审评

(1) 美国

负责美国医疗器械审评的机构是 CDRH 下设的产品与质量评估办公室

[1] Appropriate Use of Voluntary Consensus Standards in Premarket Submissions for Medical Devices. Guidance for Industry and Food and Drug Administration Staff. SEPTEMBER 2018.

[2] 曹越，金若男，刘菁，等. 医疗器械标准在注册审评中的应用研究[J]. 中国医疗设备，2020，35 (04)：159-162.

（OPEQ）和由 FDA 授权的第三方认证机构。OPEQ 基本负责美国所有类别的医疗器械上市的审评，审评产品的途径包括：上市前通知[510(k)]、上市前批准申请（PMA）、人道主义器械豁免（HDE）等[❶]。部分由 FDA 规定的Ⅱ类医疗器械可以交由第三方机构进行审评，第三方机构在对企业递交的市场准入文档进行初步审核后，会将审核意见、建议以及 510(k) 文档转交给 FDA，最终由 FDA 在 30 天之内作出是否颁发市场准入许可信的决定。

(2) 欧盟

欧盟医疗器械的审评主体为公告机构，审评过程为符合性评估程序，当产品经过符合性评估程序，并由公告机构颁发 CE 认证贴纸时方可上市。一般来说，Ⅰ类器械的符合性评估程序可以由制造商单独负责进行；对于Ⅱa 类器械，在制造阶段应强制要求公告机构进行干预；对于属于Ⅱb 和Ⅲ类的构成潜在高风险的器械，需要公告机构对器械的设计和制造进行检查；Ⅲ类是为最关键的器械预留的，对于这些器械，需要在符合性方面进行明确的事先授权才能投放到市场。

(3) 日本

日本主要负责对医疗器械审评的机构有 PMDA、第三方认证机构以及 MHLW。各部门主要负责审评的产品类别如表 3-22 所示。

表 3-22 日本医疗器械分类及审评规定归纳表

<table>
<tr><th>国际分类</th><th>按风险分类的医疗器械</th><th>分类</th><th>风险</th><th colspan="2">制造和销售规定</th></tr>
<tr><td>第一类</td><td>即使出现问题也被认为对人体具有极低风险的物品
（示例）体外诊断设备、钢制配件（手术刀、镊子等）、X 射线胶片、牙科技师用品</td><td>一般医疗设备</td><td>非常低</td><td colspan="2">无需批准/认证
（通知/自我认证）</td></tr>
<tr><td>第二类</td><td>即使发生缺陷也被认为对人体风险相对较低的物品
（示例）磁共振成像（MRI）设备，电子内镜，胃肠导管，超声波诊断设备，牙科合金</td><td>管理医疗设备</td><td>低</td><td rowspan="2">注册认证机构的认证（仅限符合认证标准的）</td><td rowspan="2">大臣批准（PMDA 审查）</td></tr>
<tr><td>第三类</td><td>发生缺陷时被认为对人体具有较高风险的物品
（示例）透析机、人造骨、呼吸器</td><td rowspan="2">高度管理医疗设备</td><td rowspan="2">中等偏上</td></tr>
<tr><td>第四类</td><td>那些对患者具有高度侵入性并且如果发生缺陷则可能危及生命的物品
（示例）起搏器、人工心脏瓣膜、支架移植物</td><td colspan="2">大臣批准
（PMDA 审查）</td></tr>
</table>

❶ Office of Product Evaluation and Quality（FDA 官网）。

所谓“认证基准”，是指注册认证机构通过确认其符合标准来进行认证的医疗器械等的相关基准，由厚生劳动大臣制定。

根据《确保药品、医疗器械等的质量、有效性和安全性的法律》第四十一条第三项，在 2005 年 4 月实施的改正《药事法》中，关于医疗器械及体外诊断用医药品中的管理医疗器械，代替厚生劳动大臣的制造销售许可制度，厚生劳动大臣登记的认证机构（注册认证机构）导入了制造销售认证制度。注册认证机构认证的对象是规定了“认证基准”的医疗器械等，对于符合该基准的医疗器械等，在制造销售时必须接受注册认证机构的认证。

在 2014 年 11 月实施的医药品医疗设备等法中，对于高度管理医疗设备中规定了“认证基准”的医疗设备等，符合该基准的医疗设备等，在制造销售时必须接受注册认证机构的认证。

(4) 中国

负责审评的机构是国家药品监督管理局医疗器械技术审评中心，主要负责境内第三类和进口第二类、第三类医疗器械产品注册申请、变更注册申请、延续注册申请等的技术审评工作，以及进口第一类医疗器械备案工作。同时，省、自治区、直辖市药品监督管理部门设置或者指定的医疗器械专业技术机构，承担实施医疗器械监督管理所需的技术审评工作。

各国（地区）医疗器械审评主体对比见表 3-23。

表 3-23 各国（地区）医疗器械审评主体对比

国家（地区）	美国		欧盟	日本		中国	
审评主体	第三方认证机构	CDRH	公告机构	第三方认证机构	PMDA	国家药品监督管理局医疗器械技术审评中心	省、自治区、直辖市医疗器械专业技术机构
负责产品类别	部分Ⅱ类器械	基本全部类别	Ⅱ类、Ⅲ类器械	管理医疗产品、少部分高度管理医疗产品	管理医疗产品，高度管理医疗产品	境内外第三类和进口第二类器械	境内第二类器械

3. 不良反应监测

(1) 美国

① 主要来源。美国 FDA 监测上市后医疗器械的安全信息，其主要来源是医疗器械不良事件报告等的报告系统，主要包括：

a. 医疗器械不良事件报告（medical device reporting，MDR），该系统是用于 FDA 接收来自制造商、销售商和器械使用医疗机构的严重医疗器械不良事件的强制报告系统；

b. MedWatch 报告，其来源于 FDA 用于接收来自专业保健人士和消费者使用人用医疗产品包括药品、医疗器械碰到的严重不良事件、产品质量问题、治疗不当以及产品使用错误等信息的自愿报告系统；

c. MedSUN 报告，其来源于 2002 年由 CDRH 推出的另外一个医疗器械不良事件报告系统，其主要的目的是加强 FDA 同临床医疗机构的合作，更好地确定、认识以及解决使用医疗器械中产生的问题，目前，在整个 MedSUN 系统有超过 350 个各种医疗机构，其主要的组成人员是经过训练的风险管理人员、病人安全管理人员、质量改进人员、生物医学/临床医学人员、医生、护士、材料管理人员和手术服务人员；

d. 补充汇总报告（supplemental summary reports），这个项目收集制造商提交的每季度有显著性特征和比较有影响的医疗器械不良事件报告，监测这些数据来寻求这种器械每月的发展趋势和改变情况；

e. 抽检报告（inspection reports）；

f. 制造商的召回报告（recall reports）；

g. 年报（annual reports）；

h. 上市后的研究报告（post approval study reports）。

除了上述信息来源外，CDRH 还可以获得来自 FDA 系统内另外的监管信息，例如产品注册、日常监管以及其他数据库的资源。每个数据采集工具都有其自身的特点，理想状态下，这些数据可以相互补充、相互协调来提高风险识别的准确性和及时性。这些收集到的数据也可以帮助 CDRH 了解医疗器械使用周期中的安全性信息情况。美国 FDA 虽然在医疗器械安全信息的收集方面已形成了较完备的体系，但是随着这些安全信息报告的不断增加，其还是需要花费大量的时间去进行整理，并且已经造成了目前文件的积压，还有许多报告的内容不清楚、不完整等，都阻碍了安全信息的及时获得。

根据最近 CDRH 发表的医疗器械上市后安全性监测的主要目标和框架，CDRH 医疗器械上市后安全性监测的主要目标有 8 个：

a. 收集广泛的、精确的、及时的统计学和流行病学监测数据，衡量上市医疗器械的安全性和有效性，对潜在风险信号进行警示；

b. 通过医疗器械团体与公众和私营企业建立伙伴关系和联盟，确保交流的持续性和信息的对称性；

c. 通过医疗器械生产者协会维持现场强制性核查与评估，完善质量标准，在公众健康受到影响之前发现和说明问题，认可给相关各方带来效益的最好实践方式；

d. 以及时有效的方式，用通俗易懂的语言与公众交流每一条医疗器械风险信息；

e. 把上市后的监测结果与上市前的器械审评相结合；

f. 发现和交流企业在法规实践中的优秀范例；

g. 建立和维护支持法规遵循和公众健康责任的信息与知识系统；

h. 不断开发人力资源，培养解决器械安全性问题的技能和知识。❶

② 报告主体。FDA 的医疗器械不良事件报告分为两类，一种是强制报告，由制造商、进口商及使用单位提交；另一种是自愿报告，由公众提交。

③ 报告时限。不良事件上报时限要求：FDA 要求使用者（医院、手术中心、护理中心等）在发生因医疗器械导致的死亡和重大伤害的 10 个工作日内上报给 FDA 及制造商。制造商或进口商需要在获悉不良事件发生的 30 个工作日内上报 FDA；若该不良事件有进一步扩大影响公共健康的风险而需要对其采取进一步弥补措施时，制造商及进口商需要在 5 个工作日内上报至 FDA。

④ 数据库。自 2014 年起，FDA 为了更进一步增强获得不良事件信息等安全信息的能力，正在完善其电子不良事件报告系统（eMDR）。eMDR 可大大改善信息处理的效率，节省开支，解决 MDR 报告的积压问题❷。

⑤ 法规。美国已经明确在法律上规定了对医疗器械可以进行强制召回，比一般的药品执行更严格的监管措施，在美国《联邦食品、药品和化妆品法案》《国家儿童疫苗伤害法》《联邦法典》（第 21 章第 1270 部分）分别规定了美国 FDA 有权实施强制性召回的几种特殊情形：医疗器械引起严重的不良健康后果致死；生物制品对公众健康具有实际的或可能的危害；植入类医疗器械（如骨头、韧带、肌腱、软骨、皮肤、角膜等）可能传播病毒。

（2）欧盟

欧盟早在 2004 年就开始组建由各国监管部门、医疗器械制造商和各领域内专家组成的医疗器械警戒工作组，该工作组根据各时期医疗器械安全警戒的要求提出不同的警戒指南。欧盟从 2008 年 1 月 1 日起开始实施新的《医疗器械警戒系统指南》（MEDDEV 2.12-1 第 5 版），其中对“警戒的范围”“警戒报告的时间要求”等进行了修改；引进了“使用错误的报告”，原来欧盟对这些报告要求还不是很严格，新的指南提出了明确的要求；引进了新的“现场安全纠正行动（FSCA）”以及“现场安全通告（FSN）”概念，“现场安全纠正行动”将澄清来自不同国家间对“召回”的认识误区，该词语经过 GHTF SG2 发展，已经写进了 N57R8 法规中。

为此，英国 MHRA 也将出版英国的针对制造商和它们授权代表的医疗器械警戒指南文件，这些指南文件将进一步明确医疗器械的制造商和其授权代表、英国 MHRA 在确保医疗器械不良事件上报、采取现场安全纠正行动、保证不良事件调查的有效性中各自应负有的责任。

---

❶ 王斌. 国际医疗器械安全性信息适时监测和分析研究[J]. 上海食品药品监管情报研究，2009（2）：7.

❷ 黄晓玲，陈英耀，何露洋，等. 美国、欧盟与我国医疗器械不良事件监测体系比较研究[J]. 中国卫生质量管理，2017，24（02）：90-93.

① 主要来源。生产制造商必须就存在瑕疵可能导致死亡或对健康有伤害的医疗器械，以及存在不清晰标志可能导致死亡或伤害的医疗器械向发生地所在成员国主管当局进行报告，调查事故原因并进行分析，填写相应表格提交给主管当局。

② 报告主体

a. 发起人（sponsors）。发起人应向进行临床研究的成员国报告临床研究期间发生的某些不良事件和设备缺陷。如果认为有必要确保对参与临床研究的受试者的高度保护，成员国应有可能终止或暂停调查或撤销对这些调查的授权。此类信息应传达给其他成员国。

b. 制造商。制造商应在上市后阶段发挥积极作用，系统地、积极地从其器械的上市后经验中收集信息，以更新其技术文件并与负责警戒和市场监督活动的国家主管部门合作。为此，制造商应建立一个全面的上市后监督体系，在其质量管理体系下并基于上市后监督计划建立。通过上市后监督收集的相关数据和信息，以及从任何实施的预防和/或纠正措施中吸取的经验教训，应用于更新技术文件的任何相关部分，例如与风险评估和临床评估有关的部分。

c. 成员国。成员国应采取适当措施，提高医疗保健专业人员、用户和患者对报告事件重要性的认识。应鼓励医疗保健专业人员、用户和患者使用统一格式在国家层面报告疑似严重事件。国家主管当局应将任何疑似严重事件通知制造商，如果制造商确认发生了此类事件，有关当局应确保采取适当的后续行动，以尽量减少此类事件的再次发生。

③ 报告时限。根据欧洲议会和理事会条例（EU）2017/745 第 87 条，严重事故的报告和现场安全整改措施如下。

a. 在欧盟市场上销售的器械的制造商，除研究性器械外，应根据第 92 条第（5）和（7）款的规定，向有关主管部门报告下列情况：

(a) 涉及在欧盟市场上销售的器械的任何严重事件，但在产品信息中明确记载、在技术文件中量化并根据第 88 条规定进行趋势报告的预期副作用除外；

(b) 任何有关欧盟市场上销售器械的现场安全纠正措施，若现场安全纠正措施的原因并不仅限于在第三国销售的器械，则包括第三国对在欧盟市场上合法提供的器械所采取的任何现场安全纠正措施。

第一项中提到的报告应通过第 92 条中提到的电子系统提交。

b. 作为一般规则，第 1 款所述的报告期限应考虑到严重事故的严重程度。

c. 制造商应在确定该事件与他们的设备之间的因果关系或这种因果关系是合理的可能性后，立即报告第 1 款（a）中提到的任何严重事件，并且不迟于他们知道该事件后的 15 天。

d. 尽管有第 3 款的规定，在发生严重的公共卫生威胁的情况下，应立即提供第 1 款中提到的报告，并且不迟于制造商知道该威胁后的 2 天。

e. 尽管有第 3 款的规定，在发生死亡或人的健康状况意外严重恶化的情况下，在制造商确定或一旦怀疑设备与严重事件之间存在因果关系后，应立即提供报告，但不得迟于制造商意识到严重事件后的10天。

f. 如有必要确保及时报告，制造商可提交不完整的初始报告，随后提交完整的报告。

g. 如果在意识到潜在的可报告事件后，制造商不确定该事件是否可报告，则其应在第2款至第5款要求的时间内提交报告。

h. 除非紧急情况下制造商需要立即采取现场安全纠正措施，否则制造商应在采取现场安全纠正措施之前报告第1款（b）中所述的现场安全纠正措施，不得无故拖延。

i. 对于同一装置或装置类型发生的类似严重事故，已确定其根本原因或实施现场安全纠正措施，或事故常见且记录良好的，制造商可提供定期总结报告，而不是单独的严重事故报告，前提是第89条第（9）款所述的协调主管当局与第92条第（8）款（a）中所述的主管当局协商，已就定期总结报告的格式、内容和频率与制造商达成一致。如果第92（8）条（a）和（b）中提到单一主管当局，制造商可在与该主管当局达成协议后提供定期总结报告。

④ 数据库。根据欧盟指令，主管当局应有集中的系统来向制造商以及器械使用者和供应者收集不良事件。主管当局将不良事件以及召回数据提交至欧盟医疗器械数据库（EUDAMED），该数据库由欧盟进行日常维护，从成员国获取数据来改善医疗器械上市后的管理机制。EUDAMED是一个非公开数据库，1998年开始成立并使用，但直到2010年才开始对成员国采取强制性的不良事件提交措施。一些成员国主管当局则维护一些独立的医疗器械公开数据库，如英国MHRA提供公开的不良事件及召回信息库。

⑤ 法规。欧盟以法规的形式建立不良事件的报告、收集、评估、公告制度，力求保证医疗器械一旦在上市后出现不良事件，最大限度减少危害，防止同类事故的重复发生，使病人或使用者的安全健康得到保护❶。

欧洲议会和理事会条例（EU）2017/745 2017年4月5日

关于医疗器械，修订指令2001/83/EC、第178/2002号法规（EC）和第1223/2009号法规（EC），并废除理事会指令90/385/EEC和93/42/EEC

（与欧洲经济区相关的文本）

a. 仅在指令90/385/EEC和93/42/EEC附件中规定的制造商的一些义务，如临床评估或警戒报告，应纳入本法规的颁布条款中，以便于其应用。

b. EUDAMED关于市场上设备的电子系统、相关经济运营商和证书应使公众充分了解欧盟市场上的设备。临床调查电子系统应成为成员国之间合作的工具，使赞助者能够在自愿的基础上为几个成员国提交单一申请，并报告严重不良事件、器

❶ 王斌. 国际医疗器械安全性信息适时监测和分析研究[J]. 上海食品药品监管情报研究，2009（2）：7.

械缺陷和相关更新。电子警戒系统应使制造商能够报告严重事件和其他可报告事件，并支持主管当局协调此类事件和对事件的评估。有关市场监督的电子系统应成为主管当局之间交流信息的工具。

c. 制造商应在上市后阶段发挥积极作用，系统地、积极地从其设备的上市后经验中收集信息，以更新其技术文件，并与负责警戒和市场监督活动的国家主管当局合作。为此，制造商应建立一个全面的上市后监督体系，建立在其质量管理体系和上市后监督计划的基础上。通过上市后监督收集的相关数据和信息，以及从任何实施的预防和/或纠正措施中吸取的经验教训，应用于更新技术文件的任何相关部分，例如与风险评估和临床评估有关的部分，还应用于提高透明度。

(3) 日本

日本医疗器械安全性信息监管工作主要由两个部门负责，厚生劳动省（MHLW）与医药品和医疗器械管理局（PMDA）。厚生劳动省承担主要监管工作，负责医疗器械生产、销售和上市的许可认定、保障国民健康、提供医疗保险、医疗服务、保障药品和医疗器械安全等。医药品和医疗器械管理局是独立法人的管理机构，主要负责药品器械认证审查、提供安全对策以及被害救济等工作。

报告疑似不良反应（疫苗接种法）和副作用报告（药品和医疗器械法）已统一到 PMDA，简化了医疗机构的报告工作。

厚生劳动省已将疑似不良反应报告的个别病例的信息组织和调查外包给 PMDA。厚生劳动省将在卫生科学委员会与药事和食品卫生审议会合作评估可疑的不良反应报告后采取必要措施。[1]

① 法律。《确保药品、医疗器械等的质量、有效性和安全性的法律》。（2020 年 9 月 1 日施行的版本）

（副作用等报告）

第六十八条之十　医药品、医药部外品、化妆品、医疗器械或者再生医疗等产品的制造销售商或者外国特例批准取得者，进行其制造销售，或者接受了第十九条之二、第二十三条之二十七或者第二十三条之三十七的承认的医药品、医药部外品、化妆品、医疗器械或再生医疗等产品，如果发现疑似因该产品的副作用或其他原因引起的疾病、残疾或死亡，或疑似因使用该物品而引起的传染病的暴发，或与厚生劳动省条例规定的医药品、准药品、化妆品、医疗器械或再生医疗产品的功效和安全性有关的任何其他事项，厚生劳动大臣应根据厚生劳动省条例进行报告。

开设药局、医院、诊疗所或饲养动物诊疗设施的医生（如牙医）、药剂师、注册销售者、兽医及其他医药相关人员，对于医药品、医疗器械或再生医疗等产品，

---

[1] 关于副反应的信息收集和评估（第 37 回厚生科学审议会预防接种・疫苗分科会预防接种基本方针部会，2020 年 1 月 27 日）。

发现使用这些产品而引起的残疾或死亡或传染病的暴发时，必须向厚生劳动大臣报告该情况。

独立行政法人医药品医疗器械综合机构法（平成 14 年法律第 192 号）第十五条中规定的药品不良反应救济和感染救济补助的申请者所涉及的疾病、残疾以及死亡的信息，PMDA 应进行调查，必须将调查结果报告给厚生劳动大臣。

② 报告主体。医药品、医药部外品、化妆品、医疗器械或者再生医疗等产品的制造销售商或者外国特例批准取得者，开设药局、医院、诊疗所或饲养动物诊疗设施的医生（如牙医）、药剂师、注册销售者、兽医及其他医药相关人员。

③ 成为报告对象的信息。根据 2016 年药政 0325 第 4 号厚生劳动省医药生活卫生局局长的通知《医疗机构等的医药品，医疗器械或再生医疗等产品的副作用，感染症及不良报告的实施要领的修订》，对于因使用药品、医疗器械或再生医学产品而产生的副作用、传染病或缺陷（包括医疗器械或再生医学产品可能导致健康危害的缺陷），在健康和卫生方面这是从防止危害的发生或扩散的观点出发需要报告的信息（事例），具体参照以下项目（事例）。即使与药品、医疗器械、再生医学产品等的因果关系并不总是很清楚，它也可以成为报告的对象。

a. 死亡。

b. 残疾。

c. 可能导致死亡的病例。

d. 可能导致残疾的病例。

e. 需要住院或延长住院治疗的病例（c、d 所列病例）。

f. 以 a 至 e 所列病例为准的危重病例。

g. 先天性疾病或后代异常。

h. 疑似因使用药物、医疗器械或再生医学产品引起的传染病等。

i. 医疗器械或再生医学等产品出现的缺陷中，a 至 g 所列情况等可能发生的情况。

j. a 至 h 所示情况以外的非轻微且无法从所附文件等中预测未知情况的病例。

k. 医疗器械或再生医疗等产品发生故障时，所发生的 a 至 j 的情况下的那些。

④ 报告单位。《确保药品、医疗器械等的质量、有效性和安全性的法律》 第六十八条之十三

a. 厚生劳动大臣可以让 PMDA（以下简称“机构”）整理关于在药品、医药部外品、化妆品、医疗设备或者再生医疗等（除去专门为动物使用的医药品）产品中政令规定的产品的前条第 3 项中规定的信息。

b. 厚生劳动大臣认为有必要进行前条第 1 项的报告或采取措施时，可以让机构根据同条第 3 项的规定，对医药品、医药部外品、化妆品、医疗设备或再生医疗等产品进行调查。

c. 厚生劳动大臣根据第一项规定，委托机构进行信息整理时，涉及第六十八条规定的医药品、医药部外品、化妆品、医疗器械或再生医疗等产品。根据第十一条的规定进行报告的人，不管这些规定如何，都必须按照厚生劳动省令的规定向机构报告。

d. 机构在根据第一项的规定整理信息或根据第二项的规定进行调查时，必须及时根据厚生劳动省令规定，将该信息的整理或调查结果通知给厚生劳动大臣。

⑤ 报告的信息的公布。报告的信息，作为安全对策的一部分，被广泛地公布，在这种情况下，关于设施名和患者的隐私等的部分不公布[❶]。

⑥ 报告时限。报告没有特定的截止日期，但从预防健康危害的发生或传播的角度来看，最好在认识到需要报告的情况下尽快报告。

⑦ 数据库。PMDA 的药品和医疗器械管理局网站（以下简称“PMDA 网站”）中“疑似副作用病例报告信息”，将药品的行列表格式数据与其 CSV 数据结合起来，称为医药品副作用数据库。

（用户义务）部分：用户应根据自己的责任和判断使用本数据库；用户在使用前应了解 ICH/E2B（M2）指南的内容；用户应自费准备使用本数据库所需的所有设备（包括与软件和通讯手段有关的设备）。

⑧ 不良反应救济（日本特色）。日本是 20 世纪饱受药品不良反应之苦最为严重的国家之一，尤其是 60 至 70 年代的肠胃药奎诺仿（chino form）引发亚急性脊髓视神经症（斯蒙病，SMON）、治疗肾炎药物氯喹引发角膜炎导致失明的事件以及氯霉素致再生障碍性贫血事件等在日本都引起了极大震动，从而推动了 ADR 救济制度的建立。

药品不良反应救济制度构成要件如下。

a. 立法。日本在建立 ADR 救济制度以前，对缺陷产品致人损害的赔偿问题以 1975 年制定的《制造物责任要纲试案》为法律依据。随着“反应停”事件和“SMON”事件的发生，这两类药物事故导致的诉讼费过高，加之要认定国家批准药物的责任相当困难，因此提倡设立特定的救济制度。1979 年，日本通过了《医药品副作用被害救济基金法》（*The drug fund for ADR relief Law*）。该法经过多次修订已较完善，现称为《医药品副作用被害救济·促进研发基金法》（*The drug fund for ADR relief and R&D Promotion*）。

b. 组织机构与运作流程。1979 年，日本建立 ADR 救济基金后，救济事务一直由药品安全和研究机构（the Organization for Pharmaceutical Safety and Research，OPSR/Kiko）处理。经过 20 多年的发展，于 2004 年 4 月 1 日，OPSR 与药品和医疗器械审评中心（PMDEC）、日本医疗器械促进协会（JAAME）合并，形成一个统一管理药品、生物制品及医疗器械的机构，即医药品和医疗器械管理局

❶ 有关公开行政机关信息的法律（1999 年法律第 42 号）。

(The Pharmaceuticals and Medical Devices Agency，PMDA)，主管 ADR 救济、药品和医疗器械的审评及上市后的安全性评价工作。ADR 救济申请，可由受害人直接向 PMDA 提出，由 PMDA 转送厚生劳动省（MHLW）下设的药事和食品卫生审议会，无须其他中介机构。PMDA 根据委员会的审议决定支付受害人救济金。如果受害人对案件的审议决定不满意，可以在自申请人知道审判结果的 2 个月内向厚生劳动省申请重新审议。递交的救济申请文件包括申请表格、诊治医生的处方和诊断书，可由医生协助完成。流程如图 3-8 所示。

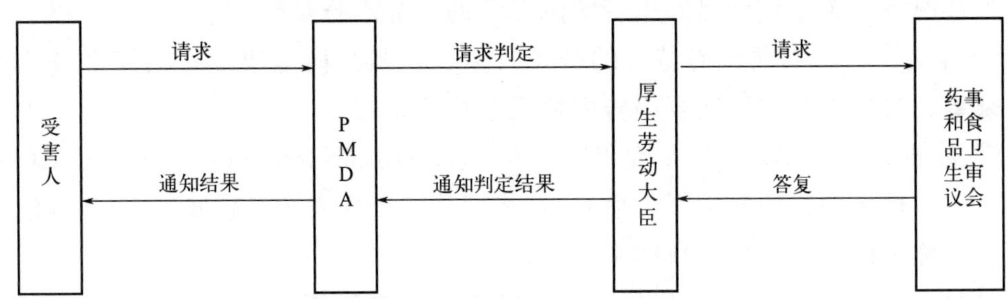

图 3-8 不良反应救济给付流程图

c. 救济条件。日本立法对 ADR 救济条件作出了严格的限定。首先，救济对象并非所有 ADR 受害者，而且要求受害者遭受的伤害必须达到一定程度，即导致疾病（需要住院治疗）、残疾（日常生活显著受限）及死亡者可获得相应的救济。其次，对获得救济的药品做了限制。申请救济的药品是指经 MHLW 许可的药品，包括处方药和非处方药（OTC）。列入 PMDA 公布的《非救济对象药品一览表》中的药品不在救济范围之列，其中包括 110 种抗恶性肿瘤药、免疫抑制药，100 种动物用药、生产专用药品、体外诊断用药。再者，为确保可操作性，该法另设立不列入救济范围的情况，包括：法定预防接种者；药物生产者及销售者损害赔偿责任明确的情况；因生命急救目的超过通常使用剂量导致的损害，而其发生已预先可知；主管机关所要求的特殊疾病药品使用者（癌症和其他特殊疾病使用的医药品为 MHLW 指定的药品）；药品副作用的损害程度轻微或受害者因不适当使用药品所致损害；不属于药品不良反应救济体系内的药品所致的损害[1]。

医疗器械 MAH 制度：医疗器械上市许可持有人是日本医疗器械上市许可的前置主体资格，建立了由总经理、上市后安全负责人和质量保证负责人构成的质量保障“铁三角”，允许生产和上市相分离，分为营销授权持有人和指定营销授权持有人两种类型[2]。

(4) 中国

《医疗器械不良事件监测和再评价管理办法》（国家市场监督管理总局令第 1

[1] 孙骏，唐慧鑫，马爱霞. 日本药品不良反应损害救济制度的建立与实践[J]. 中国药物警戒，2007，(04)：212-215，221.

[2] 胡丽君. 日本医疗器械上市许可持有人启示[J]. 中国食品药品监管，2020，(08)：28-33.

号）将不良事件监测制度的法律层级从规范性文件提升至部门规章，从制度层面进一步明确医疗器械不良事件监测和再评价的企业主体责任和监管部门的监管责任。

依据《医疗器械不良事件监测和再评价管理办法》相关规定，我国的医疗器械监管系统由国家、省、市、县四级药品监管部门组成，形成以卫生行政部门协调领导为补充的监管体系，履行对医疗器械检测工作的全面管理职责。国家药品监督管理局主管全国医疗器械不良事件监测和再评价工作，地方各级药品监督管理部门主管本行政区域内的医疗器械不良事件监测和再评价工作。各级卫生行政机构负责本行政区域内医疗器械使用单位中与医疗器械不良事件监测相关的管理工作。国家各级监测机构负责不良事件监测的具体技术工作。

《医疗器械监督管理条例》第五章“不良事件的处理与医疗器械的召回”，对于医疗器械不良反应监测要求如下：

第六十一条　国家建立医疗器械不良事件监测制度，对医疗器械不良事件及时进行收集、分析、评价、控制。

第六十二条　医疗器械注册人、备案人应当建立医疗器械不良事件监测体系，配备与其产品相适应的不良事件监测机构和人员，对其产品主动开展不良事件监测，并按照国务院药品监督管理部门的规定，向医疗器械不良事件监测技术机构报告调查、分析、评价、产品风险控制等情况。

医疗器械生产经营企业、使用单位应当协助医疗器械注册人、备案人对所生产经营或者使用的医疗器械开展不良事件监测；发现医疗器械不良事件或者可疑不良事件，应当按照国务院药品监督管理部门的规定，向医疗器械不良事件监测技术机构报告。

其他单位和个人发现医疗器械不良事件或者可疑不良事件，有权向负责药品监督管理的部门或者医疗器械不良事件监测技术机构报告。

① 报告主体。持有人、经营企业和二级以上医疗机构等均属于医疗器械不良事件的报告主体，任何单位和个人发现不良事件都有义务上报。

② 报告渠道。国家医疗器械不良事件监测信息系统，报告形式包括可疑即报、系统直报，必要时可越级报告。

③ 报告范围。已上市的医疗器械，在正常使用情况下发生的，导致或者可能导致人体伤害的各种有害或可能有害的事件。导致或者可能导致严重伤害或者死亡的可疑医疗器械不良事件应当报告；创新医疗器械在首个注册周期内，应当报告该产品的所有医疗器械不良事件。

④ 报告时限。根据《医疗器械不良事件监测和再评价管理办法》（国家市场监督管理总局令第 1 号）规定：

第二十五条　持有人发现或者获知可疑医疗器械不良事件的，应当立即调查原因，导致死亡的应当在 7 日内报告；导致严重伤害、可能导致严重伤害或者死亡的应当在 20 日内报告。

医疗器械经营企业、使用单位发现或者获知可疑医疗器械不良事件的，应当及时告知持有人。其中，导致死亡的还应当在 7 日内，导致严重伤害、可能导致严重伤害或者死亡的在 20 日内，通过国家医疗器械不良事件监测信息系统报告。

⑤ 数据库。根据《国家医疗器械不良事件监测信息系统用户操作手册》，为加强医疗器械不良事件监测和再评价工作，落实上市许可持有人不良事件监测和再评价主体责任，保障公众用械安全，贯彻落实《关于深化审评审批制度改革鼓励药品医疗器械创新的意见》、满足《医疗器械不良事件监测和再评价管理办法》有关要求，在对用户方的实际需求进行调研的基础上，建设“国家医疗器械不良事件监测信息系统”。

⑥ 风险评价。《医疗器械不良事件监测和再评价管理办法》第五章“风险控制”中规定：

第四十八条　持有人通过医疗器械不良事件监测，发现存在可能危及人体健康和生命安全的不合理风险的医疗器械，应当根据情况采取以下风险控制措施，并报告所在地省、自治区、直辖市药品监督管理部门：

（一）停止生产、销售相关产品；

（二）通知医疗器械经营企业、使用单位暂停销售和使用；

（三）实施产品召回；

（四）发布风险信息；

（五）对生产质量管理体系进行自查，并对相关问题进行整改；

（六）修改说明书、标签、操作手册等；

（七）改进生产工艺、设计、产品技术要求等；

（八）开展医疗器械再评价；

（九）按规定进行变更注册或者备案；

（十）其他需要采取的风险控制措施。

与用械安全相关的风险及处置情况，持有人应当及时向社会公布。

各国（地区）不良反应监测对比见表 3-24。

表 3-24　各国（地区）不良反应监测对比表

国家（地区）	美国	欧盟	日本	中国
报告主体	FDA 的医疗器械不良事件报告分为两类，一种是强制报告，由制造商、进口商及使用单位提交；另一种是自愿报告，由公众提交	发起人（sponsors）、制造商、医疗保健专业人员、用户和患者	开设药局、医院、诊疗所或饲养动物诊疗设施的医生（如牙医）、药剂师、注册销售者、兽医及其他医药相关人员	持有人、经营企业和二级以上医疗机构等

续表

国家（地区）	美国	欧盟	日本	中国
报告部门	FDA（CDRH）	制造商、成员国主管当局及其相关部门	PMDA、厚生劳动省（厚生劳动大臣）	医疗器械不良事件监测技术机构、药品监督管理部门和卫生主管部门
法规	《联邦法规》（第21章第1270部分）	（EU）2017/745	《确保药品、医疗器械等的质量、有效性和安全性的法律》等	《医疗器械不良事件监测和再评价管理办法》《医疗器械监督管理办法》（2021）

4. 产品召回

（1）美国

《联邦法规》现行版本

第21篇　食品和药品

第一章　卫生及公众服务署食物及药物管理局

第A分章　第七部分　C部分

§7.40至7.59

召回是移除或纠正违反食品药品管理局管理的法律的消费品的有效方法。召回是一项自愿行动，由制造商和分销商履行其职责，以保护公众健康和福祉免受存在伤害或严重欺骗风险或存在其他缺陷的产品的影响。§7.40和§7.41至7.59承认召回的自愿性质，为负责任的企业有效地履行其召回责任提供指导。这些部分还承认，通过为食品药品管理局制定具体的召回程序来监控召回并评估公司努力的充分性，召回是食品药品管理局发起移除或纠正违规分销产品的法院诉讼的替代方案。

召回可由制造商和分销商随时自愿进行，或应食品药品管理局的要求进行。FDA要求公司召回产品的请求是为紧急情况而提出的，并直接提交给对要召回的产品的制造和营销负有主要责任的公司。

§7.41　健康危害评估和召回分类

① 由食品药品管理局科学家组成的特设委员会将对被召回或考虑召回的产品带来的健康危害进行评估，并将考虑但不限于以下因素：

a. 是否因使用该产品而发生任何疾病或伤害；

b. 任何现有条件是否会导致可能使人类或动物面临健康危害的临床情况。所有结论都必须尽可能地以科学文献和/或声明为支撑，这些声明应明确表明关于健康或危害的判定；

c. 评估对预期接触所考虑产品的不同人群（例如儿童、外科患者、宠物、牲畜等）的危害，特别注意那些可能面临最大风险的人群；

d. 评估处于危险中的人群将面临的健康危害的严重程度；

e. 评估危害发生的可能性；

f. 评估危害发生的后果（即时或长期）。

② 在此决定的基础上，食品药品管理局将对召回进行分类，即Ⅰ类、Ⅱ类或Ⅲ类，以表明被召回或考虑召回的产品的相对健康危害程度。

a. 一级召回：指缺陷医疗器械有可能给人体健康带来严重不良后果，或者死亡。

b. 二级召回：指缺陷医疗器械有可能给人体健康带来暂时的不良后果，或者带来严重不良后果的可能性较小。

c. 三级召回：指缺陷医疗器械给人体健康带来不良后果的可能性不大。

第 H 分章　医疗器械

第 810 部分　医疗器械召回管理局

§810.2　定义

召回是指在食品药品管理局认为该器械有合理的可能性会导致严重的、有害的健康后果或死亡的情况下，对该器械进行修正或移除。

B 子部分　强制性医疗器械召回程序

§810.10　停止分销和通知令

如果在向适当的人提供咨询机构的机会后，食品药品管理局发现供人使用的装置有合理的可能性会造成严重的、不利的健康后果或死亡，管理局可发布停止分销和通知令。

§810.13　强制性召回令

如果停止分销和通知令中指定的人员没有要求监管听证或提交机构对该命令的审查请求，或者如果食品和药品专员或会议主持人拒绝听证请求，或者，如果在根据§810.11 进行监管听证会或根据§810.12 完成机构对停止分销和通知令的审查后，FDA 确定应修改该命令，要求召回与该命令相关的设备，FDA 应修改该命令，要求召回该设备。食品药品管理局应在发布停止分销和通知令后的 15 个工作日内（如果未要求监管听证或机构对该命令进行审查），或在拒绝听证请求后的 15 个工作日内，或在完成§810.11 规定的监管听证后的 15 个工作日内，或在收到根据§810.12 对停止分销和通知令进行审查的书面请求后 15 个工作日内，修改该命令，要求召回。

(2) 欧盟

欧洲议会和理事会条例（EU）2017/745　2017 年 4 月 5 日

第十条　制造商的一般义务

① 认为或有理由认为其投放市场或投入使用的设备不符合本规定的制造商，应立即采取必要的纠正措施，使器械符合要求，并适时收回或召回。他们应通知有关器械的经销商，并适时通知授权代表和进口商。

如果该器械存在严重风险，制造商应立即通知其提供该器械的成员国的主管当局，并在适用的情况下，通知根据第56条为器械颁发证书的通知机构，告知其不符合要求的情况并要求其采取纠正措施。

② 应主管当局的要求，制造商应以有关成员国确定的官方欧盟语言向其提供证明装置符合性所需的所有信息和文件。制造商注册营业地所在成员国的主管当局可要求制造商免费提供装置样品，如不可行，则授予其器械访问权。应主管当局的要求，制造商应与主管当局合作，采取纠正措施以消除风险，如果不可行，则减轻其投放市场或投入使用的器械所带来的风险。

如果制造商不合作或提供的信息和文件不完整或不正确，主管当局可采取一切适当措施，禁止或限制器械在其国内市场上销售，以确保保护公众健康和患者安全，在制造商合作或提供完整和正确的信息之前，将器械从该市场撤回或召回。

第十四条　分销商的一般义务

经销商如果认为或有理由相信他们在市场上提供的器械不符合本条例的规定，应立即通知制造商，并在适用时通知制造商的授权代表和进口商。分销商应与制造商和（如适用）制造商授权代表及进口商合作，并与主管当局合作，以确保采取必要的纠正措施，使该器械符合要求，并酌情撤回或召回。如果经销商认为或有理由认为该设备有严重的风险，也应立即通知其提供该设备的成员国的主管当局，特别是详细说明不符合规定的情况和采取的任何纠正措施。

第九十五条　处理对健康和安全造成不可接受风险的装置的程序

第九十七条　其他不遵守规定的情况

第九十八条　预防性健康保护措施

(3) 日本

2014年11月21日《关于医药品、医疗器械等的回收》（药食法1121第10号）

第一条　制度的宗旨

经修订的《药事法》第68-11条规定，获得出口药品或医疗器械等生产、销售批准的人员（以下简称“生产企业和供应商等”）召回其生产、销售、制造或获得批准的药品或医疗器械等时[根据本法第70条第（1）款的规定下令召回的除外]，在这种情况下，公司应向厚生劳动大臣报告它已开始收集的事实和收集的状况。

为了防止因发生了某种不良反应或故障（以下简称“不良反应”）的医药品、医疗器械等引起的保健卫生上的危害的发生或扩大，行政部门应尽早掌握该不良医药品、医疗器械等与自主回收相关的信息，并向相关人员提供适当的回收措施和必需信息指导制造销售商等。因此，该规定在从制造销售商等开始回收时要求报告的同时，根据需要也要求报告回收的状况。

第二条　医药品、医疗器械等的回收的基本想法

(1) 回收的定义

所谓“回收”，是指收回由制造商或经销商生产、销售或接受批准的医药产品或医疗器械，包括“修改”和“患者监控”，不包括“库存处理”和“现货交换”。它也不包括制造商、分销商等在新产品上市时收回没有质量、疗效或安全问题的旧产品。

“修改”是指医疗器械的制造商等进行其制造销售，制造或将获得批准的医疗器械物理上不移动到其他场所，进行修理、改良、调整、废弃或监视。就医疗器械计划而言，它意味着用一个不会引起质量、疗效和安全问题的新计划来取代或修改该计划。

(2) 召回的分类定义

在进行召回时，应根据使用有缺陷的药品或医疗器械对健康造成的风险程度，为每个单独的召回项目分配一个Ⅰ、Ⅱ或Ⅲ的编号（以下简称“等级分类”），具体如下。

① 第Ⅰ类：指使用该产品等可能导致严重健康危害或死亡的情况。

② 第Ⅱ类：指使用该产品可能对健康造成暂时性或医学上可治愈的损害的情况，或使用该产品不可能对健康造成严重损害的情况。

③ 第Ⅲ类：指产品的使用等不可能对健康造成损害的情况。

《确保药品、医疗器械等的质量、有效性和安全性的法律》（2020 年 9 月 1 日施行的版本）

（回收报告）

第六十八条之十一　医药品、医药部外品、化妆品、医疗设备或者再生医疗等产品的制造销售商、外国特例批准取得者或者第八十条第一项到第三项规定的出口用医药品、医药部外品、化妆品、医疗设备或者再生医疗等产品的制造商，进行该产品销售制造或者回收第十九条之二、第二十三条之二十七或者第二十三条之三十七承认的医药品、医药部外品、化妆品、医疗设备或者再生医疗等产品时（除接受第七十条第一项的规定的命令进行回收时），根据厚生劳动省令的规定，必须向厚生劳动大臣报告开始回收的意愿以及回收的状况。

(4) 中国

2017 年 2 月《医疗器械召回管理办法》国家食品药品监督管理总局

主要内容如下。

一是明确召回定义和分级。医疗器械召回是指医疗器械生产企业按照规定的程序对其已上市销售的某一类别、型号或者批次的存在缺陷的医疗器械产品，采取警示、检查、修理、重新标签、修改并完善说明书、软件更新、替换、收回、销毁等方式进行处理的行为。根据医疗器械召回的启动情况不同，医疗器械召回分为主动召回和责令召回。根据医疗器械缺陷的严重程度，医疗器械召回分为三级。一级召回为使用该医疗器械可能或者已经引起严重健康危害的；二级召回为使用该医疗器械可能或者已经引起暂时的或者可逆的健康危害的；三级召回为使用该医疗器械引起危害的可能性较小但仍需要召回的。

二是明确生产企业产品召回责任要求。医疗器械生产企业应当建立健全医疗器械召回管理制度，根据具体情况确定召回级别，科学设计召回计划并组织实施。医疗器械生产企业作出医疗器械召回决定的，一级召回应在 1 日内，二级召回应在 3 日内，三级召回应在 7 日内，通知到有关医疗器械经营企业、使用单位或者告知使用者。医疗器械经营企业、使用单位应当积极协助医疗器械生产企业进行召回。

三是明确境外企业产品召回责任要求。进口医疗器械的境外制造厂商在中国境内指定的代理人应当将仅在境外实施医疗器械召回的有关信息及时报告监管部门。❶

2021 年 2 月《医疗器械监督管理条例》国务院

第六十七条　医疗器械注册人、备案人发现生产的医疗器械不符合强制性标准、经注册或者备案的产品技术要求，或者存在其他缺陷的，应当立即停止生产，通知相关经营企业、使用单位和消费者停止经营和使用，召回已经上市销售的医疗器械，采取补救、销毁等措施，记录相关情况，发布相关信息，并将医疗器械召回和处理情况向负责药品监督管理的部门和卫生主管部门报告。

医疗器械受托生产企业、经营企业发现生产、经营的医疗器械存在前款规定情形的，应当立即停止生产、经营，通知医疗器械注册人、备案人，并记录停止生产、经营和通知情况。医疗器械注册人、备案人认为属于依照前款规定需要召回的医疗器械，应当立即召回。

医疗器械注册人、备案人、受托生产企业、经营企业未依照本条规定实施召回或者停止生产、经营的，负责药品监督管理的部门可以责令其召回或者停止生产、经营。

各国（地区）医疗器械召回对比见表 3-25。

表 3-25　各国（地区）医疗器械召回对比表

国家（地区）	美国	欧盟	日本	中国
召回分类	自愿召回 强制召回	无	无	主动召回 责令召回
召回主体	自愿召回——制造商 强制召回——FDA	制造商	制造商	主动召回——制造商 责令召回——药品监督管理部门
召回分级	Ⅰ级，Ⅱ级，Ⅲ级	无	Ⅰ类，Ⅱ类，Ⅲ类	Ⅰ级，Ⅱ级，Ⅲ级

❶ 国家药监局医疗器械注册管理司　医疗器械监督管理司. 我国医疗器械监管法规制度体系日趋完善[N]. 中国医药报，2022-06-01（002）.

5. 追溯

(1) 美国

① 追溯模式：依托统一的器械产品标识编码标准，在高风险医疗器械供应链的各节点企业配备信息管理系统，储存交易数据和器械使用数据。

② 追溯重点：确保产品的身份信息能够被供应链的各环节正确获取和反馈。

③ 法规要求：《医疗器械追溯要求（2010）》对生产商、各级医疗器械经销商、医疗机构的要求如下所述。

a. 生产商：自行建立一套具有标准操作流程的追溯方法，保证可在3个工作日内将未使用的医疗器械相关信息和在10个工作日内将已使用的医疗器械相关信息提交给管理部门，确保追溯方法得到有效实施，在医疗器械上市后定期接受审核。

b. 各级医疗器械经销商：担负报告和保存记录的职责，收集、保存和报告所经营医疗器械产品的相关信息。发生问题时主动与生产商联系，报告以下信息：经销商名称及地址；相关器械的批号、规格型号、序列号；收到器械的时间及提供器械的人员信息等。

c. 医疗机构：职责等同于最终经销商，需要提供以下信息：最终患者的个人信息；接受治疗的时间；器械的取出、退回、永久性改变和报废时间。

④ 追溯系统

a. 医疗器械唯一标识（unique device identification，UDI）：是一种在医疗器械产品或包装上附载，由数字、字母或符号组成的代码，用于对医疗器械进行唯一性识别。

b. 组成部分：器械标识静态信息（DI）和生产标识动态信息（PI），其中动态部分可包括产品的批次号或序列号。

c. 全球医疗数据库（GUDID）：2013年9月FDA发布《医疗器械唯一标识——最终条例》，旨在建立一套可在上市和使用过程中充分标识医疗器械的系统，统一医疗器械身份标识，由全球医疗数据库（GUDID）统一存储和发布。

⑤ 第三方追溯服务平台：由于GUDID数据库不采集产品的动态生产数据，不具备对产品进行追溯的功能，在流通和使用环节仍然需要借助企业自建的追溯系统或第三方建设的信息化追溯系统来管理批次号和序列号等动态信息，从而掌握单个器械本身的轨迹信息。美国存在多家第三方追溯服务平台，例如Rfxcel等。美国FDA鼓励美国市场化的服务商为产品提供类似的追溯服务，并对这类第三方服务商在平台系统建设、追溯法规合规和数据安全等方面定期监督、提供指导。为无能力建设自有追溯系统的中小型生产企业提供符合追溯法规要求的选择。[1]

---

[1] 马进. 欧美药械追溯系统对我国医疗器械追溯的启示[J]. 中国医疗器械信息，2020，26（19）：4-6，24.

⑥ 发码机构：国际物品编码组织（GS1）、国际血库自动化委员会（ICCBBA）、健康行业商业交流委员会（HIBCC）。

(2) 欧盟

与美国类似，欧盟也使用UDI对医疗器械进行唯一标识。

① 法规要求：2017年5月欧盟医疗器械新法规MDR[Regulation（EU）2017/745]和体外诊断器械新法规IVDR[Regulation（EU）2017/746]正式颁布，替代了原有的三大指令。欧盟MDR和IVDR对UDI的总体要求以及运营商的义务如下。

欧盟的医疗器械指令Medical Device Directives Revision（2012）Article 24中规定了，除定制或用于实验的医疗器械都需要使用UDI系统。

② 分类要求：2012年2月，欧洲医疗器械行业组织（Eucomed）发布了《基于风险管理的不同包装级别医疗器械UDI标识要求》，该文件基于欧盟医疗器械分类Ⅲ、Ⅱb、Ⅱa和Ⅰ类，提出了不同包装等级下UDI的标识要求。

③ 时限：2020年5月26日，新的MDR法规将在欧盟各成员国强制实行。从2023年5月到2025年5月，UDI赋码合规将在Ⅱa/b类和Ⅰ类医疗器械上推广。同期进行的还有体外诊断器械上A、B、C、D体外诊断器械标签的推广，其截止日期为2027年5月。

④ 追溯系统：MDR（EU）2017/745法规第27条和IVDR（EU）2017/746法规第24条均对UDI做出了规定：UDI由UDI-DI（器械标识符）和UDI-PI（生产标识符）组成。

鉴于UDI标识提高器械产品在流通中的透明性和可追溯性，欧盟将建立包含器械认证信息和临床研究、警戒和上市后检测信息的可公开访问的EUDAMED数据库，制造商使用的UDI标识必须在欧洲医疗器械数据库（EUDAMED）中完成注册。

⑤ 发码机构：国际物品编码组织（GS1）、国际血库自动化委员会（ICCBBA）、健康行业商业交流委员会（HIBCC）、德国医药产业信息中心（IFA）。

(3) 日本

日本未建立成熟的医疗器械追溯系统。

日本厚生劳动省自2002年起，每年会对医疗器械的信息化进展情况进行调查。2007年6月，日本厚生劳动省推行法规改革，推进3年计划，并于2008年3月发布《关于对医疗器械等的条形码显示实施的通知》，主要目的是提高物流和医保结算效率。通知发布后3年时间内，日本按照医疗器械风险等级逐步推进，并由医疗信息系统开发中心建立了数据库，登记与医疗器械条形码相关联的信息。根据2018年日本国内调研显示，医疗器械产品外箱的赋码率已达到96%，单个医疗器械包装的赋码率为88%，数据库字段上传率为77%，数据库字段约为100万条。值得注意的是，日本是以通知的形式提出的UDI相关要求，主要是靠配送、销售和医保报销结算等后方推动。

(4) 中国

2019 年 7 月，国家药监局和国家卫生健康委员会联合印发《医疗器械唯一标识系统试点工作方案》，UDI 进入试点阶段。参与第一批 UDI 系统试点的单位覆盖面广，包括 200 多家医疗器械生产经营企业和使用单位，后续又有多家企业和使用单位主动参与 UDI 试点，试点单位涵盖了医疗器械源头生产到临床使用的全链条，确保能够对 UDI 系统进行充分验证。

作为 UDI 系统重要组成部分的 UDI 数据库于 2019 年 12 月 10 日正式上线，参与试点的生产企业开始上传 UDI 数据。2020 年 3 月 31 日起国家药监局开放医疗器械唯一标识数据库共享功能，社会公众、医疗器械生产经营企业和医疗机构等各方可通过查询、下载、接口对接三种方式查询使用。UDI 数据库的开放为试点工作提供了重要的平台支撑。

经过一年多的试点，UDI 系统建设方法和路径已经得到有效验证，试点成效显著。

2019 年 7 月国务院办公厅印发《治理高值医用耗材改革方案》，明确要求国家药监局、国家卫生健康委员会、国家医保局联合制定《医疗器械唯一标识系统规则》（以下简称《规则》）。同年 8 月，《规则》正式发布，同年 10 月 1 日开始实施。随着国务院和所属部门一系列工作紧锣密鼓地推进，UDI 系统法规的顶层设计和建立完成。

2020 年，UDI 相关的标准体系构建工作也取得进展，UDI 的基本要求、系统基础术语、数据库基本数据集和数据库填报指南等行业推荐性标准已经生效，这些工作为政策和法规的实施奠定了必备基础。

2021 年 1 月 1 日起，第一批医疗器械产品的唯一标识工作开始正式实施，标志着医疗器械唯一标识（unique device identification，简称 UDI）工作从试点探索阶段进入正式实施阶段，纳入第一批产品目录的 9 大类 69 个品种的医疗器械必须满足 UDI 相关法规要求。

2021 年 3 月 18 日国务院发布了新修订的《医疗器械监督管理条例》，明确规定医疗器械注册申请人、备案人应当确保所提交资料的真实性、完整性和可追溯性；并在医疗器械应当使用的符合国务院食品药品监督管理部门制定的医疗器械通用名称中，增加唯一标识码的要求，对不良事件的召回要求作出更加详细的规定，加强监察手段。基于 UDI 的信息化追溯系统的建设和运行，将推动医疗器械全供应链数字化管理的快速升级。

发码机构：中国物品编码中心（GS1 中国）、中关村工信二维码技术研究院和阿里健康技术（中国）有限公司。

各国（地区）医疗器械追溯对比见表 3-26。

表 3-26　各国（地区）医疗器械追溯对比表

国家（地区）	美国	欧盟	日本	中国
追溯模式	UDI	UDI	未建立成熟体系，以通知方式提出 UDI 要求	UDI
数据库	全球医疗数据库（GUDID）	欧洲医疗器械数据库（EUDAMED）	无	医疗器械唯一标识管理信息系统

第二节　模式演进

一、美国

（一）监管理念

无改动。

（二）监管系统结构

1. 政府监管系统

美国的政府监管始于 20 世纪 70 年代。1975 年，一种名为 Dalkon Shield 的宫内装置导致 200 例败血症中期流产和 11 例产妇死亡，促使了 1976 年《医疗器械修正案》的通过，赋予了 FDA 监管医疗器械的权力[1]。

1977 年，医疗器械和诊断产品局更名为医疗器械局。

1982 年，FDA 监管医疗器械和辐射产品的单位合并为器械和辐射健康中心（CDRH）。

CDRH 和 FDA 监管事务办公室（ORA）一起负责医疗器械的监管。

2. 法规标准体系

美国于 1938 年将医疗器械纳入美国食品药品管理局（Food and Drug Administration，FDA）的管理范围，1968 年发布《辐射控制促进健康和安全法案》（*Radiation Control for Health and Safety Act*）。严格地说，对医疗器械的系统管理，应从 1976 年发布《医疗器械修正案》（*The Medical Device Amendments*，MDA）算起，该法案同时提出了医疗器械的上市前和上市后的管理，具有非同一般的现实意义。

此后 30 年间，FDA 又制定了一系列的法规和法案，并与 FDCA 中第五章医疗

[1] Maak T G，Wylie J D. Medical Device Regulation[J]. Journal of the American Academy of Orthopaedic Surgeons，2016，24 (8)，537-543.

器械部分配合，以完善其法规体系。

(1) 1938 年《联邦食品、药品和化妆品法案》

① 授权 FDA 对医疗产品进行监管的主要法规（首次增加了对器械的管理）。

② 将州际贸易的禁令扩大到品牌错误和掺假的化妆品和治疗医疗器械。

(2) 1968 年《辐射控制促进健康和安全法案》

① 旨在最大限度地减少暴露于电子产品辐射和强磁场。

② 为放射性产品（如诊断 X 射线机、MRI、微波、超声波或透析设备、紫外线设备和激光设备）创建了性能标准。

(3) 1976 年《医疗器械修正案》

① 将《联邦食品、药品和化妆品法案》的监管范围扩大了三分之一——确保医疗器械的安全性和有效性。

② 扩展了医疗器械的定义。

③ 根据比较风险将医疗器械分为三类（Ⅰ类、Ⅱ类、Ⅲ类）。

④ 为新医疗器械（1976 年 5 月 28 日之前未上市或已显著修改的器械）建立监管路径以进入市场：上市前批准（PMA）和上市前通知[510(k)] ——明确上市前审评程序、上市前批准（PMA）所需的证明其产品安全性和有效性的证据。

⑤ 建立研究性器械豁免机制（IDE）。

⑥ 制定了几个关键的售后市场要求：向 FDA 注册机构和上市器械，药品生产质量管理规范（GMPs），以及报告涉及医疗器械的不良事件。

⑦ 授权 FDA 禁止器械。

(4) 1990 年《医疗器械安全法案》(SMDA)

① 改进了对器械的售后市场监控——要求医院和疗养院等用户设施报告涉及医疗器械的不良事件，授权 FDA 要求制造商对永久植入的器械进行上市后监控，如果器械故障可能导致永久性伤害或死亡。

② 授权 FDA 下令召回器械，并对违反 FDCA 的行为实施民事处罚。

③ 定义了实质性的等价性[通过 510(k) 程序营销器械的标准]。

④ 修改了绩效标准的制定、修订或撤销程序。

⑤ 创建人道主义使用器械（HUD）/人道主义器械豁免（HDE）计划，以鼓励开发针对罕见疾病的器械（如果某种医疗器械的目的在于治疗或诊断某种疾病或病症，且该疾病或病症每年在美国影响的患者人数不超过 4000 名，则该器械可申请获得人道主义用途器械（humanitarian use device，简称 HUD）资格，并通过 HDE 途径得到审评，以满足罕见病患者的医疗需求）。

(5) 1992 年《乳腺造影质量标准法》(MQSA)

要求乳腺造影设施必须经过认证，并经联邦认证符合质量标准——经过初步认证后，设施必须通过联邦或州检查员的年度检查。

(6) 1997 年《食品和药品管理现代化法案》(FDAMA)

① 为上市前审查制定了“最不繁琐”的规定。

② 创建了经认可的第三方对某些器械进行初始市场前审查的选项。

③ 允许在新版本器械的上市前提交材料中使用器械早期版本研究的数据。

④ 提供对调查器械的扩大访问。

⑤ 建立了 *De Novo* 计划，通过该计划，新型低到中度风险器械可以分为Ⅰ类或Ⅱ类，而不是自动将其分类为Ⅲ类。

(7) 2002 年《医疗器械使用费用和现代化法案》(MDUFMA)

① 授权 FDA 对部分医疗器械上市前提交收取用户费用，以帮助 FDA 提高医疗器械上市前提交审查的效率、质量和可预测性。

② 颁布小企业决策（SBD）计划，允许降低符合条件的小型企业的上市前批准费。

③ 为某些上市前提交的决定创建了 FDA 绩效目标。

④ 为“再处理”器械制定了新的监管要求。

⑤ 医疗器械公司授权电子注册。

⑥ 成立组合产品办公室。

(8) 2007 年《食品药品管理局修正法案》(FDAAA)

① 重新授权医疗器械用户费用（MDUFA Ⅱ），包括改进上市前审核时间。

② 要求所有注册和上市均以电子方式进行。

③ 要求 FDA 建立唯一的医疗器械识别（UDI）系统，要求器械标签带有唯一标识符。

(9) 2012 年《食品和药品管理安全和创新法案》(FDASIA)

① 重新授权医疗器械用户费用计划（MDUFA Ⅲ），包括改进上市前审核时间，并添加与行业共享结果目标。

② 创建直接 *De Novo* 通路，允许将新型低到中度风险器械分类为Ⅰ类或Ⅱ类（而不是Ⅲ类），无需首先提交 510(k)。

③ 更改与不赞成 IDE 相关的标准。

④ 允许 FDA 与外国政府合作，协调监管要求。

⑤ 要求 FDA 在提交重大决定的持有人提出要求时提供实质性摘要。

⑥ 扩大在上市前审查中适用“最不繁琐”原则的范围。

(10) 2016 年《21 世纪治愈法案》

① 授权制定或修订旨在加快患者获得新医疗器械的政策和流程，包括：

a. 将 FDA 的突破性器械快速审查计划编码为法律；

b. 扩大在上市前审查中适用“最不繁琐”原则的范围，简化器械免于上市前通知[510(k)] 要求的流程；

c. 在美国，每年获得人道主义使用器械（HUD）称号所需的人口估计从“少于 4000 人”增加到“不超过 8000 人”；

d. 允许使用中央机构审查委员会（IRB）监督，而不是只要求地方 IRB 进行 IDE 和 HDE 活动；

e. 要求 FDA 修订组合产品的法规；

f. 将提交承认/不承认标准的请求的过程编纂成法律。

② 通过定义是否作为器械进行监管的医疗软件类别，明确了如何对某些数字医疗产品进行监管。

(11) 2017 年《食品药品管理局再授权法案》(FDARA)

① 重新授权医疗器械用户费用计划（MDUFA Ⅳ），包括改进上市前审查时间，以及投资国家卫生技术评估系统（NEST）和患者投入等战略举措。

② 授权器械机构基于风险的检查计划，并规定与器械设置检查相关的其他流程改进。

③ 将附件分类与器械分类分割。

④ 要求 FDA 至少进行一个试点项目，探索真实证据如何改善售后监控。❶

(12) 2023 年医疗器械用户费用修正案 (MDUFA Ⅴ)❷

① 2017 年医疗器械用户费用修正案（MDUFA Ⅳ）涵盖的时间为 2017 年 10 月 1 日至 2022 年 9 月 30 日。FDA 的器械和放射健康中心（CDRH）准备了一系列视频，重点介绍迄今为止该中心取得的重大进展，执行和超越 MDUFA Ⅳ 承诺。这些成就有助于推进中心保护和促进公共卫生的使命，并确保患者和提供者能够及时和持续地获得安全、有效和高质量的医疗设备。

② 美国食品药品管理局（FDA）宣布了关于重新授权 2023 至 2027 财年医疗器械用户费用修正案（MDUFA Ⅴ）的公开会议。FDA 需要通过新立法在未来财政年度继续收取医疗器械计划的用户费用。

3. 社会共治系统

以美国医疗器械促进协会（AAMI）为例进行介绍美国的社会共治系统。美国医疗器械促进协会（AAMI）是一个成立于 1967 年的非营利组织。它是一个由 9000 多名专业人士组成的多元化社区，其使命是开发、管理和使用安全有效的健康技术。AAMI 是医疗器械行业的国家和国际共识标准的主要来源，也是医疗技术和灭菌专业人员的实用信息、支持和指导的主要来源。

AAMI 领导着开发、管理和使用安全有效的健康技术的全球合作，主要职能为：

① 支持成员通过提高卫生技术的安全性和有效性来改善患者的护理；

② 公开有效地共享信息，以重视社区的多面性；

---

❶ A History of Medical Device Regulation & Oversight in the United States（FDA 官网）。

❷ Virtual Public Meeting - Medical Device User Fee Amendments for Fiscal Years 2023 Through 2027（FDA 官网）。

③ 以卓越的道德和专业标准为社区服务；

④ 营造相互信任和包容的环境，尊重每个人，同时鼓励合作；

⑤ 在所做的一切事务中提供最高水平的质量。

1965 年，AAMI 成立。从事广告业务的 Robert D. Hall 和 Robert J. Allen，为了招募医疗器械制造商，提交了创建 AAMI 的组织章程，并开始招募医生进入董事会。

1966 年 9 月 1 日，AAMI 出版了第一份新闻简报。1966 年 7 月在马萨诸塞州波士顿举行了第一次 AAMI 年会，名为 MEDAC 66。1996 年 AAMI 的第一位执行董事约翰・波斯特（John Post）受聘。1966 年美国医学会杂志《医疗器械》（*Medical Instrumentation*）第一期于 7 月出版。

1969 年，AAMI 举办了由美国国立卫生研究院资助的“全国医疗器械会议”。这次会议导致了库珀报告（Cooper Report）的发布，该报告概述了立法的实践背景和框架，该立法最终在 1976 年的医疗器械法中获得批准。

1977 年，AAMI 被 ANSI 认证为国家标准组织，并在一年后发布了其首个获得 ANSI 认可的美国国家标准——电子医疗器械的安全电流限值（safe current limits for electromedical apparatus）。

1993 年，AAMI 被任命为新的 ISO 质量管理委员会的秘书处。AAMI 在 ISO/TC 210 方面的领导地位帮助开创了医疗器械制造的新纪元，有助于定义重要的流程，支持规范框架，并带来更安全的器械和更好的患者护理。

2007 年，当年的 AAMI 标准突破 150 大关。超过 50%的人采用 ISO 和 IEC 标准——这是 1990 年计划扩展到国际标准的主要目标之一。[1]

从 AMMI 的发展历史可以看出，AMMI 在医疗器械的 ISO/IEC 标准制定和全球推广中起到了重要的作用，协会还积极参与政策的制定，创办杂志增强协会的影响力，注重和 FDA 等政府部门的合作，开展相关培训和教育以促进标准的使用。

（三）监管方法

根据 1976 年《医疗器械修正案》，美国对医疗器械的产品准入实行分类管理，关于器械安全和有效性的信息的详细摘要都要求提交给 HHS 部长。1997 年，《食品和药品管理现代化法案》（FDAMA）规定，部长可以通过命令要求制造商采用一种跟踪第二类或第三类器械的方法，对产品准入和不良反应监测则施行了部分豁免。之后颁布的法案则进一步对监管方法进行了简化，监管方法变化见表 3-27。

---

[1] Michael J. Miller，JD. 40 Years of People，Progress，and Patient Safety[M]. Association for the Advancement of Medical Instrumentation，2007.

表 3-27 美国监管方法演进

指标	1938—1976 年	1977—1997 年 食品和药品管理现代化法案（FDAMA）	1998—现行
产品准入	第Ⅰ类 一般控制 第Ⅱ类 性能标准 第Ⅲ类 上市前批准 部长归类（卫生与公众服务部部长）	510（k）豁免 HHS 部长进行分类	第三方检查 （授权 FDA 认可的人检查合格的第Ⅱ类和第Ⅲ类器械制造商） 510（k）豁免程序简化
生产准入	—	—	机构注册
经营准入	—	—	机构注册
召回	—	—	FDA 发布命令
追溯	—	HHS 部长命令	FDA 命令
不良反应监测	HHS 部长颁布条例	HHS 部长命令对任何Ⅱ类或Ⅲ类器械进行市场后监督或部长与制造商协商	对部分符合 FDCA 第 522 条规定的Ⅱ类和Ⅲ类医疗器械进行上市后监督

二、欧盟

（一）监管理念

1993 年 6 月 14 日关于医疗器械的理事会指令 93/42/EEC 中提到：鉴于医疗器械应向患者、用户和第三方提供高水平的保护，并达到制造商赋予的性能水平，因此，维持或提高成员国达到的保护水平是本指令的基本目标之一；鉴于确认符合基本要求可能意味着必须由制造商负责进行临床调查，而为了进行临床调查，必须规定适当的手段来保护公共卫生和公共秩序。

2017 年 4 月 5 日欧洲议会和理事会关于医疗器械的法规（EU）2017/745 中提到：理事会指令 90/385/EEC 和理事会指令 93/42/EEC 构成了除体外诊断医疗器械之外的医疗器械的欧盟监管框架，但是，需要对这些指令进行根本性修订，以建立健全、透明、可预测和可持续的医疗器械监管框架，确保高水平的安全和健康，同时支持创新。该条例旨在确保医疗器械内部市场的平稳运行，以高水平保护患者和使用者的健康为基础。

由此可见，欧盟制定医疗器械相关指令和法规，一直以保护公众健康为前提。

（二）监管系统结构

1. 政府监管系统

20 世纪 80 年代后期，只有法国、德国、意大利和英国 4 个国家为医疗器械引入了特殊监管机制。其他国家仅仅对药品的监管是完备的，特别是在灭菌设备中，直接使用药品监管方式的趋势愈发明显。

直到20世纪90年代，各个国家才有了自己的器械评估方法。为了规范复杂的市场，欧盟指令概述了医疗器械（和其他商业商品）在任何一个成员国获得符合欧洲标准（CE）标志后可以在所有欧盟成员国销售的要求。

成员国的器械审批由各国名为“主管当局”的政府机构监督，如英国的药品和保健品监管机构，以及法国的保健品安全局。风险最低的器械交给主管当局，主管当局可以进行检查以确认制造标准，并审查其技术文件。对于复杂器械的审批，则由公告机构处理。公告机构是独立的公司，专门评估产品（包括医疗器械）的CE标志，具体涵盖器械的类型由主管当局指定。❶

2. 法规标准体系

欧洲于二十世纪九十年代初首次引入关于医疗器械的立法，作为所谓“新方法”法律框架的一部分。在此之前，欧洲货物贸易法律框架由国家当局制定单独的技术立法集组成，这通常与邻国不同。从本质上讲，新方法意味着只要产品符合立法的“基本要求”，就可以在欧洲境内进行交易。

欧盟在医疗器械领域有以下三个指令。

① 有源植入医疗器械指令（Council Directive 90/385/EEC），简称AIMD。已于1993年1月1日生效，于1995年1月1日强制实施。

② 医疗器械指令（Directive 93/42/EEC），简称MDD。已于1995年1月1日生效，1998年6月14日强制实施。

③ 体外诊断器械指令（Directive 98/79/EC），简称IVDD。于1998年12月7日生效，于2003年12月7日强制实施。

医疗器械指令93/42/EEC于1993年6月首次发布，并于一个月后生效，此后进行了五次修订/规定：

① 1998年12月7日，指令98/79/EC（M1）；

② 2000年12月13日，指令200/70/EC（M2）；

③ 2002年1月10日，指令2001/104/EC（M3）；

④ 2003年10月31日，第1882/2003号条例（M4）；

⑤ 2007年9月21日，指令2007/47/EC（M5）。

多年来，还发布了另外两项指令，以重新分配某些类型器械的风险分类：

① 2003年2月3日，指令2003/12/EC关于在关于医疗器械的指令93/42/EEC框架内重新分类乳房植入物；

② 2005年8月11日，指令2005/50/EC关于在关于医疗器械的指令93/42/EEC框架内重新分类髋、膝和肩关节置换物。

---

❶ Kramer, D B, Xu S, Kesselheim A S. Regulation of medical devices in the United States and European Union[J]. New England Journal of Medicine, 2012, 366 (9), 848-855.

MDD 和 AIMD 是欧盟目前关于医疗器械的立法。经过欧盟委员会、议会和理事会的广泛工作，新的医疗器械法规（MDR 2017/745）于 2017 年 5 月 5 日发布，计划实施日期为 2020 年 5 月 26 日。该法规的过渡期在文本中定义为自正式出版之日起三年。自 2020 年 5 月 26 日起，根据现行指令 90/385/IEC（有源植入式医疗器械）和 93/42/EEC（医疗器械）向公告机构发布的任何通知将失效。

修订当前指令 90/385/EC 和 93/42/EEC 的原因是需要建立一个强大、透明、可预测和可持续的医疗器械监管框架，确保高水平的安全和健康，同时支持创新。此外，还提到要确保医疗器械内部市场的平稳运行，以高水平保护患者和使用者的健康为基础，并考虑到小规模的医疗器械市场。❶

3. 社会共治系统

由欧盟组织并由成员国代表组成的医疗器械委员会对器械指令具有特定的监管权力。政策由医疗器械专家组（MDEG）协调，据说“涵盖所有利益相关者”。其成员包括贸易联合会、CEN、CENELEC、NB（公告机构）和患者组织的代表。目前没有来自欧洲医学协会的成员，尽管 EC 表示该协会之前已被邀请。

公告机构组（NB-MED）和公告机构操作组（NBOG）由 EC 成立，以改善 NB 与医疗器械领域主管当局的合作和绩效。

（1）欧洲贸易协会（MedTech Europe）❷

欧洲贸易协会于 2012 年 10 月成立，由两个组织组成——EDMA 代表欧洲体外诊断行业组织；Eucomed 代表欧洲医疗器械行业组织。它的使命是为更多人提供创新的医疗技术，同时帮助医疗保健系统走向可持续发展的道路。MedTech Europe 鼓励制定有助于医疗技术行业满足欧洲不断增长的医疗保健需求和期望的政策。它还利用经济研究和数据、通信、行业活动和培训课程，提升医疗技术对欧洲的价值，重点是创新和利益相关者关系。

（2）欧洲诊断制造商协会（the European Diagnostic Manufacturers Association，EDMA）

该协会成立于 1979 年，是代表欧洲主要国家体外诊断行业的国家协会的欧洲组织。在 20 世纪 80 年代，EDMA 启动了体外诊断产品的欧洲统一进程，旨在促进产品的自由流动并在欧洲保持高标准的医疗保健保护。这一过程持续进行，并被欧盟委员会纳入体外诊断医疗器械指令 98/79/EC，该指令引入了整个欧盟的统一监管。

EDMA 建立了一个专门针对 UDI 的工作组，他们一直在考虑对 UDI 提出监管要求的可能性，全球协调工作组讨论了协调任何此类法规的必要性。❸

EDMA 代表在欧洲从事体外诊断（IVD）医疗器械研究、开发、制造或分销

❶ Joerg Hasford，Dirk Lanzerath，Sebastian Graf von kielmansegg. The Development of Medical Devices：Ethical，Legal and Methodological Impacts of the EU Medical Device Regulation[M]. Munster：LIT Verlag，2020.

❷ MedTech Europe 官网。

❸ Unique Device Identification（European Diagnostic Manufacturers Association）.

的国家协会和大公司。通过其附属的国家协会，EDMA 总共代表了欧洲 500 多家公司（或 700 多个法人实体）。EDMA 的使命是提升体外检测的价值，并提高人们对诊断信息为提供医疗保健的重要性、有用性和附加值的认识。为此，EDMA 与欧洲机构、患者团体、行业协会、健康专业人士和学术界合作，支持适当的监管制度，努力为欧洲的医疗保健创造一个现实的经济环境，并在全球化中成为一个有效的声音。❶

(3) 欧洲医疗器械行业组织（the European Medical Technology Industry，Eucomed）

它的主要使命是在欧洲层面引导医疗器械行业。它与欧洲机构和欧盟成员国、患者团体和医学协会的政策制定者合作，代表了欧洲医疗器械行业在与国外市场的关系中的利益。Eucomed 定期为成员和利益相关者组织会议和研讨会。

(三) 监管方法

欧盟在 1993 年的 93/42/EEC 就已经对医疗器械的产品准入和经营准入进行了规定，召回和不良反应监测则主要由成员国的主管当局负责。2017 年 EU 2017/745 对产品准入的多通道进行了优化，生产准入和经营准入施行电子系统注册，召回和不良反应监测部分职责交由制造商和分销商履行，具体监管方法变化见表 3-28。

表 3-28 欧盟监管方法演进

指标	分类	93/42/EEC	EU 2017/745
产品准入	—	途径	途径
	Ⅰ类	EC 认证/生产质量保证/产品质量保证（无菌或有测量功能）	附件Ⅸ（质量管理体系和技术文件）/附件Ⅺ（产品符合性验证）
		制造商自行声明设计及生产（Ⅰ类普通）	
	Ⅱa 类	全面质量保证（无需产品设计审查）/自行声明设计+ EC 认证/自行声明设计+ 生产质量保证/自行声明设计+ 产品质量保证	附件Ⅸ（质量管理体系和技术文件）/附件Ⅱ（技术文档）和附件Ⅲ（上市后监控技术文件）技术文件+ 附件Ⅺ（产品符合性验证）第 10、18 节
	Ⅱb 类	全面质量保证（无需产品设计审查）/EC 型式检验+ EC 认证/EC 型式检验+ 生产质量保证/EC 型式检验+ 产品质量保证	附件Ⅸ（质量管理体系和技术文件）/附件Ⅹ（型式检验）+ 附件Ⅺ（产品符合性验证）

❶ 欧洲卫生工作者绿皮书。

续表

指标	分类	93/42/EEC	EU 2017/745
产品准入	Ⅲ类	全面质量保证（需要产品设计审查）/EC 型式检验+ EC 认证/EC 型式检验+ 生产质量保证	附件Ⅸ（质量管理体系和技术文件）/附件Ⅹ（型式检验）+ 附件Ⅺ（产品符合性验证）
生产准入	—	—	在经济经营者登记电子系统提交相关信息进行注册,经核实后由主管当局颁发单一登记号（SRN）
经营准入	—	将器械投放市场的制造商等应将其注册地的地址和有关器械的描述告知其注册地所在的成员国的主管当局	在经济经营者登记电子系统提交相关信息进行注册，经核实后由主管当局颁发单一登记号（SRN）
召回	—	成员国主导	制造商和分销商决定
追溯	—	—	UDI 系统
不良反应监测	—	成员国主导	制造商与成员国合作

三、日本

（一）监管理念

无改动。

（二）监管系统结构

1. 政府监管系统

日本对医疗器械的管理采用中央集权的方式，即厚生劳动省（负责医疗卫生和社会保障的部门）负责管理医疗器械。

日本将《药事法》作为规范医疗器械的法律，现行的《药事法》于 1960 年制定。

1948 年的旧版《药事法》对医疗器械（当时法律中的“用具”）进行了规范，药品、用具或化妆品的制造、制备、销售或奖励及相关事项被定义为“药事”。在此，“药事”不仅是指医药品，还包括医疗器械等与医疗相关商品的制造和销售。[1]

医药品和医疗器械管理局（PMDA）：是厚生劳动省医药食品局所管的独立行政法人。根据日本药事法相关规定，厚生劳动大臣可将审查工作委托给 PMDA 进行；作为制造销售业者，没有厚生劳动大臣的批准不能进行医药品和医疗器械的生产销售。因此，由厚生劳动省负责行政审批和制定法律法规，而 PMDA 最重要的职能就是技术审评。

PMDA 最早的前身是医药品不良反应受害救济基金组织。这个基金组织是在

---

[1] 欧洲和美国医疗器械药品法规的变化（摘要）——佐藤智晶（东京大学政策选择研究中心项目助理教授）。

1974 年反应停（沙利度胺）事件和 1979 年 SMON 综合症（亚急性脊髓视神经病）药害事件得到诉讼和解的背景下于 1979 年成立的，严重的药害事件也引发了日本政府为确保药品质量有效性和安全性而进行的一系列药事法修订，包括再审查制度、GMP 的实施（1980 年）、药品的再评价制度（1998 年启动了最为系统的再评价制度）以及企业报告副作用的制度。1994 年建立了研究调查的机制，因此改名为医药品不良反应受害救济研究振兴调查机构。

2001 年，根据日本内阁决定通过的特殊法人整理合理化计划，国立医药品食品卫生研究所医药品医疗器械评审中心，医药品不良反应受害救济研究振兴调查机构和财团法人医疗器械中心的一部分进行了整合，于 2004 年 4 月 1 日成立了 PMDA。日本监管系统的变迁如图 3-9 所示。

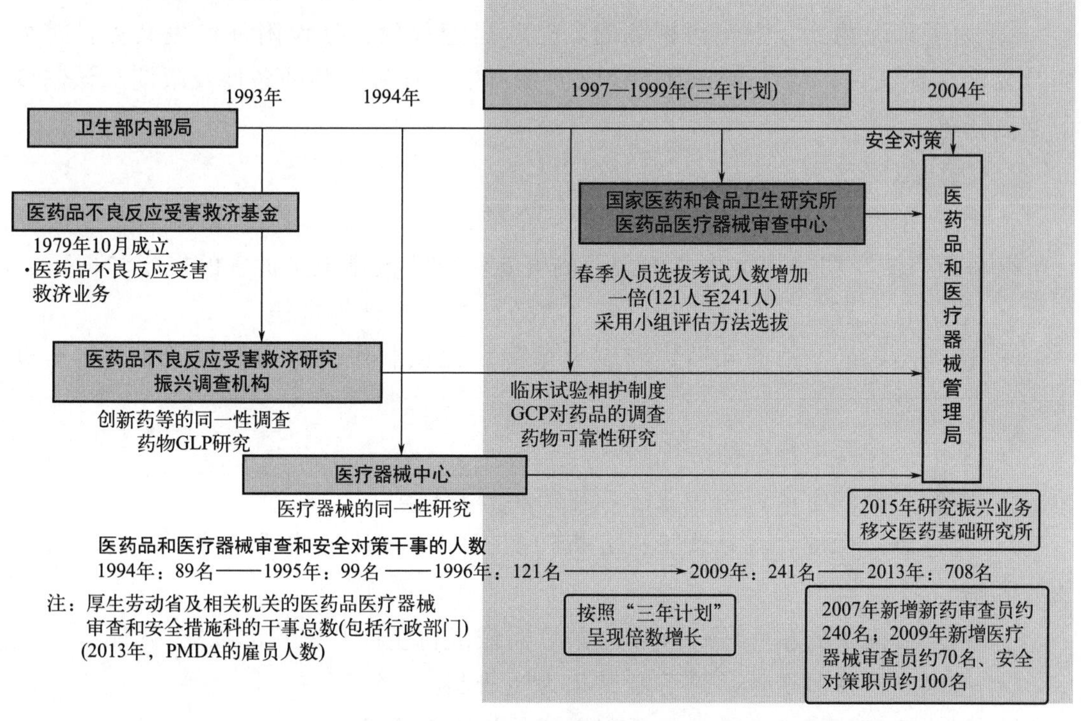

图 3-9 日本监管系统的变迁

2. 法规标准体系

日本的《药事法》(Pharmaceutical Affairs Law) 起源于 1943 年，主要是对医疗用具在人体的诊断及治疗中的品质、有效性和安全性进行规范。

(1) 1994 年根据医疗器械的特点为确保其安全进行规范

① 将心脏起搏器的记录等强制创建和存储为“特定医疗器械”。

② 引进医疗器械复审复评制度。

③ 制造商有义务提供有关维护和检查的信息。

④ 引入了医疗器械租赁者的通知系统。

⑤ 部分医疗器械相关审批工作外包给指定法人（医疗器械中心）。

⑥ 在医疗器械制造许可要求中增加了 GMP（药品生产质量管理规范）。

（2）2005 年药事法修订

① 加强上市后安全措施及审批/许可制度审查。

② 明确基于国际一致性的企业安全保障责任和制造审批制度审查、医疗器械相关安全措施的严格审查。

③ 对应比药品使用更多样化的技术和材料的医疗器械的特性。

④ 加强生物基因组世纪的安全措施。

⑤ 制定法律保障生物制品安全。

⑥ 非处方药销售制度的修订。

（3）2013 年药事法修正案（H25 最高法院关于网络销售合法毒品问题的判决）

① 为了确保药品、医疗器械等的安全、迅速提供，创设附件申报义务，扩大医疗器械注册认证机构认证范围；采取创设再生医疗等产品的条件及限期承认制度等必要措施。

② 法律概要

a. 加强与药品、医疗器械等相关的安全措施。

• 《药事法》明确规定将实施必要的规定，防止健康卫生危害的发生和蔓延。

• 落实有关当事人保证药品质量、有效性和安全性等责任。

• 医药品等的制造商和销售商应根据最新知识制作说明书，并通知厚生劳动大臣。

b. 基于医疗器械特点的法规制定。

• 医疗器械的生产、销售业务，与药品分开规定。

• 通过制定标准，将私营第三方机构的医疗器械认证体系延伸至高度管理的医疗器械。

• 用于诊断等的单一程序须作为医疗器械进行生产和销售的批准/认证。

• 将医疗器械制造业从许可制简化为注册制。

• 简化医疗器械制造和质量控制方法的标准符合性调查。

c. 其他。除了将《药事法》的名称改为《确保药品、医疗器械等的质量、有效性和安全性的法律》外，还将进行必要的修改。

3. 社会共治系统

一般社团法人“日本医疗器械科技协会”（简称：MTJAPAN）成立于 2000 年 11 月，会员企业的年度销售规模已增长至 1.6 万亿日元（合计人民币约 910 亿元），市场占有率达到日本医疗器械的 50%以上。

日本医疗器械工业协会（Japan Association of Medical Devices Industries，JAMDI）成立于 1974 年，前身为“日本医疗器械工业会（JAMEI）”，目的是提供安全的医疗器械，促进日本医疗器械制造行业的健康发展。其活动包括医疗器械行业的实际情况调查、收集各种信息，ISO、JIS 的标准化作业，GHTF 等国际化应对，举办讲习会和研讨会等。2009 年，工业会为了进一步的主体性的确立强化、信息发送功能的提高而取得法人资格。在日本医疗器械行业的强势主导下，为了努力培育和发展，“一般社团法人日本医疗器械工业会（JAMDI）”成立。

近年来，随着医疗器械产业在产业界的存在感逐年增加，希望加入医疗器械行业的新企业也增加了。本工业会也收到了很多关于加入新企业的咨询，为了回应这些咨询，正在推进各种方案。

① 对医疗器械法律制度、产业振兴方面的政策积极发言和提案。对《药机法》的修改、新提案等医疗器械相关的规定、为了成为未来的基础产业而振兴医疗器械产业等，以积极的姿态发言并提出提案。

② 不断进化，不断改良，确保医疗器械的安心与安全。为了使不断改进、不断进化的医疗器械能够在医疗现场被正确、安全地使用，我们致力于安全管理、电气安全、安全信息的宣传等。

③ 支持医疗器械开发商业化，开发前所未有的产品，扩大市场。为国内医疗器械的开发和投产提供支持，通过技术合作和活动与不同行业的企业进行交流。

④ 推进海外扩张，普及日本医疗器械。与其他团体合作进行海外医疗机构的视察和行政访问等，介绍海外医疗相关信息，促进海外发展。

⑤ 基于高尚的企业伦理，推进公正的事业活动。向会员企业灌输医疗器械行业的社会责任意识，包括企业道德、合规、公平竞争规则等。

（三）监管方法

日本 2002 年 7 月 31 日《〈药事法〉和〈采血和献血业务管理法〉局部修改法》颁布后，开始放松对医疗器械的监管，具体表现为产品准入引入第三方认证，将制造销售业从原本的制造业中分离，并开始对医疗器械的召回、追溯、不良反应监测进行监管，具体监管方法变化见表 3-29。

表 3-29 日本监管方法演进

指标	分类	2002 年前	2002—2012 年	2013 年及之后
产品准入	一般医疗器械	厚生劳动大臣承认	企业向厚生劳动省提交上市通知	企业向厚生劳动省提交上市通知
	管理医疗器械		①没有认证基准的或者不符合认证基准的由厚生劳动大臣承认 ②其他第三方认证	①没有认证基准的或者不符合认证基准的由厚生劳动大臣承认 ②其他第三方认证
	高度管理医疗器械		厚生劳动大臣承认	①有承认基准和审查指导原则的由第三方认证（第三方认证扩大） ②其他由厚生劳动大臣承认

续表

<table>
<tr><th>指标</th><th>分类</th><th>2002 年前</th><th colspan="2">2002—2012 年</th><th colspan="2">2013 年及之后</th></tr>
<tr><td rowspan="3">生产准入（製造業）</td><td>一般医疗器械</td><td rowspan="3">厚生劳动大臣许可</td><td rowspan="3">厚生劳动大臣许可</td><td rowspan="6">制造销售许可
2002 年开始从生产许可中分离，按照一般医疗器械、管理医疗器械、高度管理医疗器械进行第三种医疗器械制造销售业许可、第二种医疗器械制造销售业许可、第一种医疗器械制造销售业许可</td><td rowspan="3">注册（登录）（要求简化）</td><td rowspan="6">制造销售许可
按照一般医疗器械、管理医疗器械、高度管理医疗器械进行第三种医疗器械制造销售业许可、第二种医疗器械制造销售业许可、第一种医疗器械制造销售业许可</td></tr>
<tr><td>管理医疗器械</td></tr>
<tr><td>高度管理医疗器械</td></tr>
<tr><td rowspan="4">经营准入（販売業）</td><td>一般医疗器械</td><td rowspan="4">向各营业地所在的都道府县知事备案（届出）</td><td>无要求</td><td>无要求</td></tr>
<tr><td>管理医疗器械</td><td>向营业地所在的都道府县备案</td><td>向营业地所在的都道府县备案</td></tr>
<tr><td rowspan="2">高度管理医疗器械</td><td>由营业地所在的都道府县给予许可</td><td>由营业地所在的都道府县给予许可</td></tr>
<tr><td colspan="4">需要专业知识进行维护检查、修理等的“特定维护管理医疗器械”，和高度管理医疗器械一样，需要获得许可（例：X 射线诊断装置、X 射线治疗台等）</td></tr>
<tr><td>召回</td><td>—</td><td>—</td><td colspan="2">包括修改
制造商或销售商提交召回报告
县政府向厚生劳动省药品和食品安全局的监督指导和麻醉品管制处通报
等级分类（根据被召回产品对健康造成的风险程度）</td><td colspan="2">包括修改和患者监控
指代替或修正品质、有效性和安全性问题的新程序
收到报告不必每次都向监督与禁毒科报送
等级分类（根据被召回产品对健康造成的危险程度）</td></tr>
<tr><td>追溯</td><td>—</td><td>—</td><td colspan="2">制造商和销售商等要将确保产品和部件可追溯性等的程序记录在案</td><td colspan="2">特定医疗器械相关产品的跟踪可能性及要求事项变更为确保植入医疗器械相关产品的跟踪可能性及要求事项</td></tr>
<tr><td>不良反应监测</td><td>将副作用的严重程度划分为三个等级</td><td>—</td><td colspan="2">向厚生劳动大臣报告</td><td colspan="2">向 PMDA 报告</td></tr>
</table>

四、中国

（一）监管理念

1.《医疗器械监督管理条例》(2000)

第一条　为了加强对医疗器械的监督管理，保证医疗器械的安全、有效，保障人体健康和生命安全，制定本条例。

2.《医疗器械监督管理条例》（2014、2017）

与2000年版《医疗器械监督管理条例》监管理念一致。

3.《医疗器械监督管理条例》（2021）

第一条　为了保证医疗器械的安全、有效，保障人体健康和生命安全，促进医疗器械产业发展，制定本条例。

第五条　医疗器械监督管理遵循风险管理、全程管控、科学监管、社会共治的原则。

由此可见，中国医疗器械监管理念2021年之前一直是保障人体健康和生命安全，2021年的医疗器械监督管理条例首次加入了风险管理、全程管控、科学监管、社会共治的原则，体现中国医疗器械监管理念的变化，对于风险和社会主体作用的重视。

（二）监管系统结构

1. 政府监管系统

1949年10月，由卫生部管理医疗器械的生产、供应和质量。

1953年7月，卫生部将医疗器械的管理移交给轻工业部。

1956年，医疗器械管理划交第一机械工业部仪表局。

1960年9月，医疗器械划归卫生部管理，成立医疗器械局。

1978年，卫生部、化工部、商业部联合组建国家医药管理局，负责全国医疗器械的宏观调控、质量监督。

1979—1998年，国家医药管理局改为国务院直属机构，承担医疗器械监督管理职责。

1998年，组建国家药品监督管理局，直属国务院，负责医疗器械监督管理。

2003年，组建国家食品药品监督管理局，直属国务院，负责医疗器械监督管理。

2008年，根据《国务院关于部委管理的国家局设置的通知》（国发〔2008〕12号），设立国家食品药品监督管理局（副部级），为卫生部管理的国家局，负责医疗器械监督管理。

2013年，根据第十二届全国人民代表大会第一次会议批准的《国务院机构改革和职能转变方案》和《国务院关于机构设置的通知》（国发〔2013〕14号），设立国家食品药品监督管理总局（正部级），为国务院直属机构。

2018年，组建国家市场监督管理总局，作为国务院直属机构；组建国家药品监督管理局，由国家市场监督管理总局管理，不再保留国家食品药品监督管理总局。

2018年至今，根据《国家药品监督管理局职能配置、内设机构和人员编制规定》，国家药品监督管理局贯彻落实党中央关于药品监督管理工作的方针政策和决策部署，在履行职责过程中坚持和加强党对药品监督管理工作的集中统一领导。

2. 法规标准体系

1996 年 9 月 6 日，国家医药管理局发布了我国第一部关于医疗器械的监管法规《医疗器械产品注册管理办法》（国家医药管理局令第 16 号），全文共 17 条，并规定任何一种医疗器械进入中国市场，均采用统一的医疗器械注册登记和审查。第一类由省级办理产品登记注册，第二类和第三类由国家实行分阶段注册审查。即第一阶段为试产注册，主要审查产品的安全性和有效性，试产注册后的第七个月开始，生产者即可申请准产注册。第二阶段为准产注册，主要审查企业质量保证能力。准产注册有效期为四年，到期应复审换证。违反规定的处罚力度为 10000 元以上 30000 元以下。

随着 2000 年《医疗器械监督管理条例》第 276 号条例的颁布实施，配套的法规也不断推出。

2006 年，国家药监局就启动条例修订工作，期间进行了 30 多项专题调研，涉及产品注册、日常监管、不良事件监测、产品召回等。经过广泛征求意见和多次讨论修改，2008 年 3 月，《医疗器械监督管理条例》修订送审稿报送国务院法制办。

2014 年，《医疗器械监督管理条例》第 650 号令发布。

2017 年 5 月 4 日，中华人民共和国国务院令第 680 号《国务院关于修改〈医疗器械监督管理条例〉的决定》自发布之日起实施。

新《医疗器械监督管理条例》第 739 号令经过两年多的修订和审议，终于在 2021 年发布，于 2021 年 6 月 1 日实施。

3. 社会共治系统

中国医疗器械行业协会（CAMDI）成立于 1991 年，是由从事医疗器械研发、生产、经营、投资、产品检测、认证咨询及教育培训等医疗器械产业相关工作的单位或个人在自愿的基础上联合组成的全国范围的行业性非营利社会组织，具有社会团体法人资格。

协会的宗旨是代表并维护会员单位的共同利益及合法权益，促进中国医疗器械行业健康发展。协会遵守国家宪法、法律法规和国家政策，遵守社会道德风尚；业务主管单位为国务院国有资产监督管理委员会，并接受国家药品监督管理局的业务指导。

业务范围主要是参与国家标准、行业标准、质量规范的制定、修改，宣传和推广行业资质管理工作，接受国家药品监督管理局等政府部门的授权和委托，参与制定行业规划，开展培训等。

（三）监管方法

中国于 2000 年《医疗器械监督管理条例》开始对医疗器械实施监管，之后逐渐简政放权，具体监管方法变化见表 3-30。

表 3-30　中国监管方法演进

指标	分类	2000 年及之前	2001—2020 年	2021 年及之后
产品许可	第一类	市级人民政府药品监督管理部门审查批准	产品备案管理 向所在地设区的市级人民政府食品药品监督管理部门提交备案资料	产品备案管理 向所在地设区的市级人民政府负责药品监督管理的部门提交备案资料 5 个工作日信息公布
	第二类	省、自治区、直辖市人民政府药品监督管理部门审查批准	注册管理 向所在地省、自治区、直辖市人民政府食品药品监督管理部门提交注册申请资料	注册管理 向所在地省、自治区、直辖市人民政府药品监督管理部门提交注册申请资料 5 个工作日信息公布
	第三类	国务院药品监督管理部门审查批准	注册管理 向国务院食品药品监督管理部门提交注册申请资料	注册管理 向国务院药品监督管理部门提交注册申请资料 5 个工作日信息公布
生产许可	第一类	向省、自治区、直辖市人民政府药品监督管理部门备案	向所在地设区的市级人民政府食品药品监督管理部门备案	向所在地设区的市级人民政府食品药品监督管理部门备案
	第二类	经省、自治区、直辖市人民政府药品监督管理部门审查批准，并发给《医疗器械生产企业许可证》	向所在地省、自治区、直辖市人民政府食品药品监督管理部门申请生产许可 30 个工作日内审核发证	向所在地省、自治区、直辖市人民政府药品监督管理部门申请生产许可 20 个工作日内审核发证
	第三类			
经营许可	第一类	省、自治区、直辖市人民政府药品监督管理部门备案	无需备案许可	无需备案许可
	第二类	经省、自治区、直辖市人民政府药品监督管理部门审查批准，并发给《医疗器械经营企业许可证》	向所在地设区的市级人民政府食品药品监督管理部门备案	向所在地设区的市级人民政府药品监督管理部门备案，按照国务院药品监督管理部门的规定，对产品安全性、有效性不受流通过程影响的第二类医疗器械，可以免于经营备案
	第三类		向所在地设区的市级人民政府食品药品监督管理部门申请经营许可 30 个工作日内审核发证	向所在地设区的市级人民政府药品监督管理部门申请经营许可 20 个工作日内审核发证 网络销售相关信息告知所在地设区的市级人民政府负责药品监督管理的部门

续表

指标	分类	2000年及之前	2001—2020年	2021年及之后
召回	—	无规定	生产企业向食品药品监督管理部门和卫生计生主管部门报告。 经营企业通知相关生产经营企业、使用单位、消费者，并记录停止经营和通知情况	医疗器械注册人、备案人立即停止生产，通知相关经营企业、使用单位和消费者停止经营和使用，将医疗器械召回和处理情况向负责药品监督管理的部门和卫生主管部门报告 医疗器械受托生产企业、经营企业，立即停止生产、经营，通知医疗器械注册人、备案人
追溯	—	未出台相关规定	未出台相关规定	国家药品监督管理局负责建立医疗器械唯一标识系统制度 医疗器械注册人、备案人建立并执行产品追溯和召回制度
不良反应监测	—	未出台相关规定	国家建立医疗器械不良事件监测制度 医疗器械生产经营企业、使用单位应当对所生产经营或者使用的医疗器械开展不良事件监测 向医疗器械不良事件监测技术机构报告	医疗器械注册人、备案人应当建立医疗器械不良事件监测体系，配备与其产品相适应的不良事件监测机构和人员，对其产品主动开展不良事件监测 医疗器械生产经营企业、使用单位应当协助医疗器械注册人、备案人对所生产经营或者使用的医疗器械开展不良事件监测

第三节　模式对比

一、监管方法对比

美国、欧盟、日本、中国的监管方法具体对比如表3-31、3-32、3-33所示（*为主要负责机构/主体）。

表3-31　医疗器械上市前监管方法对比

国家/地区	分类	产品注册	检验
美国	Ⅰ类	大部分：备案；特殊规定：510（k）* FDA-CDRH	* FDA-CDRH
	Ⅱ类	大部分：510(k)；豁免目录内：豁免 * FDA-CDRH	
	Ⅲ类	修正前：有法规要求—PMA；无要求—510(k) * FDA-CDRH 修正后：有实质性等同—510（k）；无实质性等同—*De Novo*—（通过）510(k)/（未通过）PMA * FDA-CDRH	

续表

国家/地区	分类	产品注册	检验
欧盟	Ⅰ	附件Ⅸ（质量管理体系和技术文件）/附件Ⅺ（产品符合性验证）＊制造商	＊公告机构
	Ⅱa	附件Ⅸ（质量管理体系和技术文件）/附件Ⅱ（技术文档）和附件Ⅲ（上市后监控技术文件）技术文件+ 附件Ⅺ（产品符合性验证）第 10、18 节强制＊公告机构干预	
	Ⅱb	附件Ⅸ（质量管理体系和技术文件）/附件Ⅹ（型式检验）+ 附件Ⅺ（产品符合性验证）＊公告机构设计、制造检查	
	Ⅲ	附件Ⅸ（质量管理体系和技术文件）/附件Ⅹ（型式检验）+ 附件Ⅺ（产品符合性验证）＊公告机构设计、制造检查	
日本	一般	提交上市通知＊厚生劳动省	＊PMDA 和第三方机构
	管理	第三方认证/厚生劳动大臣承认＊厚生劳动省	
	高度管理	第三方认证/厚生劳动大臣承认＊厚生劳动省	
中国	第一类	备案＊市级人民政府药品监管部门	＊国家技术检验机构、第三方认证机构
	第二类	许可＊省、自治区、直辖市人民政府药品监管部门	
	第三类	许可＊国务院药品监管部门	

表 3-32 医疗器械生产、经营阶段监管方法对比表

国家/地区	分类	生产准入	制造经营业	经营准入
美国	Ⅰ类	每年向 FDA 注册（电子）＊FDA	—	每年向 FDA 注册（电子）＊FDA
	Ⅱ类			
	Ⅲ类			
欧盟	Ⅰ	电子注册制度，核实后颁发 SRN＊主管当局	—	电子注册制度，核实后颁发 SRN＊主管当局
	Ⅱa			
	Ⅱb			
	Ⅲ			
日本	一般	制造业：登录（注册）＊都道府县	第三种许可＊都道府县	无要求
	管理		第二种许可＊都道府县	备案＊都道府县
	高度管理		第一种许可＊都道府县	许可＊都道府县

续表

国家/地区	分类	生产准入	制造经营业	经营准入
中国	第一类	备案＊市级人民政府药品监管部门	—	无须备案
	第二类	许可＊省、自治区、直辖市人民政府药品监管部门		备案/免于备案＊市级人民政府药品监管部门
	第三类	许可＊省、自治区、直辖市人民政府药品监管部门		许可＊市级人民政府药品监管部门

表 3-33 其他监管方法对比表

国家/地区	分类	召回	追溯	不良反应监测	检查
美国	Ⅰ类	①自愿召回＊制造商 ②强制召回令 ③Ⅰ级、Ⅱ级、Ⅲ级召回＊FDA	UDI ＊GUDID 发布、企业、第三方追溯	＊FDA、制造商	QS 检查＊FDA
	Ⅱ类				
	Ⅲ类				PMA 上市前、上市后检查; QS 检查＊FDA
欧盟	Ⅰ	①＊制造商通知＊主管当局，共同采取纠正措施 ②强制撤回＊主管当局	UDI ＊ GS1 赋码	＊制造商、成员国	上市前检查＊公告机构 上市后检查＊成员国主管机构
	Ⅱa				
	Ⅱb				
	Ⅲ				
日本	一般	①回收、修改 ②Ⅰ、Ⅱ、Ⅲ类风险分级＊厚生劳动大臣	通知提出 UDI＊厚生劳动省	＊MHLW、PMDA、制造销售商	①QMS 检查＊PMDA、第三方机构 ②现场检查＊厚生劳动大臣、都道府县指定 PMDA 检查员
	管理				
	高度管理				
中国	第一类	①主动召回＊注册人、备案人 ②责令召回、停止生产经营＊药品监督管理部门	UDI＊国家药监局	＊国家、地方药品监督管理局	＊药品监督管理部门和卫生主管部门、检察员队伍
	第二类				
	第三类				

二、监管时机对比

(一) 美国

美国实施风险分类管理，产品许可分为 510(k) 上市前通告、上市前批准

（PMA）、人道主义器械豁免（HDE）批准以及 *De Novo* 分类申请。涉及打算在美国使用的医疗器械的生产和分销的营业场所（也称为机构或设施）的所有者或经营者，必须每年向 FDA 注册。医疗器械监督检查分为 PMA 上市前检查（pre-approval inspection）、PMA 上市后检查（post-market inspection）和医疗器械生产企业检查（inspection of medical device manufacturers）。QS 检查是 FDA 开展医疗器械检查的关键组成部分，主要评估公司的体系、方法和程序，以确保公司的质量管理体系得到有效建立（定义、记录和实施）并得到有效维护。对于上市前申报的医疗器械产品，企业需要提交相关的技术文件证明产品符合质量要求来获批上市，相关技术标准为医疗器械在上市前提交中适当使用的自愿共识标准。医疗器械不良反应监测由 FDA 的 CDRH 负责，美国已经明确在法律上规定了对医疗器械可以进行强制召回，比一般的药品执行更严格的监管措施。美国有全球医疗数据库（GUDID），FDA 鼓励美国市场化的服务商为产品提供类似的追溯服务，并对这类第三方服务商在平台系统建设、追溯法规合规和数据安全等方面定期监督、提供指导。

美国医疗器械对于几乎全部Ⅰ类和部分Ⅱ类器械豁免；修正前 FDA 规定的Ⅲ类器械和修正后实质性不等同的Ⅲ类器械需要 PMA 审查；产品通过 *De Novo* 获批后归为Ⅰ类或Ⅱ类器械，后续可申请 510(k)，若没有获批则仍归为Ⅲ类，需要 PMA 申请上市。

对于涉及打算在美国使用的医疗器械的生产和分销的营业场所（也称为机构或设施）的所有者或经营者，必须每年向 FDA 注册。产品与质量评估办公室（OPEQ）确保医疗器械进入市场后持续的安全性和有效性。政策办公室（OP）协助政府巡查员（政府中处理民众诉愿的官员）解决纠纷、申诉和上诉问题。美国实施医疗器械风险分类管理，无经营许可要求，注重事前许可，事中检查为主要手段。

（二）欧盟

欧盟医疗器械的主管当局 CAMD（Competent Authorities for Medical Devices）承担着 MDR 法规下的医疗器械监管的关键的职能，负责指定和监督公告机构执行市场的监督检查，对违规性的行为采取措施，并且更新不良事件的信息，授权临床研究，警告可能面临危险的人，然后提供组合器械的相关咨询。如果器械要进入欧盟的市场，其实就看它是否符合欧盟 MDR 的安全及有效性的要求。公告机构负责对医疗器械进行符合性评估，包括质量管理体系的审查，技术文档的审查，临床数据的审查，主管当局充分利用公告机构的资质来指定和审查信用，主管当局会将监管重点放在公告机构的审查和其医疗器械上市后的市场监管上面。

欧盟实施医疗器械风险分类管理，主管当局注重事后监管，处理不良事件的报告及产品召回，指定和监督公告机构执行市场的监督检查等。

（三）日本

日本实施医疗器械风险分类管理，厚生劳动省负责医疗器械生产、销售和上市的许可认定。对医疗器械实行产品注册、制造业许可、制造销售业许可等，可见日本医疗器械注重事前、事中监管。

(四) 中国

中国实施医疗器械风险分类管理，国家药品监督管理局的医疗器械监督管理司承担组织指导生产现场检查、医疗器械注册管理司承担相关医疗器械注册、临床试验审批工作，可见中国医疗器械监管属于事前、事中监管。

各国（地区）医疗器械监管模式分类见表 3-34。

表 3-34 医疗器械监管模式分类

国家（地区）	事前监管	事中监管	事后监管	模式名称
美国	+ +	+ +	+	事前-事中监管模式
欧盟	+	+ +	+ + +	事后监管模式
日本	+ + +	+ +	+	事前-事中监管模式
中国	+ + +	+ +	+	事前-事中监管模式

注：“+ ”代表监管强度。

三、监管强度对比

(一) 美国

美国是世界上最早从法律层面对“医疗器械”作出定义的国家，提出了基于风险程度的医疗器械分类制度，为医疗器械的安全性和有效性提供有力的保证。以“保护和促进公众健康”为使命的 FDA 下设器械和放射健康中心（CDRH），主要负责医疗器械的常规监管。

颁布于 1938 年的《联邦食品、药品和化妆品法案》首次将医疗器械纳入监管范围，1976 年美国国会通过《医疗器械修正案》促使 FDA 对医疗器械的监管框架正式形成。美国的标准化发展较早，早在十九世纪，标准就在民间机构发挥了作用，美国国家标准局（NBS）也于 1901 年成立。美国针对医疗器械安全与质量的标准非常丰富和完善，除了以 ANSI 为协调中心的国家标准体系外，与行业学会和专业学会在标准化活动中的主导作用也有着密切关系。

在上市前阶段，注册人需要根据不同风险级别分类向 FDA 提交相应类型的注册申请，通过 510(k) 上市前通告、上市前批准（PMA）、人道主义器械豁免（HDE）批准以及 *De Novo* 四个途径，由 FDA 下属的产品与质量评估办公室（OPEQ）和 FDA 授权的第三方机构负责对新医疗器械进行审评，最终由 FDA 作出是否颁发市场准入许可信的决定。

在生产阶段和经营阶段，FDA 要求医疗器械的生产商和经营者必须每年向 FDA 进行机构注册，属于强制性注册。针对医疗器械的召回，FDA 基于健康危害程度对召回进行了分类，每个分类采取不同的召回力度和处理措施。

医疗器械的全生命周期的检查工作，包括 PMA 上市前、后检查和 QS 检查，都是由 FDA 下的 CDRH 负责。

美国 FDA 在医疗器械的每个阶段监管的权力和参与程度都较大，而社会组织在医疗器械的标准制定和行业宣传中也有着不可或缺的辅助作用，综上，美国的监管模式属于政府主导-社会辅助模式。

（二）欧盟

20 世纪 90 年代，为了规范市场，欧盟指令提出了医疗器械在任何一个成员国获得符合欧洲标准（CE）标志后可以在所有欧盟成员国销售。指令基于风险理念，将医疗器械分为Ⅰ、Ⅱa、Ⅱb 和Ⅲ类，不同分类的医疗器械将通过不同的途径进行产品注册上市。在欧盟层面上，医疗器械主要的监管机构是各成员国任命的主管当局和欧盟委员会，立法文件的起草和协商由欧盟委员会负责，主管当局的主要职责是医疗器械的各类监管工作。

在上市前阶段，不同分类的医疗器械的产品准入（即符合性认证）区别主要在符合性评估程序中体现，根据《医疗器械条例》（2017/745）第 52 条规定的三个相关附件，制造商选择器械相应分类的符合性评价程序。医疗器械的审评主体是公告机构，Ⅰ类器械符合性评估程序可以由制造商单独负责进行，Ⅱa 类器械在制造阶段应强制要求公告机构进行干预；而Ⅱb 和Ⅲ类的构成高风险潜力的器械，需要公告机构对器械的设计和制造进行检查。由国家权力机关认可的公告机构负责监督、执行符合性评估程序和颁发 CE 证书。

在生产经营阶段，欧盟对医疗器械的经济经营者（制造商、授权代理、进口商）实行电子注册制度，经核实后由主管当局向经济经营者颁发一个单一登记号（SRN）。对于医疗器械的召回，主管当局将与制造商共同采取纠正措施，必要情况下主管当局会进行强制撤回。医疗器械的上市前检查由各成员国设立的公告机构负责，而上市后检查主要由成员国的主管机构执行。

欧盟的主管当局在医疗器械的各个阶段都发挥着主导作用，而公告机构（第三方机构）与标准制定行业协会也发挥了较大的辅助作用，综上，欧盟的监管模式属于政府主导-社会辅助模式。

（三）日本

日本基于“防止因使用医药品等而引起的健康和卫生相关危害的发生或扩散”的原则，建立了一套较完整的医疗器械监管体系。日本主要负责医疗器械监管的机构是厚生劳动省、医药生活卫生局以及都道府县。日本的医疗器械监管主要依据《确保药品、医疗器械等的质量、有效性和安全性的法律》，而相关标准由日本厚生劳动省医疗器械评价部负责组织制定和批准，发布的医疗器械标准作为独立行政法人的 PMDA 及授权的第三方评价机构在产品审查时的技术依据。

在上市前阶段，制造商根据风险分类向厚生劳动省提出申请，一般医疗器械无需批准，对于管理医疗器械和高度管理医疗器械，存在认定基准的由通过厚生劳动省资格认定的第三方机构进行认证，无认定基准的需要由 PMDA 进行审查，厚生劳动大臣承认（批准）。

在生产经营阶段，制造销售商（生产制造商）需要向都道府县进行登记（注册）和申请制造销售许可，受托生产的企业也需要向都道府县进行登记，而管理医疗器械经营者需要向都道府县备案，高度管理医疗器械由都道府县给予经营许可。可见都道府县在医疗器械的生产经营阶段发挥着主要的监管作用。与美国相似，厚生劳动省也针对使用该医疗器械可能导致的严重健康危害或死亡风险进行召回分级。

日本医疗器械监管，发挥监管作用最大的是政府，标准也是由日本厚生省医疗器械评价部负责组织制定和批准，第三方认证机构只是部分参与监管的作用，行业协会的参与度也不及美国与欧盟。综上，日本的医疗器械监管模式属于政府主导模式。

（四）中国

中国的医疗器械监管部门主要由国家药品监督管理局以及内设的医疗器械监督管理司、医疗器械注册管理司管理，医疗器械的管理主要依据现行的《医疗器械监督管理条例》（国务院令第 753 号）。中国目前尚未建立科学完整的标准化战略，只有基础的标准化管理体系，由国家药品监督管理局依法编制医疗器械标准规划。

在上市前阶段，第一、第二类医疗器械的产品准入由地方政府负责备案或许可，第三类医疗器械需要由国家药品监督机构许可，负责审评的机构是国家药品监督管理局医疗器械技术审评中心。

在生产经营阶段，一类医疗器械只需要向市级人民政府药品监管部门提出备案，而二、三类医疗器械则需要向省、自治区、直辖市人民政府药品监管部门提出生产许可；二类、三类医疗器械都是由市级人民政府药品监管机构负责备案和许可。

中国的医疗器械监管以政府监管作用为主，其他社会组织参与的程度较弱，标准的制定也是由政府部门主导，因此中国的医疗器械监管模式为政府主导模式。

各国（地区）医疗器械监管主导模式见表 3-35。

表 3-35 医疗器械监管主导模式

国家/地区	政府主导	市场主导	社会主导	模式名称
美国	+ +	+	+ +	政府-社会主导模式
欧盟	+ +	+	+ + +	政府-社会主导模式
日本	+ + +	+	+ +	政府主导模式
中国	+ + +	+	+	政府主导模式

注："+"代表监管强度。

第四章
化妆品监管模式比较分析

第一节　模式现状

一、基本概念

（一）美国[1]

根据 FDCA 201（i），“化妆品”有如下定义：“以清洁、美化、提升魅力或改变外表为目的，用于涂抹、灌注、喷洒或喷雾，渗透进入或以其他方式应用于人体任何部位的物品，或是组成成分为以上物品的物品，香皂除外。”

（二）欧盟[2]

根据 1223/2009 号条例第 2 条 1.（a）规定，“化妆品”是指用于接触人体外部（表皮、毛发系统、指甲、嘴唇和外部生殖器）或者牙齿和口腔黏膜，专门或者主要使其清洁、具有香气、改变外观、起到保护作用、保持其处于良好状态或者调整身体气味的物质或混合物。

（三）日本

日本化妆品分为普通化妆品和医药部外品。

根据《药机法》第 2 条“化妆品”指的是以涂抹、喷洒或其他类似方法使用，起到清洁、美化、增添魅力、改变容貌或保持皮肤或头发健康等作用的产品。它旨在用于人体，并对人体具有温和的作用。

“医药部外品”定义：医药部外品是指用于防止恶心和其他不适的，防止口臭或使人体除臭的，防止热疹、疮等的，防止脱发或促进头发生长或脱毛的产品，还包括老鼠，苍蝇、蚊子、跳蚤或其他害虫等的驱除或防护的产品（非医疗器械器

---

❶ 杨悦. FDA 职责与权力[M]. 北京：中国医药科技出版社，2018：324.

❷ Regulation（EC）No 1223/2009 of the European Parliament and of the Council of 30 November 2009 on cosmetic products（recast）（Text with EEA relevance）.

具），还包括其他由厚生劳动大臣指定的产品。

（四）中国

根据《化妆品监督管理条例》第 3、4 条，“化妆品”是指以涂擦、喷洒或者其他类似方法，施用于皮肤、毛发、指甲、口唇等人体表面，以清洁、保护、美化、修饰为目的的日用化学工业产品。

化妆品分为特殊化妆品和普通化妆品，用于染发、烫发、祛斑美白、防晒、防脱发的化妆品以及宣称新功效的化妆品为特殊化妆品，特殊化妆品以外的为普通化妆品。

化妆品概念对比见表 4-1。

表 4-1 化妆品概念对比

国家（地区）	美国	欧盟	日本	中国
属性	物品	物质或混合物	产品	日用化学工业产品
用法	涂抹、灌注、喷洒或喷雾或其他方式	没有规定	涂敷、喷洒或其他类似方法	涂擦、喷洒或者其他类似方法
使用部位	人体	人体外部器官或牙齿、口腔黏膜	身体	人体表面任何部位
用途	清洁、美化、增加魅力或改变容颜	清洁、增香、保护保持其健康、改善其外观、去除体味	清洁、美化、增加魅力，改变容颜，保护皮肤头发健康	清洁、保护、美化、修饰
用限	不影响人体结构和功能	没有规定	对人体作用温和	没有规定

从表 4-1 中可以看出，在化妆品属性方面，中国更强调化妆品的化学特征，其他国家基本都是物品或者产品；在使用方法、使用部位和功能用途上各国基本一致，除了欧盟没有具体规定使用方法，在使用部位上却增加了牙齿、口腔黏膜。各国在概念上最本质的区别在作用限制上，中国、欧盟没有规定，美、日作出了规定，美国强调不影响人体结构和功能，日本强调对人体作用温和。

二、监管范围

（一）美国

美国 FDA 官方网站的化妆品自愿注册计划（voluntary cosmetic registration program，VCRP）列有化妆品分类编码（Cosmetic Product Category Codes）[1]，借此可大致了解美国化妆品的分类情况，如表 4-2 所示。

---

[1] Voluntary Cosmetic Registration Program（FDA 官网）。

表 4-2　美国化妆品分类列表

类别	品目	中文翻译
01. Baby Products 婴儿产品	a. baby shampoos b. lotions，oils，powders，and creams c. other baby products	a. 婴儿洗发水 b. 乳液，油，粉末和面霜 c. 其他婴儿用品
02. Bath Preparations 浴用产品	a. bath oils，tablets，and salts b. bubble bath c. bath capsules d. other bath preparations	a. 沐浴油，浴片和浴盐 b. 泡沫浴 c. 沐浴胶囊 d. 其他浴用产品
03. Eye Makeup Preparations 眼妆用品	a. eyebrow pencil b. eyeliner c. eye shadow d. eye lotion e. eye makeup remover f. mascara g. other eye makeup preparations	a. 眉笔 b. 眼线笔 c. 眼影 d. 眼霜 e. 眼部卸妆液 f. 睫毛膏 g. 其他眼部化妆产品
04. Fragrance Preparations 芳香用品	a. cologne and toilet waters b. perfumes c. powders（dusting and talcum, excluding aftershave talc） d. sachets e. other fragrance preparations	a. 古龙水和淡香水 b. 香水 c. 粉末（喷剂和爽身粉，不包括剃须后用爽身粉剂） d. 香囊 e. 其他芳香产品
05. Hair Preparations（non-coloring） 非染色头发用品	a. hair b. hair spray（aerosol fixatives） c. hair straighteners d. permanent waves e. rinses（non-coloring） f. shampoos（non-coloring） g. tonics，dressings，and other hair grooming aids h. wave sets i. other hair preparations	a. 护发素 b. 发胶（定型） c. 直发器 d. 烫发 e. 洗发剂（非染色） f. 洗发香波（非染色） g. 护发液、生发水，敷料及其他头发护理助剂 h. 卷发定型产品 i. 其他头发用品
06. Hair Coloring Preparations 染色头发用品	a. hair dyes and colors（all types requiring caution statements and patch tests） b. hair tints c. hair rinses（coloring） d. hair shampoos（coloring） e. hair color sprays（aerosol） f. hair lighteners with color g. hair bleaches h. other hair coloring preparations	a. 染发剂和着色剂（所有类型都需要警示声明和斑贴测试） b. 染发剂 c. 头发漂洗产品（染色） d. 洗发露（染发） e. 染发剂（喷雾剂） f. 染色亮发产品 g. 头发漂白产品 h. 其他染发产品

续表

类别	品目	中文翻译
07. Makeup Preparations (not eye) 非眼部化妆用品	a. blushers (all types) b. face powders c. foundations d. leg and body paints e. lipstick f. makeup bases g. rouges h. makeup fixatives i. other makeup preparations	a. 腮红（所有类型） b. 敷面粉 c. 粉底 d. 腿部和身体涂料 e. 口红 f. 妆前打底 g. 口红、唇膏 h. 定妆产品 i. 其他化妆产品
08. Manicuring Preparations 指甲用品	a. basecoats and undercoats b. cuticle softeners c. nail creams and lotions d. nail extenders e. nail polish and enamel f. nail polish and enamel removers g. other manicuring preparations	a. 底漆 b. 角质软化产品 c. 指甲油和指甲液 d. 指甲延长剂 e. 指甲油（漆） f. 指甲油（漆）去除产品 g. 其他指甲产品
09. Oral Hygiene Products 口腔清洁用品	a. dentifrices (aerosol, liquid, pastes, and powders) b. mouthwashes and breath fresheners (liquids and sprays) c. other oral hygiene products	a. 牙膏、牙粉（气雾剂，液体，糊剂和粉末） b. 漱口水和呼吸清新剂（液体和喷雾剂） c. 其他口腔卫生产品
10. Personal Cleanliness 个人清洁用品	a. bath soaps and detergents b. deodorants (underarm) c. douches d. feminine deodorants e. other personal cleanliness products	a. 沐浴皂和洗涤剂 b. 除臭剂（腋下） c. 女性外阴部清洗用品 d. 女性用除臭器 e. 其他个人清洁产品
11. Shaving Preparations 剃须用品	a. aftershave lotion b. beard softeners c. men's talcum d. preshave lotions (all types) e. shaving cream (aerosol, brushless, and lather) f. shaving soap (cakes, sticks, etc.) g. other shaving preparations	a. 剃须后洗剂 b. 胡须软化产品 c. 男士用爽身粉 d. 剃须前洗剂、护肤液（所有类型） e. 剃须膏（气雾剂，无刷和泡沫） f. 剃须皂（块状，棒状等） g. 其他剃须产品

续表

类别	品目	中文翻译
12. Skin Care Preparations（Creams，Lotions，Powders，and Sprays） 皮肤护理产品（面霜，乳液，粉末和喷雾剂）	a. cleansing（cold creams，cleansing lotions，liquids，and pads） b. depilatories c. face and neck（excluding shaving preparations） d. body and hand（excluding shaving preparations） e. foot powders and sprays f. moisturizing g. night h. paste masks（mud packs） i. skin fresheners j. other skin care preparations	a. 清洁（冷霜，清洁乳液，液体以及清洁垫） b. 脱毛产品 c. 面部和颈部（剃须准备工作除外） d. 身体和手部（剃须准备除外） e. 足部用散粉和喷雾剂 f. 保湿产品 g. 晚霜 h. 面膜贴（面膜泥） i. 皮肤清新剂 j. 其他皮肤护理产品
13. Suntan Preparations 美黑产品	a. suntan gels，creams，and liquids b. indoor tanning preparations c. other suntan preparations	a. 美黑啫喱，面霜和液体 b. 室内美黑产品 c. 其他美黑产品

此外，《联邦食品、药品和化妆品法案》（FDCA）中规定，化妆品包括护肤品、香水、唇膏、指甲油、眼部及面部用品、定发产品、染发剂、牙膏、除味剂等。对于宣称防止或治疗疾病或影响人体的结构和功能的特殊用途化妆品则属于非处方药（OTC）管理范畴，生产企业必须证实其安全性和治疗效果❶。

美国对化妆品的定义与其他国家有较大的区别，是通过产品的预期用途来定义化妆品的，有些产品同时符合化妆品和药品的定义。例如，普通洗发水的作用是清洁毛发，因此被定义为化妆品。但是具有去除头屑功效的洗发水则被定义为药品。其他例如含氟牙膏、除臭剂、防晒剂等同时满足化妆品和药品定义的，则既可以按照化妆品又可以按照药品的要求进行管理❷。FDCA 对宣称防治或治疗疾病或影响人体结构和功能的化妆品纳入非处方药（nonprescription drugs，简称“OTC”）管理❸。

（二）欧盟

《欧盟化妆品法规》（EC）1223/2009 号条例对化妆品作出了法规性的定义，化妆品产品可能包括用于皮肤的面霜，乳液，凝胶和油，面膜，有色基质（液体，

---

❶ 高惠君，杨依晗，王斌，等. 国内外特殊化妆品监管模式比较研究[J]. 上海食品药品监管情报研究，2010（03）：9-15.

❷ 黄德利. 广州市化妆品安全监管问题研究[D]. 广州：华南理工大学，2017.

❸ 陈锐，杜家文，田在勇，等. 美国化妆品管理考察报告[J]. 中国卫生监督杂志，2007（01）：39-41.

糊剂，粉末），化妆粉，沐浴粉，卫生粉，洗手液，除臭剂，香水，洗手水和古龙水，沐浴制剂（盐，泡沫，油，凝胶），脱毛剂，除臭剂和止汗剂，染发剂，卷发，拉直和固定头发的产品，头发定型产品，头发清洁产品（乳液，散剂，洗发水），护发产品（乳液，面霜，油脂），美发产品（乳液，清漆，精油），剃须产品（面霜，泡沫，乳液），化妆品和卸妆产品，用于嘴唇的产品，用于牙齿和口腔的产品，用于指甲护理和化妆的产品，外部私密卫生产品，日光浴产品，无需日光的晒黑产品，美白皮肤产品和抗皱产品。

欧盟化妆品法规正文第二条还进行了排他性解释：需吞入、吸入、注入或植入人体内的物质或混合物不属于化妆品❶。欧盟在其法规的规定中并无特殊用途化妆品的区分，但从其法规定义来看，已经包括了我国法律中所指的特殊用途化妆品。

（三）日本

化妆品在日本被分为两类，一类为“化妆品”（cosmetics），类似于我国所称的普通化妆品，包括香皂、洗发水、护发素、雪花膏、化妆水、彩妆化妆品、牙膏等；另一类属于“医药部外品”（quasi-drugs），范围广于我国所称的特殊用途化妆品，包括育发、染发、烫发、脱毛、除臭用品和药用化妆品，美白和祛痘功能的化妆品也在此列。医药部外品可细分为三类，即新医药部外品、与现存医药部外品有同一性的医药部外品（如含有现有原料名单中原料衍生物的）、其他医药部外品（各种可用原料名单以内的）❷。

在日本现行的《药机法》中，虽然未对化妆品产品进一步分类，但对化妆品及医药部外品的功效范围作出了相关规定。此外，日本《有关药事法施行的通知》（1961 年 2 月 8 日药发第 44 号药务局长通知）、《化妆品功效范围的修订》（2000 年 12 月 28 日医药发第 1339 号）、《化妆品功效范围的修订》（2011 年 7 月 21 日药食发 0721 第 1 号）以及日本化妆品工业联合会（Japan Cosmetic Industry Association，JCIA）发布的《化妆品等适当广告指南》等，也可作为产品分类的重要参考。

日本化妆品允许宣称的功效范围在《化妆品功效范围的修订》（2011 年 7 月 21 日药食发 0721 第 1 号）中体现，如表 4-3 所示。

表 4-3 日本化妆品功效分类列表

1. 清洁头皮、毛发	4. 使毛发增加韧性、弹性
2. 用香味抑制毛发、头皮的异味	5. 滋润头皮、毛发
3. 保持头皮、毛发健康	6. 保持头皮、毛发滋润

❶ 赵志豪. 西方规制理论变迁及其对我国政府规制的启示[J]. 商业时代，2011（32）：89-90.

❷ 高惠君，杨依晗，王斌，等. 国内外特殊化妆品监管模式比较研究[J]. 上海食品药品监管情报研究，2010（03）：9-15.

续表

7. 使毛发变得柔顺	32. 使皮肤光滑
8. 使毛发梳理顺畅	33. 使胡须容易剃除
9. 保持毛发光泽	34. 调整剃须后的皮肤
10. 增加毛发光泽	35. 防止痱子（扑粉）
11. 去除头皮屑及刺痒	36. 防晒
12. 减轻头皮屑及刺痒	37. 防止日晒引起的色素沉着及色斑形成
13. 保持毛发的水分、油分	38. 使气味芳香
14. 防止毛发的断裂、分叉	39. 保护指（趾）甲
15. 整理并保持发型	40. 保持指（趾）甲健康
16. 防止毛发带电	41. 滋润指（趾）甲
17.（通过去除油污）清洁皮肤	42. 防止口唇干裂
18.（通过清洗）防止痤疮、痱子（洁面类）	43. 调理口唇肌理
19. 调整肌肤	44. 滋润口唇
20. 调整肌肤平滑触感	45. 保持口唇的健康状态
21. 保持皮肤健康	46. 保护口唇，防止口唇干燥
22. 防止皮肤粗糙	47. 防止嘴唇干燥引起的脱皮
23. 收紧皮肤	48. 使嘴唇滑润
24. 滋润皮肤	49. 防止龋齿（需使用牙刷清洁的洁齿类）
25. 保持皮肤的水分、油分	50. 洁白牙齿（需使用牙刷清洁的洁齿类）
26. 保持皮肤的柔软性	51. 去除齿垢（需使用牙刷清洁的洁齿类）
27. 保护皮肤	52. 净化口腔（洁齿类）
28. 防止（皮肤）干燥	53. 防止口臭（洁齿类）
29. 柔软皮肤	54. 去除牙垢（需使用牙刷清洁的洁齿类）
30. 使皮肤有弹性	55. 防止牙石的形成（需使用牙刷清洁的洁齿类）
31. 使皮肤有光泽	56. 使干燥引起的细小皱纹变得不明显

关于日本“医药部外品”的功效范围，如表 4-4 所示。

表 4-4 医药部外品的功效和效果范围

医药部外品种类	使用目的的范围和主要剂型		功效范围
	使用目的	主要的剂型	
1. 口腔清新剂	一种用于防止恶心和其他不适的内用剂	丸剂、片剂、缓释剂、液体剂	—
2. 腋臭抑制剂	以防止体味为目的的外用制剂	液体剂、软膏剂、气雾剂、散剂、粉末剂	腋下（腋臭），皮肤汗臭，止汗

续表

医药部外品种类	使用目的的范围和主要剂型		功效范围
	使用目的	主要的剂型	
3. 天卡粉剂	这是一种以防止痱子等为目的的外用剂	外用喷雾剂	热疹，臀部（尿布）疹，疮、肿、剃刀皮疹
4. 育发剂	用于防止脱发、使头发生长的外用剂	液剂、气雾剂	头发生长，头发稀疏，瘙痒，预防脱发，促进头发生长，头皮屑，病后和产后脱发
5. 除毛剂	这是一种用于除毛的外用剂	软膏剂、气雾剂	除毛
6. 染发剂（脱色剂）	用于头发染色、脱色或去污的外用剂（单纯地对毛发进行物理染发的东西不属于医药部外品）	粉末状、打型剂型、气溶胶、液状或栗子状等	染发，脱色，去染
7. 烫发剂	这是一种用于头发等的外用剂	液体，波纹状，奶油状，气溶胶，粉末状，打型剂型	头发上保持波浪、伸展,保持皱毛、卷发或波浪毛发
8. 卫生棉类	用于卫生用途的棉类（包括纸棉类）	棉类，纱布	生理处理用品用于处理生理问题，清洁棉类用于婴儿的皮肤、口腔的清洁或哺乳时的乳头、乳房的清洁，眼睛、局部、肛门的清洁
9. 沐浴剂	原则上，使用方法是将其放入浴缸中使用（沐浴肥皂不属于沐浴剂）	散剂，颗粒剂，片剂，软胶囊，液剂。粉末状、粒状、打型剂型、胶囊等	痱子，瘀伤，肩膀僵硬，神经痛，湿疹，美白，痔疮，血液循环不良，腰痛，风湿病，从疲劳中恢复，皲裂，皮疹，分娩前后的寒冷，痤疮
10. 药用化妆品（包括药用肥皂）	是具有作为化妆品的用途的类似化妆品剂型的外用剂	液态，奶油状，果冻状剂型，固型，气雾剂	参照表 4-5
11. 药用牙膏类	它是一种与普通牙膏剂型类似的外用剂，可用作化妆品	糊状，液态，粉末状，固体，润制	洁白牙齿，净化口腔，清爽口腔，预防牙周炎（牙槽脓肿），预防牙龈炎。防止牙结石。预防龋齿的发生和进展，防止口臭，去除烟草味，防止牙齿刺痛
12. 驱避剂	以驱蚊等为目的的外用剂	液态、醇状、栗子状的剂型、气雾剂	驱虫，如蚊子成虫，布尤（Boyo），西蝇，跳蚤，叶螨，臭虫等

续表

医药部外品种类	使用目的的范围和主要剂型		功效范围
	使用目的	主要的剂型	
13. 杀虫剂	用于驱除或防治苍蝇、蚊子等	垫子、线香、粉末、液体、气雾剂、糊状剂型	杀虫。防治苍蝇、蚊子等害虫
14. 杀鼠剂	防治或杀灭老鼠	—	灭绝，杀死或预防小鼠
15. 隐形眼镜消毒剂	它旨在消毒软隐形眼镜	—	软隐形眼镜的消毒

对于日本“医药部外品”中的“药用化妆品”，其功效范围如表 4-5 所示。

表 4-5 药用化妆品的功效和效果范围

种类	功效
1. 洗发水	①止痒、止头屑 ②防止头发和头皮的汗臭 ③清洁头发和头皮 ④保持头发和头皮健康 ⑤使毛发柔软
2. 护发素	①防止头皮屑、瘙痒 ②防止头发和头皮的汗臭 ③保持头皮的水分和脂肪 ④防止头发断裂、分叉 ⑤保持头发和头皮健康 ⑥使毛发柔软
3. 化妆水	①防止皮肤粗糙 ②防止痱子、冻伤、裂纹、裂口、痤疮 ③油性皮肤 ④防止剃须后的皮肤不适 ⑤防止日晒引起的色素沉着、形成色斑 ⑥日光、雪光照射造成的皮肤灼热 ⑦收紧皮肤、洁净皮肤、调整肌肤 ⑧保持皮肤健康、滋润皮肤
4. 膏霜、乳液、护手霜、化妆用油	①防止皮肤粗糙 ②防止痱子、冻伤、裂纹、裂口、痤疮 ③油性皮肤 ④防止剃须后的皮肤不适 ⑤防止日晒引起的色素沉着、形成色斑 ⑥日光、雪光照射引起的皮肤灼热 ⑦收紧皮肤、洁净皮肤、调整肌肤 ⑧保持皮肤健康、滋润皮肤 ⑨保护皮肤、防止皮肤干燥

续表

种类	功效
5. 剃须用膏剂	①防止剃须后的皮肤不适 ②保护皮肤，使胡须更易被剔除
6. 防晒产品	①防止日光、雪光照射引起的皮肤粗糙 ②防止日光、雪光照射 ③防止日晒导致的色素沉着、形成色斑 ④保护皮肤
7. 面膜	①防止皮肤粗糙 ②防止痤疮 ③油性皮肤 ④防止日晒导致的色素沉着、形成色斑 ⑤防止日光、雪光照射引起的皮肤灼热 ⑥使皮肤顺滑光洁 ⑦清洁皮肤
8. 药用肥皂 （包括洁面类产品）	①含灭菌剂的产品（包括同时含消炎剂的产品） a. 皮肤的清洁、杀菌、消毒 b. 防止体臭、汗臭及痤疮 ②含消炎剂的产品 a. 清洁皮肤 b. 防止痤疮、剃须后的皮肤粗糙及不适

（四）中国

在我国，化妆品分为特殊用途化妆品和非特殊用途化妆品，根据《化妆品监督管理条例》第十六条，用于染发、烫发、祛斑美白、防晒、防脱发的化妆品以及宣称新功效的化妆品为特殊化妆品。特殊化妆品以外的化妆品为普通化妆品。❶

化妆品分类管理范围对比见表 4-6。

表 4-6 化妆品分类管理范围对比（按功效分类）

类型	美国	欧盟	日本	中国
新功效	—	—	—	特殊化妆品
染发	化妆品	化妆品	医药部外品	特殊化妆品
烫发	化妆品	化妆品	医药部外品	特殊化妆品
祛斑美白	药品（皮肤美白）/化妆品	化妆品	医药部外品	特殊化妆品
防晒	药品	化妆品	医药部外品/化妆品	特殊化妆品
防脱发	药品（激素防脱）/化妆品	化妆品	医药部外品	特殊化妆品
祛痘	药品	—	医药部外品	普通化妆品

❶《化妆品监督管理条例》(中华人民共和国国务院令第 727 号)。

续表

类型	美国	欧盟	日本	中国
滋养	药品（育发）/化妆品	化妆品	医药部外品	普通化妆品
修护	药品（头发修复）/化妆品	化妆品	化妆品	普通化妆品
清洁	药品（抗菌）化妆品	化妆品	医药部外品/化妆品	普通化妆品
卸妆	化妆品	化妆品	化妆品	普通化妆品
保湿	化妆品	化妆品	化妆品	普通化妆品
美容修饰	化妆品	化妆品	化妆品	普通化妆品
芳香	药品（芳香疗法）/化妆品	化妆品	化妆品	普通化妆品
除臭	药品（内服除臭）/化妆品	化妆品	医药部外品	普通化妆品
抗皱	药品（增加皮肤的胶原蛋白生成）/化妆品	化妆品	医药部外品/化妆品	普通化妆品
紧致	化妆品	化妆品	医药部外品/化妆品	普通化妆品
舒缓	化妆品	化妆品	医药部外品/化妆品	普通化妆品
控油	化妆品	化妆品	医药部外品/化妆品	普通化妆品
去角质	化妆品	化妆品	化妆品	普通化妆品
爽身	药品（止汗）/化妆品	化妆品	化妆品	普通化妆品
护发	化妆品	化妆品	医药部外品/化妆品	普通化妆品
防断发	化妆品	化妆品	医药部外品/化妆品	普通化妆品
去屑	药品	化妆品	医药部外品/化妆品	普通化妆品
发色护理	化妆品	化妆品	化妆品	普通化妆品
脱毛	化妆品	化妆品	医药部外品	普通化妆品
辅助剃须剃毛	化妆品	化妆品	化妆品	普通化妆品

由上表可得，按照功效进行分类，美国将一部分化妆品按照预期用途划分为药品；欧盟则无特殊化妆品的概念，直接统一归类为化妆品管理；日本有更加详细的功效范围，可以进一步将化妆品分为普通化妆品和医药部外品；中国按照功效将化妆品分为特殊化妆品和普通化妆品。

三、监管理念

（一）美国

FDA 监管理念是“保护和促进公众健康”（protecting and promoting the public health）。2007 年 11 月，美国 FDA 科学委员会科学与技术分会发布《FDA 的科学与使命危机》报告，将 FDA 的使命表述为：“FDA 负责通过确保人用药品与兽药、生物制品、药品、国家食品供应、化妆品以及放射产品的安全、有效和可及，保护公众健康。FDA 通过帮助业界加速创新，使药品食品更有效、更安全和更可负担，通过帮助公众获得有关药品食品的精确、基于科学的信息，促进公众健康。”该报告明确 FDA 的使命为“保护和促进公众健康”。

（二）欧盟

（EC）1229/2009 法规规定了市场上出售的任何化妆品必须遵守的规则，以确保内部市场的正常运转和对人类健康的高度保护。其监管理念主要围绕保护公众健康、规范化妆品市场和确保市场运作等几方面。

其中，第四条、第五条、第六条、第七条等强调化妆品生产、经营的主体责任，加强企业自律，保证化妆品市场安全的监管理念。第十条、第十一条、第十二条、第十三条等强调化妆品事中事后监管，注重化妆品的产品信息、数据等安全性及质量问题的监管理念。第二十二条、第二十三条、第二十九条、第三十条等强调化妆品各责任主体之间的沟通交流，注重各成员国各部门的协调合作的监管理念。

（三）日本

日本《药机法》第 1 条，本法的目的是通过实施必要的措施，确保药品、准药品、化妆品、医疗器械、再生药品的质量、功效和安全性，来防止因使用这些药物等而引起的健康和卫生相关危害的发生或扩散，并采取措施控制指定药品，促进从医学角度来看特别必要的药品、医疗器械和再生医疗产品的研究和开发，从而改善健康和卫生状况。

（四）中国

我国《化妆品监督管理条例》第一条提出本法的立法目的为规范化妆品生产经营活动，加强化妆品监督管理，保证化妆品质量安全，保障消费者健康，促进化妆品产业健康发展，对化妆品监管理念体现为风险管理、社会共治、全程治理。

由于化妆品作为人们日用消费品的通用性及其安全特征的一致性，各国在对化妆品的监管理念上也基本一致，就是保护公众健康、依照法规治理和管控安全风险。

四、系统结构

（一）政府监管系统

1. 行政监管体系

（1）美国

① 组织体系

a. FDA：集审批、监督及执法于一体，是美国化妆品监管的最高权力机构。主要负责相关法律法规的颁布和修订；实验室的检测标准的研究和制定；化妆品市场和生产企业的监管；进出口化妆品的监督管理；化妆品的抽样检查；产品相关信息的收集和管理；化妆品质量、卫生标签等内容的检查和监督等。

b. 联邦贸易委员会（Federal Trade Commission，FTC）：是执行多种反托拉斯和保护消费者法律的联邦机构。在化妆品领域，主要负责对化妆品广告的真实性进行监管，对不正当或有欺骗行为的广告进行管制。

② 监管平台：2022 年，美国主要通过化妆品自愿注册计划（VCRP）实施化妆品自愿注册备案。化妆品自愿注册计划（VCRP）是供在美国商业分销的化妆品制造商、包装商和分销商使用的报告系统，为美国 FDA 监管化妆品市场提供协助。VCRP 仅适用于在美国境内销售给消费者的化妆品，不包括仅供专业人员使用的化妆品，例如美容院、SPA 或皮肤护理诊所所用的化妆品，也不包括酒店用品、赠品、DIY 自用等形式的化妆品。VCRP 不是产品审批程序，企业可以自愿参与 VCRP，法律并没有强制性要求。VCRP 可协助 FDA 履行其监管在美国销售的化妆品的职责。企业自愿提交文件为 FDA 提供了有关化妆品及其成分、使用频率以及从事其制造和分销业务的企业的最佳估计信息。来自 VCRP 数据库的信息也被美国化妆品原料评价委员会（CIR）所利用，这是一个独立的、由行业资助的科学专家小组，以协助 CIR 专家小组确定评估成分安全性的优先事项，作为其成分安全审查的一部分。VCRP 数据库中的某些信息也可通过《信息自由法》（FOIA）发布在 VCRP 注册报告网页上，为消费者或医疗保健提供商提供化妆品的相关信息。

2022 年 12 月 29 日，拜登总统签署成为法律的《2022 化妆品监管现代化法案》（*Modernization of Cosmetics Regulation Act of 2022*，简称 MoCRA）要求化妆品生产企业强制注册、产品强制备案。FDA 已于 2023 年 3 月 27 日停止接受化妆品自愿注册计划（VCRP）的提交，目前 FDA 正在创建一个新系统来处理将产生的大量提交。

（2）欧盟

① 组织体系：欧盟的化妆品管理体系共有两个层次：一是欧盟层面的立法机构，二是各成员国负责监管的政府主管部门。欧盟层面负责化妆品管理的机构为欧盟委员会健康与消费者保护总司（The European Commission's Health and Consumer Protection Directorate General，简称 DG SANCO），DG SANCO 下设化妆品常务委员会，执行法规与协调各成员国化妆品事务。

成员国层面上则由各成员国成立相关机构监管。在法国，主要由健康产品医疗安全署和消费竞争反欺诈总局负责化妆品的日常监管，健康产品医疗安全署侧重化妆品的安全评价，消费竞争反欺诈总局侧重市场行为的监管。在德国，主要由消费者保护、食品与农业部和联邦卫生部负责化妆品的日常监管。

各成员国主管部门的监管职责主要包括：第一，检查化妆品生产者是否符合药品生产质量管理规范要求；第二，根据产品信息文件，或基于足够样品进行物理和实验室检验，开展对化妆品及其生产经营者的监督检查；第三，对化妆品所含任何成分的安全存在严重质疑时，市场上销售该化妆品的成员国主管部门可要求化妆品责任人提交一份含有该成分的化妆品清单；第四，对于不合规产品，各成员国主管部门应要求化妆品责任人采取一切适当措施，包括纠正措施、撤回或召回已上市的产品；第五，当化妆品对人体健康造成严重危害时，主管部门应采取相应的措施禁止或限制该化妆品投入市场或召回该化妆品，并立即通知欧盟委员会和其他成员国主管部门。

② 监管平台：化妆品通报门户（cosmetic products notification portal，CPNP）是为实施欧盟化妆品条例（EC）No 1223/2009 而创建的一个免费在线电子通报系统。根据第十三条要求，化妆品上市前，该产品负责人需要通过该系统向欧盟委员会提交产品相关信息。[1] CPNP 以电子形式提供信息给主管当局和欧盟国家设立的毒物中心或类似机构。

为了确保对产品问题采取统一、连贯的监管手段，所有欧盟国家的市场监督机构都建立了欧洲化妆品市场监督机构（PEMSAC）的平台。该平台在信息共享、化妆品监管方案的制定和实施、市场监管方面专业知识的交流等多个方面促进各成员国监管活动的合作协调。

(3) 日本

厚生劳动省是日本化妆品、医药部外品的主管机构，负责日本境内化妆品和医药部外品的监督管理工作，如医药部外品的注册许可、生产和进口企业的许可、产品标签及上市后监管等。

下设医药卫生局——医药品审查管理科（医薬品審査管理課）负责化妆品、医药部外品的生产许可、市场准入还有监督等工作。

国家及地方卫生部门任命的药事监督员由国家及地方政府药事业务科或卫生局任命，负责对化妆品和医药部外品销售市场进行日常监督；对化妆品生产企业、化妆品进口销售企业、医药销售企业实地考察，监督。

都道府县卫生监督部门负责化妆品产品备案，企业备案，进口销售商备案。

(4) 中国

国家药品监督管理局（NMPA）负责化妆品的安全质量、注册等以及上市后的风险管理，并指导省、自治区、直辖市化妆品监督管理部门工作。

化妆品监督管理司是国家药品监督管理局内设机构，主要职责是：①组织实施化妆品注册备案工作；②拟订并组织实施化妆品注册备案和新原料分类管理制度；③组织拟订并监督实施化妆品标准、分类规则、技术指导原则；④承担拟订化妆品检查制度、检查研制现场、依职责组织指导生产现场检查、查处重大违法行为工作；⑤组织质量抽查检验，定期发布质量公告；⑥组织开展不良反应监测并依法处置。

化妆品监督管理司下设综合处（负责司内综合事务，统筹化妆品监管能力建设。）、监管一处（拟订并组织实施化妆品注册备案和新原料分类管理制度。组织拟

---

[1] 李芹，宋华琳.欧盟化妆品监管法律体系评介及启示[J].中国食品药品监管，2020（02）：74-89.

订并监督实施化妆品标准、分类规则、技术指导原则)、监管二处(拟订化妆品检查制度，检查研制现场，依职责组织指导生产现场检查，组织查处重大违法行为。组织质量抽查检验，定期发布质量公告。组织开展不良反应监测并依法处置)。

此外，各省级药品监督管理局主要负责本行政区域内化妆品生产许可、国产特殊用途化妆品生产企业卫生条件审核、国产非特殊用途化妆品备案管理以及化妆品上市后监管工作。各市/县级药品监督管理部门主要承担化妆品生产经营的日常监督检查工作。

2. 技术监督体系

(1) 美国

美国食品药品管理局内部有大量的技术人员及行业专家，其所在部门承担了一定的技术工作。美国食品药品管理局下设有六个针对产品的机构，其中涉及化妆品、非处方药等相关产品技术工作的部门主要有食品安全与应用营养中心(CFSAN)、药品评价与研究中心(CDER)等。

除美国食品药品管理局内设的机构外，一些社会机构和第三方机构也会对化妆品原料安全性等技术问题进行审查和评定，例如美国化妆品原料评价委员会(Cosmetic Ingredient Review，CIR)，详见该章节社会共治系统部分。

(2) 欧盟

欧盟消费者安全科学委员会(SCCS)[1] 成立于2008年，是欧盟委员会的独立风险评估机构，其前身化妆品科学委员会(SCC)最早建立于1977年，期间曾分别在1997年、2004年命名为化妆品和非食用消费品科学委员会(SCCNFP)和消费品科学委员会(SCCP)。应委员会的要求，SCCS就以下方面的健康和安全风险(特别是化学、生物、机械和其他物理风险)提供意见：

① 非食品消费品，如化妆品及其成分，包括纳米材料、染发剂、香水成分；个人护理和家居用品，如洗涤剂；玩具、纺织品、衣物等。

② 服务，如纹身、人工晒黑等。

SCCS的主要职责是就有关食品之外的消费产品和服务的健康及安全风险进行评估，特别是评估化学、生物、机械和其他物理风险，并提供科学建议。其宗旨是帮助欧盟委员会在建立和修改欧盟法规(涉及在欧盟成员国市场上销售的化妆品的成分、生产、包装和标签标识的法规)时解决复杂的科学和技术问题。

SCCS的成员由医学、毒理学、药学、皮肤病学、生物学、化学和其他相关学科领域的资深科学家组成。消费者安全科学委员会通常围绕特定问题成立专家工作小组，组长由消费者安全科学委员会的成员担任，小组其他成员可以是官方科学顾问团的专家，也可以是相关领域的外部专家。专家工作小组将达成的初步意见提交至消费者安全科学委员会，委员会全体会议对初步意见加以讨论。在消费者安全科

[1] Scientific Committee on Consumer Safety (SCCS) (European Commission 官网)。

学委员会形成最终意见前，会通过委员会网站公布所讨论的内容，并允许相关利益者发表意见。必要时，消费者安全科学委员会通过举行听证会或公众咨询会，来征求意见。❶

SCCS 制定了一系列的《化妆品成分测试和安全评估指南》，旨在为公共机构和化妆品业界提供指导，帮助欧盟化妆品法规（EC）No 1223/2009 落实与施行。其内容主要是评估有关的检验方法，并负责有关技术标准的制定。SCCS 对欧盟《化妆品规程》（76/768/EEC）规定的化妆品组成成分做安全性评价，在《化妆品规程》（76/768/EEC）中的附录Ⅰ、Ⅲ、Ⅳ、Ⅵ、Ⅶ中列出的大部分禁限用物质清单就体现了 SCCS 的评价意见。❷

欧洲标准化委员会（CEN）是欧盟按照 83/189/EEC 指令（在技术标准和法规领域提供信息的程序）正式认可的欧洲标准化组织，成立于 1961 年，负责欧盟化妆品标准的制订工作。

此外，欧洲化妆品协会（Cosmetics Europe-The Personal Care Association，CE，原简称为 COLIPA）、欧洲化妆品成分联合会（EFfCI）等行业协会也会通过协助主管部门制定技术标准和法规等工作发挥技术监督的作用，详见该章节社会共治系统部分。

(3) 日本

医药品审查管理科属厚生劳动省的下设机构，负责对医药部外品和化妆品的制造企业的许可、生产销售的批准和与生产相关的技术指导和监督，医药品的再审查和再评价，指导和修订日本药典、医药品等的标准，指定罕见病用医药品。

在日本，没有专门从事化妆品评价的官方机构，但有国家级别的从事化学物质管理的独立行政法人——国家产品技术与评价院（National Institute of Technology and Evaluation，NITE）。该机构旨在提供与化学物质有关的科学性见解，以及法律法规、国际惯例等有关的技术及情报方面的支持。

国家产品技术与评价院受政府委托，为政府部门提供技术支持。国家产品技术与评价院在化学物质管理领域的工作主要分为三个部分：一是化学物质审查管理工作，主要包括新化学物质审查的事前指导、化学物质的风险评估、企业现场检查等；二是《化学物质排放管理促进法》（简称《化管法》）的有关工作，主要包括《化管法》施行的指导、《化管法》有关信息的收集和分析等；三是《化学武器禁止法》的有关工作。

除以上化妆品相关的技术支撑机构外，日本的医药品和医疗器械管理局（PMDA）在辅助厚生劳动省进行医药品、医药部外品等管理方面发挥了十分重要的作用。PMDA 是一个独立于厚生劳动省的独立行政法人，PMDA 通过快速补救（健

---

❶ 李芹，宋华琳. 欧盟化妆品监管法律体系评介及启示[J]. 中国食品药品监管，2020（02）：74-89.

❷ 王艳. 我国与欧盟化妆品法规标准体系的比较研究[D]. 北京：中国疾病预防控制中心，2011.

康损害缓解）、从临床试验前到批准的一致系统（批准审查）和收集、分析与提供有关商业售后安全性的信息（安全措施），对药物的副作用和因生物源性产品感染造成的健康危害提供快速补救（健康损害救济），并指导和审查医药品等从临床试验前到批准的质量、有效性和安全性，它旨在为改善国家卫生作出贡献。PMDA是世界上唯一一家将医疗危害救济、批准审查和安全措施作为一体的公共机构，在监管科学的基础上，更快地将更安全、更高质量的产品送到医疗领域，为提高医疗水平做出贡献。

此外，日本化妆品工业联合会（JCIA）、日本香妆品学会（JCSS）等行业协会也会为化妆品的安全评估和功效评价方面制定行业技术标准，发挥技术监督的作用，详见该章节社会共治系统部分。

(4) 中国

中国食品药品检定研究院承担食品、药品、医疗器械、化妆品及有关药用辅料、包装材料与容器（以下统称为食品药品）的检验检测工作；组织开展药品、医疗器械、化妆品抽验和质量分析工作。负责相关复验、技术仲裁，组织开展进口药品注册检验以及上市后有关数据收集分析等工作，承担药品、医疗器械、化妆品质量标准、技术规范、技术要求、检验检测方法的制修订以及技术复核工作；组织开展检验检测新技术新方法新标准研究；承担相关产品严重不良反应、严重不良事件原因的实验研究工作；承担化妆品安全技术评价工作。

国家药品监督管理局食品药品审核查验中心组织制定修订药品、医疗器械、化妆品检查制度规范和技术文件。

承担化妆品研制、生产环节的有因检查。承担化妆品境外检查。

承担药品、医疗器械、化妆品检查的国际（地区）交流与合作。

（二）法规标准系统

1. 法律法规体系

(1) 美国

美国化妆品主要法律法规和指南见表 4-7。

表 4-7 美国化妆品主要法律法规和指南

项目	颁布机构	名称	外文名称
法律	美国国会	联邦食品、药品和化妆品法案	*Food，Drug and Cosmetic Act，FDCA*
	美国国会	公平包装和标签法	*Fair Packaging and Labeling Act*
	美国国会	防止有毒包装法案	*Poison Prevention Packaging Act*
	美国国会	联邦贸易委员会法案	*Federal Trade Commission Act*
	美国国会	防晒创新法案	*Sunscreen Innovation Act*

续表

项目	颁布机构	名称	外文名称
法律	美国国会	安全化妆品法案 2011（H. R. 2359）	*H. R. 2359 - Safe Cosmetics Act of 2011*
	美国国会	2022 化妆品监管现代化法案（MoCRA）	*Modernization of Cosmetics Regulation Act of 2022*
指南	美国食品药品管理局	化妆品标签指南	*Cosmetic Labeling Guide*
	美国食品药品管理局	考虑 FDA 监管的产品中是否涉及纳米技术应用的行业指南	*Guidance for Industry: Considering Whether an FDA-Regulated Product Involves the Application of Nanotechnology*
	美国食品药品管理局	纳米材料在化妆品中应用安全性的行业指南	*Guidance for Industry: Safety of Nanomaterials in Cosmetic Products*
	美国食品药品管理局	评估制造加工的变化和新技术对于食品原料与食品接触物质（包括食品着色剂）的安全和法规影响的行业指南	*Guidance for Industry: Assessing the Effects of Significant Manufacturing Process Changes, Including Emerging Technologies, on the Safety and Regulatory Status of Food Ingredients and Food Contact Substances, Including Food Ingredients that Are Color Additives*
其他	美国联邦政府各执行机构和部门 美国食品药品管理局	联邦法规法典防晒产品 OTC 专论	*Code of Federal Regulations*
	美国食品药品管理局	纳米技术在动物食品中的应用	*Guidance for Industry Use of Nanomaterials in Food for Animals*
	美国个人护理和产品协会	国际化妆品原料字典和手册	*International Cosmetic Ingredient Dictionary and Handbook*

因为美国各州高度自治，各州具有极高的自主权，对于化妆品、非处方药及相关产品的管理风格也不尽相同，相较于美国国家层面的法律法规，各州法令的推动、颁布、修订更为灵活，在一定程度上体现了最新的监管需求及发展方向，有时甚至会推动美国法律法规的变革。美国化妆品州法常见的主要有：[1]

① 宾夕法尼亚州受控物质，《药品，器械和化妆品法》（*THE CONTROLLED SUBSTANCES, DRUGS, DEVICE, AND COSMETICS ACT*, 1972）；

---

[1] Campaign for Safe Cosmetics 官网。

② 加利福尼亚州 65 法案❶（*The California Safe Cosmetics Act*，Proposition 65，2005）；

③ 华盛顿州通过了《儿童安全产品法》（*Children's Safe Products Act Law*，CSPA-Chapter 70.240 RCW 章，2008）；

④《加利福尼亚无残酷化妆品法案》❷（*the California Cruelty-Free Cosmetics Act*，2018）；

⑤《专业化妆品标签要求法案》（*the Professional Cosmetics Labeling Requirements Act*，CA AB 2775，2018）；

⑥ 加利福尼亚化妆品香精和香料成分知情权法[*California Cosmetic Fragrance and Flavor Ingredient Right to Know Act of* 2019（SB-312）]；

⑦ 加利福尼亚州无毒化妆品法（*California Toxic-Free Cosmetics Act*，CA AB 2762，2020）。

(2) 欧盟

2013 年 7 月 11 日实施的（EC）1223/2009 是欧盟化妆品监管方面的核心法规。（EC）1223/2009 由 10 章 40 个条款及 10 个附录组成，其中，40 个条款主要涉及化妆品安全要求、责任人制度、经销商义务、安全评估、产品信息、上报信息、消费者信息、原料的使用限制、禁止动物实验、严重不良反应信息交流、市场监管、罚则等内容。附录依次规定了化妆品安全报告（附录Ⅰ）、化妆品禁用物质清单（附录Ⅱ）、化妆品限用物质清单（附录Ⅲ）、化妆品准用着色剂清单（附录Ⅳ）、化妆品准用防腐剂清单（附录Ⅴ）、化妆品准用紫外吸收剂清单（附录Ⅵ）、包装与容器图标（附录Ⅶ）、动物测试验证替代方法清单（附录Ⅷ）、废止指令及其后续修订列表以及转化为国家法律和实施时限列表（附录Ⅸ）、76/768/EEC 指令与法规（EC）1223/2009 的对应关系表（附录Ⅹ）。

欧盟化妆品监管法律体系不仅包括核心法规，还涵盖大量相关规范（表 4-8）。相关规范或是对核心法规中具体制度的细化，或是仅部分涉及核心法规的内容。对部分具体制度，欧盟委员会、各成员国化妆品监管部门、消费者安全科学委员会等主体发布了相应的解释性或指导性规则。这些规则通常不具有法律拘束力，但为化妆品生产企业提供了可操作性的指引。

表 4-8 欧盟化妆品主要法律法规和指南

项目	颁布机构	名称	外文名称
法规	欧洲议会和欧盟理事会	（EC）No 1223/2009	*Regulation（EC）No 1223/2009 of the European Parliament and of the Council of 30 November 2009 on cosmetic products*

❶ OEHHA 官网。

❷ California Legislative Information 官网。

续表

项目	颁布机构	名称	外文名称
法规	欧盟委员会	(EU) No 655/2013	Commission Regulation (EU) No 655/2013 of 10 July 2013 laying down common criteria for the justification of claims used in relation to cosmetic products
指令	欧洲议会和欧盟理事会	Directive 2001/95/EC	Directive 2001/95/EC of the European Parliament and of the Council of 3 December 2001 on general product safety
其他	欧盟委员会	欧盟委员会关于纳米材料定义的推荐性规定	Commission Recommendation of 18 October 2011 on the definition of nanomaterial
	欧盟委员会和欧盟各成员国政府主管机构	欧盟化妆品法规(EC) 1223/2009适用范围的指导手册	Manual on the Scope of Application of the Cosmetics Regulation (EC) No 1223/2009
	消费者安全科学委员会	化妆品原料安全性评价测试指南	The SCCS's Notes of Guidance for the Testing of Cosmetic Substances and Their Safety Evaluation

(3) 日本

在日本，化妆品是受《药机法》管制的。化妆品无论是制造、销售或进口都必须遵循《药机法》的规定，并得到厚生劳动大臣的承认和许可。《药机法》包括总则、地方药事管理委员会、药房、制造销售及生产许可、药品及医疗器械零售商管理、药品标准与检定、医药品管理、药品广告、监督、杂则及处罚条款等 18 章，共 91 条。

日本化妆品主要法律法规和指南见表 4-9。

表 4-9 日本化妆品主要法律法规和指南

项目	颁布机构	名称	外文名称
法律	内阁	确保药品、医疗器械等的质量、有效性和安全性的法律(药机法)	医薬品、医療機器等の品質、有効性及び安全性の確保等に関する法律
政令	内阁	药事法实施令	医薬品、医療機器等の品質、有効性及び安全性の確保等に関する法律施行令
省令	厚生劳动省	药事法施行规则	薬事法施行規則
	厚生劳动省	医药品、医药部外品、化妆品及医疗器械的制造销售后安全管理基准	医薬品、医薬部外品、化粧品及び医療機器の製造販売後安全管理の基準に関する省令

续表

项目	颁布机构	名称	外文名称
省令	厚生劳动省	医药品、医药部外品、化妆品及医疗器械的品质管理基准	医薬品、医薬部外品、化粧品及び医療機器の品質管理の基準に関する省令
	厚生劳动省	药用化妆品功效成分清单	いわゆる薬用化粧品中の有効成分リスト
	厚生劳动省	医药部外品添加剂清单	医薬部外品の添加物リスト
	厚生劳动省	医药部外品原料规格	医薬部外品原料規格
	厚生劳动省	染发剂制造销售许可基准	染毛剤製造販売承認基準
	厚生劳动省	医药品等适当广告基准	医薬品等適正広告基準
	厚生劳动省	有关滑石粉的品质管理	タルクの品質管理
其他	公平交易委员会	化妆品适当包装规则	化粧品の適正包装規則

(4) 中国

中国化妆品主要法律法规和指南见表 4-10。

表 4-10 中国化妆品主要法律法规和指南

法律	《中华人民共和国药品管理法》 《中华人民共和国产品质量法》
行政法规	《化妆品监督管理条例》(2021 年 1 月 1 日起施行)
地方行政法规	《广东省化妆品安全条例》(2019 年 3 月 28 日广东省第十三届人民代表大会常务委员会第十一次会议通过)(2019 年 7 月 1 日起施行)
部门规章	《进出口化妆品检验检疫监督管理办法》(2011 年 8 月 10 日国家质量监督检验检疫总局令第 143 号公布　根据 2018 年 4 月 28 日海关总署令第 238 号《海关总署关于修改部分规章的决定》第一次修正　根据 2018 年 5 月 29 日海关总署令第 240 号《海关总署关于修改部分规章的决定》第二次修正　根据 2018 年 11 月 23 日海关总署令第 243 号《海关总署关于修改部分规章的决定》第三次修正) 《化妆品注册备案管理办法》(2021 年 1 月 7 日国家市场监督管理总局令第 35 号公布) 《化妆品生产经营监督管理办法》(2021 年 8 月 2 日国家市场监督管理总局令第 46 号公布　自 2022 年 1 月 1 日起施行) 《定量包装商品计量监督管理办法》(2023 年 3 月 16 日国家市场监督管理总局令第 70 号公布　自 2023 年 6 月 1 日起施行) 《牙膏监督管理办法》(2023 年 3 月 16 日国家市场监督管理总局令第 71 号公布　自 2023 年 12 月 1 日起施行) 《互联网广告管理办法》(2023 年 2 月 25 日国家市场监督管理总局令第 72 号公布　自 2023 年 5 月 1 日起施行) 《化妆品标识管理规定》(2007 年 8 月 27 日国家质量监督检验检疫总局令第 100 号公布　自 2008 年 9 月 1 日起施行)

续表

规范性文件	《化妆品安全技术规范（2015年版）》（国家食品药品监督管理总局　2015年第268号） 《防晒化妆品防晒效果标识管理要求》（国家食品药品监督管理总局　2016年第107号） 《化妆品境外检查暂行管理规定（征求意见稿）》 《化妆品注册和备案检验工作规范》（国家药监局　2019年第72号） 《化妆品补充检验方法管理工作规程》（国家药监局　2021年第28号） 《化妆品补充检验方法研究起草技术指南》（国家药监局　2021年第28号） 《化妆品新原料注册备案资料管理规定》（国家药监局　2021年第31号） 《化妆品注册备案资料管理规定》（国家药监局　2021年第32号） 《化妆品功效宣称评价规范》（国家药监局　2021年第50号） 《化妆品安全评估技术导则（2021年版）》（国家药监局　2021年第51号） 《化妆品标签管理办法》（国家药监局　2021年第77号） 《儿童化妆品监督管理规定》（国家药监局　2021年第123号） 《化妆品生产质量管理规范》（国家药监局　2022年第1号） 《化妆品检验机构资质认定条件（征求意见稿）》 《化妆品不良反应监测管理办法》（国家药监局　2022年第16号） 《企业落实化妆品质量安全主体责任监督管理规定》（国家药监局　2022年第125号） 《化妆品抽样检验管理办法》（国家药监局　2023年第5号） 《化妆品网络经营监督管理办法》（国家药监局　2023年第36号） 《化妆品检查管理办法（征求意见稿）》 《牙膏备案资料管理规定》（国家药监局　2023年第148号）

2. 技术标准体系

(1) 美国

《化妆品生产质量管理规范指南草案》（*Draft Guidance for Industry*：*Cosmetic Good Manufacturing Practices*）（非强制）为行业和其他利益相关者（例如消费者利益集团、学术界、其他监管团体）提供了关于FDA目前对化妆品生产质量管理规范（GMPs）构成的思考的指导。它旨在协助行业和其他利益相关者确定可能影响化妆品质量的标准和问题。该指南修订了“化妆品生产质量管理规范（GMP）指南/检查清单”，对其进行更新以阐明当前的做法，并根据最近的经验阐明某些主题领域。

化妆品生产质量管理规范（GMP）指南/检查清单[Good Manufacturing Practice（GMP）Guidelines/Inspection Checklist for Cosmetics]，摘自FDA的检查操作手册，可作为有效自我检查的指南，可以为企业最大限度地降低化妆品掺假或品牌错误的风险。该指南主要对化妆品企业的建筑物、设备、人员、化妆品原材料、生产、实验室控制、数据记录、标签以及消费者投诉渠道等作出具体要求。

防晒产品OTC专论规定了防晒产品的成分、用途、检验等要求。

(2) 欧盟

欧洲标准（简称EN）[1] 是欧洲标准化委员会（CEN）和欧洲电工标准化委员

[1] The European Committee for Standardization（CEN）and the European Committee for Electrotechnical Standardization（CENELEC）官网。

会（CENELEC）共同制定的，是据内部规则批准的标准，欧洲标准是 ISO/IEC 定义意义上的“地区性标准”，它是独立存在的。

欧洲的标准化体系基于国家支持，即国家标准化机构或欧洲标准化委员会（CEN）的成员的支持。国家标准化机构是所有利益相关者的一站式服务机构，并且是地区（欧洲）和国际（ISO）标准化协调系统的焦点。CEN 国家会员有责任将欧洲标准作为国家标准实施。国家标准化机构负责分发和销售已实施的欧洲标准，并且必须撤销任何相互冲突的国家标准。

欧盟委员会 2011 年明确 ISO 22716：2007[化妆品生产质量管理规范（GMP）准则] 成为欧盟化妆品 GMP 协调标准。

以下列举部分化妆品标准。

ISO 标准：

① ISO/TR 19838：2016 微生物学—化妆品—ISO 标准在化妆品微生物学上的应用指南（ISO/TR 19838：2016）；

② ISO/TR 24475：2010 化妆品—生产质量管理规范—通用培训文件（ISO/TR 24475：2010）；

③ ISO/TR 26369：2009 化妆品—防晒测试方法—评估防晒产品的光保护性能的方法的评估和审查（ISO/TR 26369：2009）。

欧洲标准：

① EN 13047：2000 包装—锥形金属软管—尺寸和公差；

② EN 15386：2007 包装—柔性层压板和塑料管-确定印刷附着力的测试方法；

③ EN 16274：2021 过敏原分析方法—通过气相色谱质谱法对准备注射香料的 57 种可疑过敏原的扩展列表进行定量；

④ EN 16344：2013 化妆品—化妆品分析—筛选化妆品中的紫外线过滤剂，并通过高效液相层析（HPLC）定量测定 10 种紫外线过滤剂。

(3) 日本

日本化妆品技术标准如表 4-11 所示。

表 4-11 日本化妆品相关技术标准

颁布机构	标准名称	标准外文名称
厚生劳动省	化妆品基准	化粧品基準
厚生劳动省	医药部外品原料规格 2021	医薬部外品原料規格 2021
日本化妆品工业联合会	化妆品安全性评价指南	化粧品の安全性評価に関する指針
日本化妆品工业联合会	化妆品全成分的标注方法指南	化粧品全成分表示記載のガイドライン
日本化妆品工业联合会	化妆品原料规格制定指南	化粧品原料の規格作成の手引き
日本化妆品工业联合会	化妆品等适当广告指南	化粧品等の適正広告ガイドライン

续表

颁布机构	标准名称	标准外文名称
日本化妆品工业联合会	防晒系数（SPF）测定法	SPF 測定法基準
日本化妆品工业联合会	紫外线 A(UVA)防护效果测定法	UVA 防止効果測定法基準
日本香妆品学会	新功效（医药部外品许可）抗皱产品评价试验指南	新規効能取得のための抗シワ製品評価ガイドライン
日本香妆品学会	新功效（医药部外品许可）美白功能评价试验指南	新規効能取得のための医薬部外品美白機能評価試験ガイドライ

(4) 中国

根据《中华人民共和国标准化法》（2017 年修订版）的有关规定，我国标准可分为国家标准、行业标准、地方标准、团体标准以及企业标准五大类。在化妆品领域，国家自 1987 年以来陆续颁布了几十项国家标准和行业标准，大致可分为基础标准与安全卫生标准、测定方法标准、卫生检验方法标准、产品质量标准、原料标准、包装储运及其他相关标准。

① 基础标准与安全卫生标准

GB 5296.3—2008 消费品使用说明　化妆品通用标签；

GB/T 36970—2018 消费品使用说明　洗涤用品标签；

GB 7916—1987 化妆品卫生标准；

GB 7916—1987《化妆品卫生标准》第 1 号修改单；

GB 7919—1987 化妆品安全性评价程序和方法；

GB/T 18670—2017 化妆品分类；

GB/T 27578—2011 化妆品名词术语；

GB/T 37625—2019 化妆品检验规则；

QB/T 1684—2015 化妆品检验规则；

QB/T 1685—2006 化妆品包装外观要求；

SB/T 11088—2014 化妆品专业店、专卖店经营管理规范。

② 化妆品功效评价标准及安全性评价标准

QB/T 4256—2011 化妆品保湿功效评价指南；

T/SHRH 006—2018 化妆品-自由基（DPPH）清除实验方法；

T/SHRH 015—2018 化妆品-酪氨酸酶活性抑制实验方法；

T/ZHCA 001—2018 化妆品美白祛斑功效测试方法。

③ 测定方法标准

GB/T 13531.1—2008 化妆品通用检验方法　pH 值的测定；

GB/T 13531.3—1995 化妆品通用检验方法　浊度的测定；

GB/T 13531.4—2013 化妆品通用检验方法　相对密度的测定。

④ 卫生检验方法标准

GB/T 7917.1—1987 化妆品卫生化学标准检验方法　汞；

GB/T 7917.2—1987 化妆品卫生化学标准检验方法　砷；

GB/T 7917.3—1987 化妆品卫生化学标准检验方法　铅；

GB/T 7917.4—1987 化妆品卫生化学标准检验方法　甲醇；

GB/T 7918.1—1987 化妆品微生物标准检验方法　总则；

GB/T 7918.2—1987 化妆品微生物标准检验方法　细菌总数测定；

GB/T 7918.3—1987 化妆品微生物标准检验方法　粪大肠菌群；

GB/T 7918.4—1987 化妆品微生物标准检验方法　绿脓杆菌；

GB/T 7918.5—1987 化妆品微生物标准检验方法　金黄色葡萄球菌；

GB/T 17149.1—1997 化妆品皮肤病诊断标准及处理原则　总则；

GB/T 17149.2—1997 化妆品接触性皮炎诊断标准及处理原则；

GB/T 17149.3—1997 化妆品痤疮诊断标准及处理原则；

GB/T 17149.4—1997 化妆品毛发损害诊断标准及处理原则；

GB/T 17149.5—1997 化妆品甲损害　诊断标准及处理原则；

GB/T 17149.6—1997 化妆品光感性皮炎诊断标准及处理原则；

GB/T 17149.7—1997 化妆品皮肤色素异常诊断标准及处理原则。

⑤ 产品质量标准

GB/T 26513—2011 润唇膏；

GB/T 26516—2011 按摩精油；

GB/T 27574—2011 睫毛膏；

GB/T 27575—2011 化妆笔、化妆笔芯等。

⑥ 原料标准

GB 22115—2008 牙膏用原料规范；

GB/T 29666—2013 化妆品用防腐剂　甲基氯异噻唑啉酮和甲基异噻唑啉酮与氯化镁及硝酸镁的混合物；

GB/T 29667—2013 化妆品用防腐剂　咪唑烷基脲；

GB/T 29668—2013 化妆品用防腐剂　双（羟甲基）咪唑烷基脲；

GB/T 33306—2016 化妆品用原料　D-泛醇；

GB/T 34819—2017 化妆品用原料　甲基异噻唑啉酮；

GB/T 34820—2017 化妆品用原料　乙二醇二硬脂酸酯；

GB/T 35915—2018 化妆品用原料　珍珠提取物；

GB 27599—2011 化妆品用二氧化钛；

QB/T 2488—2006 化妆品用芦荟汁、粉；

QB/T 4416—2012 化妆品用原料　透明质酸钠。

⑦ 包装储运及其他相关标准

GB/T 191—2008 包装储运图示标志；

GB/T 601—2016 化学试剂　标准滴定溶液的制备；

GB/T 5173—1995 表面活性剂和洗涤剂　阴离子活性物的测定　直接两相滴定法；

GB/T 6388—1986 运输包装收发货标志；

GB/T 6682—2008 分析实验室用水规格和试验方法；

GB/T 13173—2008 表面活性剂　洗涤剂试验方法。

（5）国际标准化组织（ISO）及化妆品相关标准

国际标准化组织（International Organization for Standardization）简称 ISO（源于希腊词汇 isos，意为“相等、平等”），成立于 1946 年，是一个独立的非政府组织，是全球最大的推荐性标准的制定者。拥有 165 个国家标准机构的成员。ISO 已经制定了超过 2 万种标准，涵盖了从制成品和技术到食品安全、农业和医疗保健的所有方面。

关于化妆品的标准主要集中在 5 个领域：化妆品的生产质量管理规范（GMP）、包装和标签、分析方法、卫生质量控制（微生物）、功效评价（防晒能力评价）。

化妆品相关 ISO 标准是由 ISO/TC 217 秘书处直接负责的标准和/或项目（34）：

① ISO 29621：2017 化妆品—微生物学—微生物学低风险产品的风险评估和识别指南；

② ISO/TR 26369：2009 化妆品—防晒测试方法—评估防晒产品的光防护方法的审查评估；

③ ISO/TR 24475：2010 化妆品—生产质量管理规范—通用培训文件；

④ ISO 24444：2019 化妆品—防晒测试方法—体内防晒系数（SPF）的测定；

⑤ ISO 24443：2012 防晒霜 UVA 的光保护作用的体外测定；

⑥ ISO 24442：2011 化妆品—防晒测试方法—体内防晒霜紫外线防护的测定；

⑦ ISO/TR 23199：2019 化妆品—水合物有机指数的计算—ISO 16128-2 的补充信息；

⑧ ISO 22718：2015 化妆品—微生物学—金黄色葡萄球菌的检测；

⑨ ISO 22717：2015 化妆品—微生物学—铜绿假单胞菌的检测；

⑩ ISO/TR 22582：2019 化妆品—萃取物蒸发的方法和有机指数的计算—ISO 16128-2 使用的补充信息；

⑪ ISO 22715：2006 化妆品—包装和标签；

⑫ ISO 22716：2007 化妆品—生产质量管理规范（GMP）—生产质量管理规范；

⑬ ISO 18861：2020 化妆品—防晒测试方法—耐水性百分比；

⑭ ISO/TR 19838：2016 微生物学—化妆品—ISO 标准在化妆品微生物学上的

应用指南；

⑮ ISO 21148：2017 化妆品—微生物学—微生物检查的一般说明；

⑯ ISO 21149：2017 化妆品—微生物学—有氧嗜温细菌的计数和检测；

⑰ ISO 21150：2015 化妆品—微生物学—大肠埃希菌的检测；

⑱ ISO 21322：2020 化妆品—微生物学—浸渍或涂层湿巾和口罩的测试；

⑲ ISO/TS 22176：2020 化妆品—分析方法—验证定量分析方法的全球方法的发展；

⑳ ISO 16212：2017 化妆品—微生物学—酵母菌和霉菌的计数；

㉑ ISO 16217：2020 化妆品—防晒测试方法—确定耐水性的浸水程序；

㉒ ISO/TR 17276：2014 化妆品—化妆品中重金属的筛选和定量方法的分析方法；

㉓ ISO 17516：2014 化妆品—微生物学—微生物学限量；

㉔ ISO 18415：2017 化妆品—微生物学—特定微生物和非特定微生物的检测；

㉕ ISO 18416：2015 化妆品—微生物学—白念珠菌的检测；

㉖ ISO/TR 18811：2018 化妆品—化妆品稳定性测试指南；

㉗ ISO/TR 18818：2017 化妆品—分析方法—气相色谱-质谱法（GC/MS）检测和定量测定二乙醇胺（DEA）；

㉘ ISO 11930：2019 化妆品—微生物学—化妆品抗菌保护的评估；

㉙ ISO 12787：2011 化妆品—分析方法色谱技术分析结果的验证标准；

㉚ ISO/TR 14735：2013 化妆品—分析方法—亚硝胺：减少和测定化妆品中 N-亚硝胺的技术指导文件；

㉛ ISO 15819：2014 化妆品—分析方法—亚硝胺：通过 HPLC-MS-MS 检测和测定化妆品中的 N-亚硝基二乙醇胺（NDELA）；

㉜ ISO 16128-1：2016 天然和有机化妆品成分与产品的技术定义和标准准则—第 1 部分：成分的定义；

㉝ ISO 16128-2：2017 化妆品—天然和有机化妆品成分的技术定义和标准准则—第 2 部分：成分和产品的标准；

㉞ ISO 10130：2009 化妆品—分析方法—亚硝胺：通过 HPLC，柱后光解法和衍生化法检测和测定化妆品中的 N-亚硝基二乙醇胺（NDELA）。

（三）企业自治系统

美国、欧盟、日本、中国均无此信息表述。

（四）社会共治系统

（1）美国

① 美国个人护理产品协会（PCPC）：前身是化妆品、盥洗品和芳香品协会（Cosmetic，Toiletry，and Fragrance Association，CTFA），成立于 1894 年，总部

位于华盛顿，是代表化妆品和个人护理产品公司的领先的全国性行业协会。例如，为了统一化妆品原料的命名、解决不同公司对于相同原料采用不同名称的问题，美国个人护理产品协会的前身，即化妆品、盥洗品和芳香品协会（CTFA），于1973年首次编写了《国际化妆品原料字典和手册》（*International Cosmetic Ingredient Dictionary and Handbook*），并且在国际上被广泛采纳和认同。

PCPC由四个战略重点指导协会开展工作❶，分别是：①政府政策现代化。PCPC与全球、联邦、州和地方各级的监管机构及政策制定者合作，建立能够促进创新和安全的消费者信息监管体系。②倡导科学与安全。PCPC制定配料购买指南，建立infoBase数据库（一个查询化妆品成分的数据库）提供基础消息查询；参与化妆品自愿注册计划（VCRP）；建立化妆品成分安全专家小组，旨在通过美国化妆品原料评价委员会（CIR）计划评估美国化妆品成分的安全性。③确保全球访问。PCPC通过国际监管合作和自由贸易协定促进全球协调，并与外国政府就监管建议和贸易问题进行接触，还与国际化妆品行业协会密切合作，就影响全球化妆品行业的问题制定共同立场和倡导策略。④保持消费者信心。

② 美国化妆品原料评价委员会（Cosmetic Ingredient Review，CIR）：成立于1976年，是在FDA和美国消费者联盟的支持下，由PCPC出资成立的，独立于政府和企业的第三方，主要负责原料安全性的评估。专家小组会通过公开信息和已提交但未发布的数据来评估化妆品中使用的各种成分的安全性。它的结论发表在专业科学的医学会议上和同行评审的科学杂志上，如《国际毒理学杂志》（*International Journal of Toxicology*），以开放、无偏见和专业的方式审查和评估化妆品中成分的安全性。FDA在评估某个化妆品安全性时会参考CIR的建议。FDA会参加CIR会议，但不投票，FDA可能同意或不同意CIR的结论。但是，FDA会将CIR审查纳入他们评估化妆品成分安全性时应考虑的因素。CIR的评估报告并不能够直接作为美国政府的立法依据，但对于化妆品公司及行业，美国化妆品原料评价委员会关于原料的观点和结论仍然是一项十分重要的参考。

除上述组织外，FDA于官网还列出了美国几十个化妆品行业协会，这些化妆品协会共同推动了美国化妆品行业的发展❷。

(2) 欧盟

① 欧洲化妆品协会（Cosmetics Europe-The Personal Care Association，CE，原简称为COLIPA）：在1962年成立，是代表欧洲约4000多家化妆品企业利益的非官方机构，该协会由16个国际化妆品企业、25个国家的化妆品协会以及其他7个相关协会或组织组成，会员包括化妆品和个人护理制造商，以及代表本行业的国家一级的协会，横跨欧洲。其职能主要是：第一，与欧盟化妆品主管部门保持密切

---

❶ Personal Care Products Council（PCPC）官网。

❷ Resources for Industry on Cosmetics（FDA官网）。

交流，协助其制定化妆品技术标准和法规，通过替代动物实验指导委员会（Steering Committee on Alternatives to Animal Testing），对可替代动物实验的体外实验方法加以评估；第二，对化妆品行业、广告、可持续发展等方面进行监管，如针对化妆品原料引发的新风险，欧洲化妆品协会往往会及时作出回应，提出建议；第三，促使化妆品生产经营者依法生产经营，基于（EC）1223/2009 的具体要求，欧洲化妆品协会发布了多项指南，引导并确保化妆品生产经营者守法。

② 欧洲毒物控制中心及临床毒理专家联合会（EAPCCT）：该中心及临床毒理专家联合会成立于 1964 年，是由医师组成的研究有关中毒的诊断与治疗的科学家小组。它不属于政府机构，其主要工作是提供与人体健康相关产品和物质方面的信息，特别是人体健康受损时的救助信息，如产品或毒物相关的鉴定、诊断、紧急处理的专业技术信息，并受一些企业委托，接受消费者对有关产品的投诉。该机构在产品（包括化妆品）使用过程中发生的人体健康损害问题的处理方面，起到了重要作用。❶

③ 欧洲化妆品成分联合会（EFfCI）❷：是一个欧洲贸易协会，成立于 2000 年，汇集了用于化妆品和个人护理行业的合成和天然成分制造商。其主要职能是：及时全面地提供与行业相关的信息，例如国际法规以及其他重要的法规、法律、技术和科学发展情况；促进行业与包括监管机构和政界人士在内的其他有关方面之间的对话；加强沟通交流，教授利益相关者和公众有关化妆品原料行业的知识；向成员提供有关化妆品原料行业中的欧洲和国际事务、会议和其他交流活动的信息。

(3) 日本

① 日本化妆品工业联合会（Japan Cosmetic Industry Association，JCIA）：该协会最早为东京化妆品工业会，成立于 1950 年，发展至今，共有会员企业约 1000 家。下设 13 个专业委员会，包括动物替代、原料规格、着色剂、微生物、紫外线等与化妆品关系密切的专业委员会，委员大多是来自各化妆品及原料企业的专家，他们负责讨论和制定行业的自主管理标准，如出版了《化妆品安全性评价指南》《化妆品成分记载指导规范》《医药部外品简称制定指导规范》等，并参与国际组织的合作交流活动。

② 日本香精香料协会（JFFMA）：又称日本香水工业协会，该协会是由生产、销售或进口和出口这些香精的公司的成员组成的自愿组织❸，协会成立目的是收集和宣传有关香水的有用性和安全性的信息，并收集行业内公正意见，向业界传递行业信息等。JFFMA 下设 7 个委员会，分别是安全小组委员会、食品风味委员会、化妆品香精委员会、专利商标委员会、环境安全委员会、公关委员会、特别委员会。其中安全小组委员会与厚生劳动省合作，对政府指定的对健康有害的化妆品成

❶ 王艳. 我国与欧盟化妆品法规标准体系的比较研究[D]. 中国疾病预防控制中心，2011.

❷ The European Federation for Cosmetic Ingredients（EFfCI 官网）。

❸ 日本香料工業会 Japan Flavor & Fragrance Materials Association（简称：JFFMA）官网。

分进行安全评估。此外，其还会收集国内的法规信息，并将这些信息向社会公开。化妆品香精委员会会处理与化妆品和香水有关的国内外问题，公关委员会则会通过小册子、网站等宣传香水行业有关的信息，开展有关香水安全性和实用性的公关活动。❶

总的来说，JCIA 主要有以下职责：对与化妆品生产、销售、消费、技术、劳力、环境和安全有关的各种问题进行调查研究，规划和推广对策；收集化妆品信息并提供给会员；对消费者的传播和启示；举办有关化妆品的讲习班和研讨会；建立化妆品行业自愿性标准；参与制定国内外标准；与海外产业团体的信息交流；除了上述项目中列出的项目以外，为实现学会宗旨所必需的项目。

除上述职责外，该协会还经营化妆品广告审查委员会和化妆品 PL 咨询室这两个组织，分别负责电视广告，报纸，杂志等广告的改进和自愿放映、消费者咨询和有关化妆品安全性与质量投诉的回复❷。

(4) 中国

① 中国香料香精化妆品工业协会❸（简称“中国香化协会”）：协会英文名称“China Association of Fragrance Flavour and Cosmetic Industries（缩写为 CAFF-CI）”。协会成立于 1984 年 8 月 21 日，是经国家民政部批准，具有社会团体法人资格的国家一级工业协会。

协会职能：主要职能为受政府委托，承担部分行业法规、政策、科技成果监督等工作及举办国内外展览等交流活动。此外还制订并组织实施行业自律性管理制度，在政府部门的批准下组织制定、修订国家标准和行业标准及团体标准等。

② 全联美容化妆品业商会❹：成立于 1995 年，是中华全国工商业联合会又称中国民间商会（简称全国工商联）的直属机构，是全国性的美容化妆品行业组织，是行业内企业联系的纽带。以团结我国美容化妆品界企业团体，致力于中华民族美容化妆品行业的繁荣和发展；维护会员的合法权益；促进国际美容化妆品行业间的交流为宗旨。

主要任务是指导行业内企业、团体和会员执行政府的方针、政策和法规；反映本行业的要求，协助政府解决本行业发展的根本性问题；组织开展美容化妆品行业基本情况的调查，把握国内外美容化妆品行业的科研、生产、销售和消费趋势；向政府有关部门提出制定我国美容化妆品行业发展规划、技术政策、行业标准、经济立法等方面的建议；促进行业内企业间的联系和协调，加强行业自律，维护全行业的根本利益；推动高新技术的研究开发、应用和交流，培养美容化妆品行业的专业人才；建立行业信息中心、服务中心，为会员提供多方位的有效服务。

---

❶ 日本香料工業会 Japan Flavor & Fragrance Materials Association（简称：JFFMA）官网。

❷ 日本化粧品工業会 JCIA 官网。

❸ 中国香料香精化妆品工业协会官网。

❹ 全联美容化妆品业商会官网。

③ AICM 产业政策促进委员会[1]：AICM 目前代表了近 70 家在中国有重大投资的跨国化工企业，公司业务涵盖化学品研发、制造、分销、仓储运输、回收和处理全产业链。世界 10 强企业中有 5 家为 AICM 公司，28 家公司位列世界化工 50 强名录，31 家公司签署了化工协会国际联合会《“责任关怀”全球宪章》。

为建设和谐社会，促进中国化工产业的可持续发展，作为国际领先化工企业在华的代表，AICM 致力于：

a. 向利益攸关方推广责任关怀及其他全球范围认可的化学品管理理念；

b. 呼吁政策制定者制定基于成本、技术和风险控制的政策；

c. 强化化工行业在经济建设中的贡献地位。

④ 中国口腔清洁护理用品工业协会[2]：国家轻工行业最早成立的行业组织。1956 年，在业内主要企业的倡导和原国家轻工业部的协调下成立了全国牙膏行业技术协作组，负责全国牙膏生产企业的布局建设和行业科技攻关以及标准法规的制定。1984 年，经国家批准，在此基础上成立了中国牙膏工业协会。2005 年初，经国家民政部批准，中国牙膏工业协会更名为中国口腔清洁护理用品工业协会，成为全国唯一一家口腔护理用品行业的国家级社团组织。

协会由口腔清洁护理用品生产贸易企业和相关原料、设备、包装生产企业及有关科研院所、质检机构等企、事业单位组成。协会现有单位会员 238 家，其中，牙膏牙刷生产企业 113 家，原料生产企业 89 家，包装企业 26 家，科研院所及地方协会 10 家。

五、监管方法

（一）监管行政手段

1. 行政许可

（1）原料准入

① 美国：化妆品原料在法律上不要求强制注册，但是对着色剂有着十分严格的监管。如果化妆品成分（煤焦油、染发剂除外）含有着色添加剂，则根据法律[FDCA 第 721 条；《美国法典》第 21 篇，第 379 条（e）款；《联邦法规汇编》第 21 篇第 70 和第 80 部分] 其必须遵守以下规定：

a. 审批。化妆品（或任何其他受 FDA 监管的产品）中使用的所有着色添加剂必须通过 FDA 的审批，而且必须符合专门针对用作着色添加剂的物质制定的法规及相关规范和限制条件。

b. 认证。除了通过审批，拟用于在美国销售的化妆品（或任何其他受 FDA 监管的产品）的大量着色添加剂必须通过 FDA 的批量认证。

[1] AICM 官网。

[2] 中国口腔清洁护理用品工业协会官网。

c. 性质和规范。所有着色添加剂必须符合《联邦法规汇编》规定的性质和规范要求。

d. 用途与使用限制。着色添加剂仅可用于与其相关的条例规定的预期用途。这些条例也对某些染料，如成品中最大程度范围内允许的浓度的其他使用限制进行了规定。

此外，FDA 列出了 14 种化妆品禁用的原料清单（AETT、合成麝香、亚硝胺、二噁烷、二氯甲烷、氯氟烷烃推进剂、二硫醇、氯仿、氯乙烯、卤化物、六氯酚、汞化物、气溶胶产品中的复合物、6-甲基香豆素），清单以外的原料都可任意使用，不需经过许可，产品制造商是对化妆品安全性负责的唯一责任人。

《2022 化妆品监管现代化法案》（MoCRA）要求行业遵守 FDA 制定的法规，其中包括检测和识别含滑石粉化妆品中石棉的标准化测试方法。此外，MoCRA 未禁止化妆品企业使用全氟烷基和多氟烷基物质，但要求 FDA 全面评估上述物质在化妆品中使用的安全性，并在 MoCRA 颁布后三年内发布相关报告，公开评估结果。

② 欧盟：欧盟对于化妆品原料则需要遵循相关法律法规进行注册管理。

《关于化学品注册、评估、授权与限制的法规》（REACH 法规）是欧盟于 2006 年通过的化学品管理法规，将欧盟市场上所有年产量或进口量超过 1 吨的物质纳入欧盟统一的监管体系。对化学品实施登记、评估、授权和限制四级管理，物质生产商需要按照法规进行注册登记，之后才能在欧盟市场销售、流通。❶

欧盟化妆品法规采用禁用物质清单和限量物质清单进行原料管理。（EC）No 1223/2009 附录中列出了化妆品原料的禁用成分（1000 多种），限制要求（200 多种），允许使用的防腐剂、防晒剂、着色剂等清单，企业生产化妆品需符合该条例对化妆品原料的要求。新的化妆品原料在列入已使用成分表之前则需要由消费者安全科学委员会（SCCS）进行安全风险评估，基于评估结果 SCCS 会对附录作出修订。❷

化妆品配方不得使用禁用物质清单（1223/2009/EC 附录Ⅱ）中的原料。列入限用物质清单（包括着色剂、防腐剂和防晒剂）的原料根据 1223/2009/EC 附录Ⅲ～Ⅵ的使用条件用于化妆品配方中。

此外，CMR（致癌性，致突变性和生殖毒性）物质和纳米材料根据以下要求进行监管。

a. CMR 物质：禁止但有例外。

禁止在化妆品中使用 1272/2008/EC 附录Ⅵ第 3 部分分类为第 2 类的 CMR 物质。但经 SCCS 评估并认定可安全用于化妆品后，可用于化妆品中。

禁止在化妆品中使用 1272/2008/EC 附录Ⅵ第 3 部分规定的 1A 类或 1B 类的 CMR 物质。

---

❶ 冯晓. 化妆品原料安全管理对策研究[J]. 上海食品药品监管情报研究，2014（02）：29-36.

❷ 赵莎. 国内外化妆品及其原料法律法规综述[J]. 北京日化，2015（3）：43-45.

但是，在符合以下所有条件的情况下，可作为例外在化妆品中使用此类物质：

符合第178/2002号条例中规定的食品安全要求；

没有合适的替代物质；

申请用于已知暴露量的产品类别的特定用途；

被SCCS证明使用于化妆品是安全的。

b. 纳米材料：特殊的上市前备案管理（产品）。

任何含有纳米材料的化妆品，必须确保对人体健康高度的安全性。含有纳米材料的化妆品，责任人必须以电子方式，在上市六个月前通知委员会。

③ 日本：对于化妆品原料，厚生劳动省将其分为两类来管理，一个正面清单，一个是负面清单，具体根据类别不同有如下要求。

a. 防腐剂、紫外线吸收剂和焦油色素：对于该类原料，厚生劳动省发布“许可原料名单”（防腐剂和紫外线吸收剂参见《化妆品基准》附录3、4，焦油色素参考《医药用指定焦油色素省令》），对已确认可以安全使用的成分，规定了添加限量和添加范围，关于使用限量，其基于安全评估，根据使用部位和使用方法，限量会有所不同。

企业生产化妆品要使用此类原料时只能使用名单之内的原料，并满足对应的使用条件，使用名单之外的原料必须经过审批。

b. 禁用清单：厚生劳动省发布“化妆品禁止使用成分名单”，企业生产化妆品不得使用禁用物质，禁止添加的成分主要有：药品成分，有先例或批准的可以添加；不符合生物提取原料标准的成分（人体/动物提取原料相关标准）及《化妆品基准》禁用列表中收录的成分（30个）。

c. 其他限用成分：对于防腐剂、紫外线吸收剂和焦油色素外的限用物质，须符合《化妆品基准》附录2中限用要求（包括浓度、用途、规格等）。

d. 其他化妆品原料：禁止和限用名单之外的原料企业可任意使用，但企业需要对其安全性负责，对于没有标准化妆品原料名称的，可以向JCIA（日本化妆品工业联合会）提出申请。

对于医药部外品，厚生省发布的《日本医药部外品原料标准2021》中列出了企业可在医药部外品中使用的成分名单，此外，厚生省还制定了各类允许在医药部外品中使用的添加剂、活性成分的名单，来规范企业在医药部外品中使用的成分。化妆品、医药部外品原料使用的浓度、规格等必须同名单规定的一致。

化妆品新原料的使用需要向厚生劳动省申报注册审批，上述名单以外的原料都是新原料。对于新原料的使用范围、用量、使用规格等，要求使用该原料生产化妆品或医药部外品时必须符合这些内容的要求，名单内原料超出使用范围、规格、用量等也必须重新申报[1]。

---

[1] 化粧品に配合可能な医薬品の成分について（平成19年5月24日）（薬食審査発第0524001号）。

④ 中国：根据《化妆品监督管理条例》第十一条，境内首次用于化妆品的天然或人工原料即为新原料。

新原料的准入采用分类管理，具有防腐、防晒、着色、染发、祛斑美白功能的化妆品新原料，经国务院药品监督管理部门注册后方可使用；其他化妆品新原料应当在使用前向国务院药品监督管理部门备案。

申请化妆品新原料注册或者进行化妆品新原料备案，应当提交下列资料：

（一）注册申请人、备案人的名称、地址、联系方式；

（二）新原料研制报告；

（三）新原料的制备工艺、稳定性及其质量控制标准等研究资料；

（四）新原料安全评估资料。

根据第十四条，经注册、备案的化妆品新原料投入使用后 3 年内，新原料注册人、备案人应当每年向国务院药品监督管理部门报告新原料的使用和安全情况。对存在安全问题的化妆品新原料，由国务院药品监督管理部门撤销注册或者取消备案。3 年期满未发生安全问题的化妆品新原料，纳入国务院药品监督管理部门制定的已使用的化妆品原料目录。

经注册、备案的化妆品新原料纳入已使用的化妆品原料目录前，仍然按照化妆品新原料进行管理。

我国禁止用于化妆品生产的原料目录由国务院药品监督管理部门制定、公布。

新原料的准入采用分类管理，具有防腐、防晒、着色、染发、祛斑美白功能的化妆品之外的新原料应当在使用前向国务院药品监督管理部门备案。

（2）产品准入

① 美国：长期以来，美国食品药品管理局（FDA）对化妆品监管较为被动。化妆品企业注册和产品备案遵循的是自愿原则，并不是强制的。化妆品公司有责任确保其化妆品和成分安全且正确地标记，并完全遵守法律。在美国进口仅被视为化妆品的产品的公司也无需在 FDA 注册。而一些具有药品功效的化妆品则按 OTC 管理。❶

《2022 化妆品监管现代化法案》将强制要求化妆品企业产品备案。化妆品制造商、包装商或分销商必须向 FDA 提交每种化妆品产品的特定信息以进行备案，信息包括制造地点、成分、标签等，且每年需更新一次。现有化妆品产品必须在新规颁布后 1 年内向 FDA 提交备案，新化妆品的备案期限为上市后的 120 天内。

配方相似但颜色或气味略有变化的产品不需要单独提交。（例如，如果从相同的基本配方中制作许多不同的肥皂香味和/或颜色，则只需为肥皂提交一个清单。）

清单内容包括：

a. 生产或加工化妆品的工厂注册号；

---

❶ Voluntary Cosmetic Registration Program（FDA 官网）。

b. 责任人的姓名和联系电话以及化妆品的名称，如标签上所示；

c. 化妆品的适用化妆品类别；

d. 化妆品中的成分列表，包括任何香料、香料或色素，根据《联邦法规》（或任何后续法规）第 21 篇第 701.3 节的要求，每种成分均以名称标识，或以该成分的常用名称标识；

e. FDA 分配的产品清单编号（如有）。

工厂注册和产品清单编号：工厂进行初始注册或化妆品进行初始上市时，FDA 应为该工厂分配一个工厂注册号，并为每个化妆品分配一个产品上市号。FDA 不得公开该产品清单编号。

② 欧盟：化妆品上市实行备案制度。化妆品上市前化妆品责任人只需通过化妆品通报门户（CPNP）向欧盟委员会提交下列信息备案：化妆品的种类及其名称、独特标识；化妆品责任人的姓名和地址；进口产品的原产国；化妆品将要上市销售的成员国；以纳米形式出现的物质的鉴别特征及合理可预见的暴露条件；1A 和 1B 类致癌、致突变或生殖毒性物质（CMR）的名称和编号；原始标签及相应的合法包装照片。经销商在特定情形下，也有义务向欧盟委员会提交相关信息。❶

欧盟委员会并不审核备案信息，只是对备案信息存档，在化妆品上市后发生安全问题时，可以调取这些信息。化妆品责任人和经销商通过 CPNP 提交的信息，可在限定的目的下，供各成员国主管部门、毒物控制中心或相关机构使用。各成员国主管部门仅能将这些信息用于市场监管、市场分析、风险评估和消费者服务，毒物控制中心或类似机构仅能出于医疗目的使用这些信息。

③ 日本：依《药机法》第 14 条第 1 节规定，医药部外品及含有厚生劳动大臣指定成分的化妆品的生产销售采用的是审批制，即生产经营者应取得日本主管机关的“审批”后，才能生产和销售。企业生产前需要将产品配方、生产方法、原料成分含量、规格等提供给当地卫生机构并提出申请。厚生劳动省下属技术评审机构会对其进行检测并对安全性进行评估，将结果告知厚生劳动省，厚生劳动省再对企业的生产资质等进行审核，分析其产品的功效和安全性后对该产品作出审批与否的答复❷。医药部外品的成分包含功效成分和添加物。而日本对于医药部外品新有效成分的审查包含四个部分，即概要、质量、安全性及有效性。其中，新有效成分最重要的审查因素是有效性方面。在有效性的审查方面日本要求企业提交验证所述功能的基础使用资料，以及人体使用试验结果资料。

对于成分相对单纯、对人体影响较小的化妆品（即不属于《药机法》第 14 条第 1 节规定的含有厚生劳动大臣指定成分的化妆品，下称指定成分外化妆品），则不适用《药机法》第 14 条第 1 节的“审批”制度。其上市销售前，需要向销售该

❶ 李芹，宋华琳. 欧盟化妆品监管法律体系评介及启示[J]. 中国食品药品监管，2020，(02)：74-89.

❷ 杨洋. 昆明市化妆品监督管理问题研究[D]. 昆明：云南财经大学，2015.

产品的公司（制造和销售业务）所在的县提交产品备案，其为通知，不需要审查，是指通知政府（县）该产品将在市场上销售。通报内容仅为产品的品牌名称和产品的制造工艺，没有对成分、用法用量、功效与效果进行行政审查，即实施通报/备案制度。

④ 中国：我国对进口和国产的普通化妆品实行备案制，国产普通化妆品应当在上市销售前向备案人所在地省、自治区、直辖市人民政府药品监督管理部门备案。进口普通化妆品应当在进口前向国务院药品监督管理部门备案。

普通化妆品备案人通过国务院药品监督管理部门在线政务服务平台提交本条例规定的备案资料后即完成备案。

根据《化妆品监督管理条例》第十七条，特殊化妆品实行注册制，需要经国务院药品监督管理部门注册后方可生产、进口。

申请特殊化妆品注册或者进行普通化妆品备案，应当提交下列资料：

（一）注册申请人、备案人的名称、地址、联系方式；

（二）生产企业的名称、地址、联系方式；

（三）产品名称；

（四）产品配方或者产品全成分；

（五）产品执行的标准；

（六）产品标签样稿；

（七）产品检验报告；

（八）产品安全评估资料。

特殊化妆品的注册审查依照新原料药注册审查程序进行审查，对符合要求的，准予注册并发给特殊化妆品注册证，注册证有效期为5年；对不符合要求的，不予注册并书面说明理由。已经注册的特殊化妆品在生产工艺、功效宣称等方面发生实质性变化的，注册人应当向原注册部门申请变更注册。

(3) 生产准入

① 美国：所有在美国销售化妆品的企业，其加工制造设施的所有者/经营者必须在FDA进行工厂设施注册，并每两年更新一次注册信息。现有化妆品工厂设施必须在新规颁布后1年内向FDA注册，新设施的注册期限为从事化妆品制造后的60天内。仅从事与化妆品标签、重新贴标签、包装、重新包装、持有和/或经销相关活动的机构不需要注册。对于美国境外工厂设施，注册时必须提供美国进口商信息以及美国境内代理人信息。注册登记内容包括：

a. 工厂的名称、地址、电子邮箱地址和电话号码；

b. 对于任何国外工厂，应提供该工厂的美国代理人的联系方式，并应提供电子联系信息（如有）；

c. FDA分配的工厂注册号（如有）；

d. 在工厂生产或加工的化妆品的所有品牌名称；

e. 工厂制造或加工的每种化妆品的产品类别和负责人。

② 欧盟：（EC）1223/2009 第 8 条第 1 款规定，化妆品生产者需遵守生产质量管理规范，确保化妆品安全，第 2 款进一步指出，化妆品生产者符合欧盟官方认定的生产质量管理规范协调标准即视为履行了有关生产质量管理规范的义务。官方认可的生产质量管理规范为《化妆品生产质量管理规范》（GMPC），故在欧盟层面上对化妆品生产者并无生产许可，生产者需要对自己的产品负责。

③ 日本：根据《药机法》第十三条，医药部外品、化妆品的生产需要获得生产许可证。

企业生产前需要将产品配方、生产方法、原料成分含量、规格等提供给当地卫生机构并提出申请。厚生劳动省下属技术评审机构会对其进行检测及对安全性进行评估，并将结果告知厚生劳动省，厚生劳动省再对企业的生产资质等进行审核，分析其产品的功效和安全性后对该产品作出审批与否的答复。另外，依据《药机法》第二十五条的规定，化妆品生产企业许可分为以下种类：

a. 化妆品生产企业（一般）：进行化妆品生产的全部生产程序，或者进行化妆品生产的部分生产环节（下述包装、贴标或贮存部分除外）。

b. 化妆品生产企业（包装、贴标、贮存）：只进行化妆品生产环节中的包装、贴标或贮存部分。所谓包装，包括将产品放入产品外包装的包装行为；所谓贴标，包含对依据法规所应标示的事项加以标示的行为，对于国外进口化妆品，在境外标签上贴上日文标签也属于该范畴；所谓贮存，包括生产制造作业后且于产品检查结果判定前的贮存行为，及产品检查结果判定合格，而依生产经营者的要求出货的行为。

④ 中国：根据《化妆品监督管理条例》第二十七条，我国化妆品生产准入实行许可证制度。

从事化妆品生产活动，应当向所在地省、自治区、直辖市人民政府药品监督管理部门提出申请和提交证明具备以下条件的材料：

（一）依法设立的企业；

（二）有与生产的化妆品相适应的生产场地、环境条件、生产设施设备；

（三）有与生产的化妆品相适应的技术人员；

（四）有能对生产的化妆品进行检验的检验人员和检验设备；

（五）有保证化妆品质量安全的管理制度。

省、自治区、直辖市人民政府药品监督管理部门应当对申请资料进行审核，对申请人的生产场所进行现场核查，并自受理化妆品生产许可申请之日起 30 个工作日内作出决定。对符合规定条件的，准予许可并发给化妆品生产许可证，许可证有效期为 5 年；对不符合规定条件的，不予许可并书面说明理由。

2. 生产过程中的检查

(1) 美国

美国化妆品生产过程中的检查主要是 GMP 检查。FDA 发布了 GMP 指南，为制造商自我检查提供参考，但并未针对化妆品制定 GMP 法规。MoCRA 要求，FDA 必须颁布针对化妆品的强制性 GMP 法规，以确保化妆品产品不“掺假伪劣”，并授予 FDA 在检查期间查阅 GMP 相关记录的权力。FDA 将在 2024 年 12 月 29 日前发布规则草案，并在 2025 年 12 月 29 日前发布最终规则。如果化妆品是在不符合这些 GMP 条件的情况下制造或加工的，该化妆品将被视为掺假。

检查要点包括：

① 建筑和设施；

② 设备；

③ 人员管理；

④ 原料管理；

⑤ 生产过程；

⑥ 实验室控制；

⑦ 记录；

⑧ 标签；

⑨ 投诉：检查公司是否维护消费者投诉文件并确定；

⑩ 其他，包括公司是否：

a. 参加以下自愿注册计划：

ⅰ. 化妆品制造场所（21CFR 710）；

ⅱ. 化妆品成分和化妆品原料成分说明（21CFR 720）。

b. 使用未在化妆品中使用的颜色添加剂（21CFR 73、74 和 82）或未经认证的颜色添加剂（21CFR 80）。

c. 使用禁止使用的化妆品成分（21CFR 700）。

(2) 欧盟

欧盟化妆品生产过程中的检查主要为 GMP 检查，由各成员国主管部门负责。以法国为例，负责化妆品日常监督检查的政府机构是法国药品和健康产品安全局（Agence nationale de sécurité du médicament et des produits de santé，ANSM）。检查对象是化妆品制造商以及生产场所，目的是核实企业以及工作人员是否符合欧盟 GMP（国际标准 ISO 22716：2007）的要求。

主要检查要点如下：

① 负责主要活动的员工的管理条件（组织结构图、GMP 培训、卫生和服装规则）；

② 文件（程序、说明、内部审计）；

③ 分包（合同、外部审计）；

④ 不合格、投诉、召回、偏差和变更的管理；

⑤ 场所（调整和识别的区域、流动逻辑、清洁度、空气/温度控制）；

⑥ 设备（识别、维护、输送管道、维护和校准）；

⑦ 原材料和包装项目（控制、可追溯性、放行、储存、再评估、水质控制）；

⑧ 生产（可追溯性制造、维护、储存、控制、包装）；

⑨ 成品/放行（容器的控制、放行、储存条件、可追溯性成品，包装）；

⑩ 控制方法（分析方法、规格定义、试剂管理）；

(3) 日本

根据《药机法》第十三章，与药品一样，日本对化妆品生产企业、营业场所的日常监督检查由 PMDA 或者都道府县的药事监督机构进行。

对于医药部外品，日本需要进行 GMP 检查，PMDA 对国内外制造场所进行归类为“高风险”产品（美容产品包括染发剂和沐浴剂）的现场检查和基于文件的检查，以确定它们的制造设施以及生产质量控制均符合《药品生产质量管理规范》（GMP）的标准。PMDA 进行 GMP 符合性检查所需的标准行政处理时间为 6 个月。申请应在适当的时间提交，同时要考虑审查进度以进行市场批准。

(4) 中国

2022 年 1 月 7 日，《化妆品生产质量管理规范》（以下简称《规范》）正式发布并于 2022 年 7 月 1 日起施行。本规范是化妆品生产质量管理的基本要求，化妆品注册人、备案人、受托生产企业应当遵守本规范。牙膏生产质量管理按照本规范执行。《规范》分为 9 章共 67 条，明确了机构建立、人员职责、质量控制、厂房设施和设备、物料与产品管理、生产过程管控、委托生产管理和产品销售管理的要求。

2022 年 3 月 30 日，国家药监局公开征求《化妆品生产质量管理规范检查要点及判定原则（征求意见稿）》（以下简称《征求意见稿》）意见。《征求意见稿》分实际生产版（共有检查项目 82 项，其中重点项目 29 项，一般项目 53 项）和委托生产版（共有检查项目 24 项，其中重点项目 9 项，一般项目 15 项），明确对化妆品注册人、备案人和受托生产企业（以下简称受托方）的化妆品全流程生产经营活动的检查要点。《征求意见稿》附表有化妆品生产质量管理规范的检查要点，以表格的形式呈现，分为委托生产版和实际生产版，总共有六部分，分别为机构与人员、质量保证与控制、厂房设施与设备管理、物料与产品管理、生产过程管理以及产品销售管理。

3. 行政强制

(1) 美国

美国化妆品行政强制措施主要体现为对掺假或贴错标签的化妆品的扣押（detention），执法主体是 FDA。通常情况下，当化妆品生产商或分销商以及其化妆品违法时，FDA 会给他们发送一封警告信，警告信向公众开放，若在规定的时间内未回复警告信会导致产品被扣押。FDA 会与司法部配合采取行动来对市场上掺假或贴错标签的化妆品进行清除。为阻止掺假或商标错误的产品进一步运输，FDA 还会要求联邦地方法院对违禁化妆品的生产商或分销商发布限制令，并扣押违反法律的化妆品。FDA 还可以对违反法律的人提起刑事诉讼[1]。MoCRA 施行后，对于“掺假伪劣”或“错误标识”并且导致严重不良反应的化妆品，FDA 可强制要求召回。

FDA 会与美国海关和边境保护局（U. S. Customs and Border Protection）密切合作，来对进口化妆品进行监控。根据《联邦食品、药品与化妆品法案》第 801（a）条，进口化妆品必须在通过美国海关入境时由 FDA 审查。不符合 FDA 法律和法规的产品将会被拒绝进入美国。

对于处于进口警报（import alerts）的进口化妆品 FDA 无需进行物理检查即可扣留。进口警报又称为 FDA 自动扣留清单，FDA 有权检查任何受管制的货物，以验证其是否符合法律规定。FDA 可以根据检查或任何其他证据拒绝产品进口。因此，FDA 有权根据第一批货物的违规情况，扣留同一公司（或国家/地区）同一产品（或国家）的任何其他货物，并将该情况导入警报。其他地区办公室和 FDA 进口检查与合规官员可以直接根据进口警报进行扣留而无需增加对产品进行检查或抽样的步骤。

(2) 欧盟

欧盟化妆品行政强制措施由成员国主管部门实施。

以法国为例，根据《公共卫生法》L5431-4 条，对违反了第 L5431-2 条的负有刑事责任的法人，在《刑法》第 131-39 条的规定下给予以下强制措施。

① 没收用于或意图构成犯罪的物品或作为其产品的物品；

② 通过书面新闻或任何视听交流手段展示已宣布的决定或传播该决定；

③ 永久关闭或关闭公司用于实施违法行为的大部分营业场所 5 年。

(3) 日本

日本与化妆品相关的法律中未见列有单独化妆品行政强制的法规，日本的行政强制是以代执行为中心的行政强制制度，法律依据为《行政代执行法》，对于直接强制的个别法律少之又少。日本行政强制执法主要为行政代执行，一般程序如下：①告诫。若行政当事人在规定的履行期限内不履行义务，则用文书明示方式给予告诫。②发布待执行令书。义务人收到告诫书后，在指定的期限内仍不履行时，行政机关应以代执行书将代执行的时间、行使代执行的责任者的姓名，以及代执行费用估算额等通知义务人。③代执行的实施和费用征收。代执行的实行可以由行政厅自行进行也可以指定第三者来进行[2]。

(4) 中国

根据《化妆品监督管理条例》第四十六条，药品监督管理部门有权查封、扣押不符合强制性国家标准、技术规范或者有证据证明可能危害人体健康的化妆品及其

---

[1] Modernization of Cosmetics Regulation Act of 2022（MoCRA）.

[2] 蒋小帅. 中日行政强制执行制度比较研究[D]. 济南：山东大学，2013.

原料、直接接触化妆品的包装材料，以及有证据证明用于违法生产经营的工具、设备；查封违法从事生产经营活动的场所。

根据第五十四条，对造成人体伤害或者有证据证明可能危害人体健康的化妆品，药品监督管理部门可以采取责令暂停生产、经营的紧急控制措施，并发布安全警示信息；属于进口化妆品的，国家出入境检验检疫部门可以暂停进口。

4. 行政处罚

（1）美国

美国化妆品的行政处罚执法主体是FDA，处罚方式一般以罚款和监禁为主。

根据《联邦食品、药品和化妆品法案》第331条、第333条，任何人违反下列规定的，将被处以不超过一年的监禁或不超过1000美金的罚款或两者并罚，严重者（如有意图欺诈、误导他人而犯下此罪名），处以不超过三年的监禁或不超过10000美金的罚款，或两者并罚：

① 引入、交付掺假或贴错标签的化妆品以用于跨州贸易；

② 在州际贸易中对任何化妆品掺假或贴错标签；

③ 在州际贸易中收到任何掺假或贴错标签的化妆品的收据，以及为有偿或其他方式交付或允许交付的收据；

④ 拒绝检查、拒绝访问任何记录的复印件；

⑤ 境内制造的任何掺假、贴错标签的化妆品；

⑥ 对化妆品的标签的全部或任意部分的更改、破坏、损毁、消除或去除，或采取的其他任何行为，该行为是在州际贸易中装运该商品以待出售（无论是否是第一次出售）的情况下进行的，并且导致该商品掺假或贴错了标签；

⑦ 伪造或未经适当授权地制造化妆品。

（2）欧盟

根据（EC）1229/2009条例第37条，由各成员国制定并实施违反（EC）1229/2009的处罚条例。规定的惩罚必须是有效的、相称的和具有劝阻作用的。

参照化妆品行业较为发达的法国，法国药品和健康产品安全局（Agence nationale de sécurité du médicament et des produits de santé，ANSM）是法国化妆品行政执法的主体，处罚方式一般以监禁、罚款为主。除ANSM以外，根据《公共卫生法》（Code de la santé publique）第L5431-1条，在某些规定的条件下，药剂师检查员、具有药剂师地位的地区卫生机构检查员、公共卫生医学检查员、具有医生身份的地区卫生机构检查员都有资格进行调查记录化妆品的违法情况。

根据《公共卫生法》第L5431-2条，对以下情况，将处以两年以下徒刑和3万欧元的罚款：

① 对于任何制造或包装化妆品的人，在没有事先向国家药品和健康产品安全局作出第L. 5131-2条规定的声明，或者未告知构成声明要素修改的情况下，开设或经营一个营业场所以制造或包装这些产品，或将营业场所的活动扩展至此类经营

活动；

② 根据欧盟委员会第1223/2009号条例（EC）第4条的规定，将化妆品投放市场的负责人，未能传达同一法规第13条第1款和第2款以及第16条第3款中提到的信息，未能履行向欧洲委员会发出通知的义务；

③ 根据该法规第4条的规定，负责将化妆品投放市场的人，无视同一法规第18条第1款规定的禁令，将化妆品投放市场或对成品化妆品或成分组合进行动物实验。

对违反上述规定的个人将在《刑法》第131-35、131-21、131-33条规定的条件下追加以下处罚：

① 传播定罪决定，通知公众该决定的一条或多条消息；

② 发布已宣布的决定；

③ 没收用于或意图构成犯罪的物品或出售该物品的收益；

④ 永久关闭公司的大多数营业场所；

⑤ 禁止制造、包装、进口和销售化妆品，最长期限为五年。

根据《公共卫生法》第L5431-5条，在欧盟（EC）1223/2009第4条规定下的化妆品负责人如果在化妆品产品中违反了（EC）1223/2009第14条及第15条中有关化妆品成分的规定将处以2年有期徒刑和3万欧元罚款。

根据《公共卫生法》第L5431-6条，上述的化妆品负责人如果违反了以下规定将处以一年以下有期徒刑和15000欧元罚款：

① 为了将化妆品免费或有偿投放市场，而没有向第L.5431-1条所述的监管机构提供应在该产品标签上注明的地址以及（EC）1223/2009第11条第1款中规定的信息文件；

② 在没有（EC）1223/2009第11条提到的产品信息文件（包含同一条第2款规定的强制性信息）的情况下，免费或有偿将化妆品投放市场。

根据《公共卫生法》第L5431-7条，若化妆品的容器或包装中未包含（EC）1223/2009第19条所规定的信息之一的，将处以15000欧元的罚款。

根据《公共卫生法》第L5431-8条，第1223/2009号条例第4条所确定的化妆品负责人，以及该条例第2条第1款e中所定义的发行人，在任何情况下未能立即向法国药品和健康产品安全局报告在上述第1款p所指的范围内的所有严重不良影响时，按该法规第23条第1款的规定，处以两年以下有期徒刑和3万欧元罚款。若该负责人没有将药品和健康产品转交给法国药品和健康产品安全局，尽管根据L.5131-6条规定的条件发出了正式通知，也应处以一年以下有期徒刑和15000欧元罚款。

(3) 日本

日本化妆品执法主体主要是厚生劳动省以及各县药品监督机构，处罚方式以监禁、罚款为主。

根据《药机法》第 84 条，有下列情形之一的，处以 3 年以下有期徒刑或者 300 万日元以下的罚款，或者两者并罚：

① 违反第 12 条第 1 款，未取得化妆品、医药部外品生产销售许可证而从事化妆品、医药部外品生产或销售的企业；

② 违反第 14 条第 1 款或第九款规定，未取得医药部外品许可批准或信息变更批准的；

③ 根据第 70 条第 1 款，违规存储化妆品、医药部外品，或根据第 70 条第 2 款或第 76-7 条第 2 款的规定处置其他拒绝、阻碍或逃避处置的人。

根据第 85 条，有下列情形之一的，处两年以下有期徒刑或者 200 万日元以下的罚款，或者两者并罚：

① 违反第 62 条，有关化妆品标签包装等规定；

② 依照第 75 条第 1 款或第 3 款的规定违反停业令的人。

根据第 86 条，有下列情形之一的，处一年以下有期徒刑或者 100 万日元以下的罚款，或者两者并罚：

① 违反第 13 条第 1 款或第 6 款规定，未取得医药部外品、化妆品生产许可而从事生产活动；

② 依照第 72 条第 1 款或第 2 款的规定，在整改期间违反停业令的人；

③ 根据第 72 条第 3 款或第 4 款的规定，违规使用禁止使用设施的人；

④ 根据第 74-2 条第 2 款或第 3 款的规定，未听从药事与食品卫生委员会的意见，并未撤销批准，违反命令的人。

(4) 中国

根据《化妆品监督管理条例》，化妆品行政处罚执法主体主要是药品监督管理部门，处罚方式一般以罚款、禁止从事化妆品相关业务为主，若是构成犯罪则会追究刑事责任。

① 有下列情形之一的，由负责药品监督管理的部门没收违法所得、违法生产经营的化妆品和专门用于违法生产经营的原料、包装材料、工具、设备等物品；违法生产经营的化妆品货值金额不足 1 万元的，并处 5 万元以上 15 万元以下罚款；货值金额 1 万元以上的，并处货值金额 15 倍以上 30 倍以下罚款；情节严重的，责令停产停业、由备案部门取消备案或者由原发证部门吊销化妆品许可证件，10 年内不予办理其提出的化妆品备案或者受理其提出的化妆品行政许可申请，对违法单位的法定代表人或者主要负责人、直接负责的主管人员和其他直接责任人员处以其上一年度从本单位取得收入的 3 倍以上 5 倍以下罚款，终身禁止其从事化妆品生产经营活动；构成犯罪的，依法追究刑事责任：

ⅰ. 未经许可从事化妆品生产活动，或者化妆品注册人、备案人委托未取得相应化妆品生产许可的企业生产化妆品；

ⅱ. 生产经营或者进口未经注册的特殊化妆品；

ⅲ. 使用禁止用于化妆品生产的原料、应当注册但未经注册的新原料生产化妆品，在化妆品中非法添加可能危害人体健康的物质，或者使用超过使用期限、废弃、回收的化妆品或者原料生产化妆品。

② 有下列情形之一的，由负责药品监督管理的部门没收违法所得、违法生产经营的化妆品和专门用于违法生产经营的原料、包装材料、工具、设备等物品；违法生产经营的化妆品货值金额不足 1 万元的，并处 1 万元以上 5 万元以下罚款；货值金额 1 万元以上的，并处货值金额 5 倍以上 20 倍以下罚款；情节严重的，责令停产停业、由备案部门取消备案或者由原发证部门吊销化妆品许可证件，对违法单位的法定代表人或者主要负责人、直接负责的主管人员和其他直接责任人员处以其上一年度从本单位取得收入的 1 倍以上 3 倍以下罚款，10 年内禁止其从事化妆品生产经营活动；构成犯罪的，依法追究刑事责任：

ⅰ. 使用不符合强制性国家标准、技术规范的原料、直接接触化妆品的包装材料，应当备案但未备案的新原料生产化妆品，或者不按照强制性国家标准或者技术规范使用原料；

ⅱ. 生产经营不符合强制性国家标准、技术规范或者不符合化妆品注册、备案资料载明的技术要求的化妆品；

ⅲ. 未按照化妆品生产质量管理规范的要求组织生产；

ⅳ. 更改化妆品使用期限；

ⅴ. 化妆品经营者擅自配制化妆品，或者经营变质、超过使用期限的化妆品；

ⅵ. 在负责药品监督管理的部门责令其实施召回后拒不召回，或者在负责药品监督管理的部门责令停止或者暂停生产、经营后拒不停止或者暂停生产、经营。

③ 有下列情形之一的，由负责药品监督管理的部门没收违法所得、违法生产经营的化妆品，并可以没收专门用于违法生产经营的原料、包装材料、工具、设备等物品；违法生产经营的化妆品货值金额不足 1 万元的，并处 1 万元以上 3 万元以下罚款；货值金额 1 万元以上的，并处货值金额 3 倍以上 10 倍以下罚款；情节严重的，责令停产停业、由备案部门取消备案或者由原发证部门吊销化妆品许可证件，对违法单位的法定代表人或者主要负责人、直接负责的主管人员和其他直接责任人员处以其上一年度从本单位取得收入的 1 倍以上 2 倍以下罚款，5 年内禁止其从事化妆品生产经营活动：

ⅰ. 上市销售、经营或者进口未备案的普通化妆品；

ⅱ. 未依照本条例规定设质量安全负责人；

ⅲ. 化妆品注册人、备案人未对受托生产企业的生产活动进行监督；

ⅳ. 未依照本条例规定建立并执行从业人员健康管理制度；

ⅴ. 生产经营标签不符合本条例规定的化妆品。

生产经营的化妆品的标签存在瑕疵但不影响质量安全且不会对消费者造成误导的，由负责药品监督管理的部门责令改正；拒不改正的，处 2000 元以下罚款。

④ 有下列情形之一的，由负责药品监督管理的部门责令改正，给予警告，并处 1 万元以上 3 万元以下罚款；情节严重的，责令停产停业，并处 3 万元以上 5 万元以下罚款，对违法单位的法定代表人或者主要负责人、直接负责的主管人员和其他直接责任人员处 1 万元以上 3 万元以下罚款：

ⅰ. 未依照本条例规定公布化妆品功效宣称依据的摘要；

ⅱ. 未依照本条例规定建立并执行进货查验记录制度、产品销售记录制度；

ⅲ. 未依照本条例规定对化妆品生产质量管理规范的执行情况进行自查；

ⅳ. 未依照本条例规定贮存、运输化妆品；

ⅴ. 未依照本条例规定监测、报告化妆品不良反应，或者对化妆品不良反应监测机构、负责药品监督管理的部门开展的化妆品不良反应调查不予配合。

进口商未依照本条例规定记录、保存进口化妆品信息的，由出入境检验检疫机构依照前款规定给予处罚。

⑤ 对于化妆品新原料注册人、备案人未依照《化妆品监督管理条例》规定报告化妆品新原料使用和安全情况的，由国务院药品监督管理部门责令改正，处 5 万元以上 20 万元以下罚款；情节严重的，吊销化妆品新原料注册证或者取消化妆品新原料备案，并处 20 万元以上 50 万元以下罚款。

⑥ 在申请化妆品行政许可时提供虚假资料或者采取其他欺骗手段的，不予行政许可，已经取得行政许可的，由作出行政许可决定的部门撤销行政许可，5 年内不受理其提出的化妆品相关许可申请，没收违法所得和已经生产、进口的化妆品；已经生产、进口的化妆品货值金额不足 1 万元的，并处 5 万元以上 15 万元以下罚款；货值金额 1 万元以上的，并处货值金额 15 倍以上 30 倍以下罚款；对违法单位的法定代表人或者主要负责人、直接负责的主管人员和其他直接责任人员处以其上一年度从本单位取得收入的 3 倍以上 5 倍以下罚款，终身禁止其从事化妆品生产经营活动。

⑦ 伪造、变造、出租、出借或者转让化妆品许可证件的，由负责药品监督管理的部门或者原发证部门予以收缴或者吊销，没收违法所得；违法所得不足 1 万元的，并处 5 万元以上 10 万元以下罚款；违法所得 1 万元以上的，并处违法所得 10 倍以上 20 倍以下罚款；构成违反治安管理行为的，由公安机关依法给予治安管理处罚；构成犯罪的，依法追究刑事责任。

⑧ 备案时提供虚假资料的，由备案部门取消备案，3 年内不予办理其提出的该项备案，没收违法所得和已经生产、进口的化妆品；已经生产、进口的化妆品货值金额不足 1 万元的，并处 1 万元以上 3 万元以下罚款；货值金额 1 万元以上的，并处货值金额 3 倍以上 10 倍以下罚款；情节严重的，责令停产停业直至由原发证部门吊销化妆品生产许可证，对违法单位的法定代表人或者主要负责人、直接负责的主管人员和其他直接责任人员处以其上一年度从本单位取得收入的 1 倍以上 2 倍以下罚款，5 年内禁止其从事化妆品生产经营活动。已经备案的资料不符合要求

的，由备案部门责令限期改正，其中，与化妆品、化妆品新原料安全性有关的备案资料不符合要求的，备案部门可以同时责令暂停销售、使用；逾期不改正的，由备案部门取消备案。备案部门取消备案后，仍然使用该化妆品新原料生产化妆品或者仍然上市销售、进口该普通化妆品的，分别依照《化妆品监督管理条例》第六十条、第六十一条的规定给予处罚。

（二）技术监督手段

1. 化妆品检验

（1）美国

美国化妆品上市前的安全性检验主要由企业自己负责，FDA 没有明确规定企业必须采用哪种标准和方式对化妆品安全性进行检测。企业可以自由选择检测机构，通常是非官方机构。但是当 FDA 了解到某些化妆品有潜在安全问题或者是在 FDA 调查计划中（如化妆品生产企业的现场检查）时，FDA 会进行化妆品检验[1]。FDA 没有任何官方特定的化妆品成分测试列表，但是美国个人护理产品协会（Personal Care Products Council，PCPC）于 1976 年成立了美国化妆品原料评价委员会（Cosmetic Ingredient Review，CIR）[2]，专门负责审查化妆品成分的安全性，化妆品企业可以通过该机构获得有关他们已审查过的化妆品成分安全性的信息。

对于进口化妆品，FDA 会对其进行抽样检验，进行进口检查的检验员可对全部入境产品、多重批次或单一系列产品进行码头检验或抽取样品。取样一般包括对产品的物理采集或文件汇总，用于 FDA 地区实验室的随后检验。无论何时 FDA 抽取了样品，总会向货主和承销商提供一份取样通知单。检验包括色素分析、污染分析、微生物分析和化学污染分析。检验也可是复查标签或标签制作，以确定是否符合法规对化妆品的标签制作的要求或是否带有疗效或药物声明[3]。总的来说，FDA 在化妆品检验方面更加专注于特定的安全问题，而不是投入大量资源对市场上所有化妆品进行采样分析。

（2）欧盟

欧盟化妆品检验由各成员国负责。

根据（EC）1223/2009 的规定，各成员国主管部门的监管职责包括：根据产品信息文件，或基于足够样品进行物理和实验室检验，开展对化妆品及其生产经营者的监督检查。[4]

---

[1] Product Testing of Cosmetics（FDA 官网）。

[2] Cosmetic Ingredient Review（CIR 官网）。

[3] 文君. 美国对化妆品标签及检验的规定[J]. 上海包装，2003，(03)：34-35.

[4] Regulation（EC）No 1223/2009 of the European Parliament and of the Council of 30 November 2009 on cosmetic products（recast）（Text with EEA relevance）.

(3) 日本

在日本，化妆品销售许可证持有人对成分安全问题负全部责任。一般 MHLW 会建议企业在化妆品上市前进行成分分析检验，以确保产品符合日本化妆品成分法规。化妆品的上市前分析为非强制性，企业无需在销售前提交相关报告，但是如果 MHLW 发现该化妆品不安全，则将会对其相关报告进行检查。

化妆品上市前的检验分析项目由 MHLW 指定，检测项目如下：

① 防腐剂；

② 紫外线吸收剂；

③ 抗氧化剂；

④ 重金属；

⑤ 日本法定染料；

⑥ 禁用的成分。

另外，可以执行一些特定的测试，例如 pH 值，黏度，比重，细菌计数，斑贴测试，稳定性测试等等。由于测试项目众多，MHLW 为制造商/进口商提供了清单以供确认。

对于化妆品及医药部外品的上市后检验则是由各都道府县负责，若发现品质有问题，会对销售企业或制造企业进行指导并令其改正。

(4) 中国

化妆品上市前检验主要是对产品的安全性进行检验，由企业自行检验并将检验报告在注册或备案时提交。上市后主要是抽样检验，由药品监督管理部门负责。

进出口的化妆品则是由出入境检验检疫机构依照《中华人民共和国进出口商品检验法》的规定对进口的化妆品实施检验；检验不合格的，不得进口。进口商应当对拟进口的化妆品是否已经注册或者备案以及是否符合本条例和强制性国家标准、技术规范进行审核；审核不合格的，不得进口。进口商应当如实记录进口化妆品的信息，记录保存期限应当符合《化妆品监督管理条例》第三十一条第一款的规定。出口的化妆品应当符合进口国（地区）的标准或者合同要求。

根据《化妆品监督管理条例》，省级以上人民政府药品监督管理部门应当组织对化妆品进行抽样检验；对举报反映或者日常监督检查中发现问题较多的化妆品，负责药品监督管理的部门可以进行专项抽样检验。

化妆品检验机构按照国家有关认证认可的规定取得资质认定后，方可从事化妆品检验活动。对可能掺杂掺假或者使用禁止用于化妆品生产的原料生产的化妆品，按照化妆品国家标准规定的检验项目和检验方法无法检验的，国务院药品监督管理部门可以制定补充检验项目和检验方法，用于对化妆品的抽样检验、化妆品质量安全案件调查处理和不良反应调查处置。

2. 安全评估（原料、产品安全要求）

(1) 美国

《2022 化妆品监管现代化法案》要求责任人确保并保留支持性证据记录，以证明化妆品是“安全的”。

“充分的安全证明”是指测试或者试验、研究、分析或其他证据或信息，这些证据或信息由经过培训和有经验的专家评估化妆品及其成分的安全性，足以支持化妆品是安全的。

没有充分安全证据的化妆品将被视为掺假。

对化妆品的安全性评估，FDA 一直建议制造商使用任何必要的测试来确保其产品和成分的安全。企业可以通过多种方式证实安全性。包括：①依靠已有的毒理学测试数据来证明产品的安全性，这些数据包括个别成分以及与特定化妆品成分相似的产品配方，以及②任何其他添加剂的性能；根据此类现有数据和信息进行的毒理学和其他测试。美国对化妆品中的微生物限量没有具体要求，但 FDA 发布了微生物检测分析方法[1]。在化妆品中重金属等风险物质限量方面，美国对汞含量的要求较为严格[2]。此外，由于石棉是一类致癌物质，FDA 规定化妆品用滑石粉中不得含有石棉。

此外，CIR 会每季度召开一次会议，根据公开发表的文献以及化妆品行业自愿提供的数据评估化妆品成分的安全性。但是因为行业数据可能不完整，FDA 在市场监督评估安全性时会考虑 CIR 审查的结果，但 FDA 安全评估的结果可能与 CIR 有所不同[3]。

(2) 欧盟

欧盟化妆品的安全评估体现在两方面：

在化妆品产业层面，企业是化妆品质量安全的第一责任人。根据（EC）No 1223/2009 第 10 条的规定，在化妆品上市前，化妆品生产企业要评估化妆品成品及其所有原料的安全，形成化妆品安全报告（cosmetics product safety report，CPSR）并留存。CPSR 分为两部分内容，一是产品安全信息，主要是收集必要的数据，由化妆品负责人负责；二是产品安全评估，需由具备相关学科知识和专业能力的安全评估人负责。产品安全评估主要包括：①评估结论（化妆品的安全声明）；②标签、警示语和使用说明；③评估结论的解释说明；④评估人员的资格证明。值得注意的是，欧盟化妆品法规（EC）1223/2009 没有直接描述产品微生物指标、重金属等风险物质管理限值的要求，但是要求化妆品安全风险评估中考虑这些因素对产品安全及风险评估的影响。

在欧盟委员会层面，由消费者安全科学委员会负责评估（EC）No 1223/2009 附录中禁用、限用和准用物质的安全风险，形成安全风险评估意见，作为修订附录

---

[1] Microbiological Safety and Cosmetics（FDA 官网）。

[2] FDA's Testing of Cosmetics for Arsenic，Cadmium，Chromium，Cobalt，Lead，Mercury，and Nickel Content（FDA 官网）。

[3] FDA Authority Over Cosmetics：How Cosmetics Are Not FDA-Approved，but Are FDA-Regulated（FDA 官网）。

的基础。❶

(3) 日本

按照日本化妆品相关法规要求，化妆品企业需对产品安全负责，企业必须在产品投入市场前评价其安全性，并予以记录。在产品安全风险评估方面，日本遵循企业自主管理的原则，除应符合《药机法》等法规要求外，监管部门不作其他要求。日本化妆品工业联合会发布的《关于化妆品的安全性评价指南 2015》建议，化妆品安全应按产品进行评估。该指导涵盖了各种化妆品产品、原料的安全性评估的实验方法项目以及概要等。

在日本，化妆品必须符合日本《化妆品基准》要求，不得销售变质、混入异物或被微生物污染的产品。镉化合物、汞及其化合物、锶化合物、硒化合物、甲醇在日本《化妆品基准》中被列为禁用组分。此外，根据日本《有关滑石粉的品质管理》，当滑石粉作为原料添加在化妆品或医药部外品中时，必须根据 X 射线分析法确认不含石棉后方可使用；如果原料未进行试验，须对成品进行检测。对于其他风险物质，日本相关法规虽暂时没有限值规定，但要求企业必须承担质量安全责任。

日本医药部外品中的部分产品在我国属于化妆品。根据日本《有关医药部外品等的许可申请》规定，企业需根据医药部外品中是否含新功效成分或新添加剂（非功效成分），是否为新剂型、新含量、新配伍、新用法等，提交不同程度的理化分析、稳定性及毒理学试验报告。

(4) 中国

根据《化妆品监督管理条例》第二十一条，化妆品新原料和化妆品的安全评估由注册申请人、备案人自行或委托专业机构开展。

管理条例仅规定了安全评估人员的资质条件，即从事安全评估的人员应当具备化妆品质量安全相关专业知识，并具有 5 年以上相关专业从业经历。

2020 年 7 月发布的《化妆品安全评估技术导则（征求意见稿）》中，中国对化妆品安全评估的基本原则，一是基于化妆品所有原料的风险物质；二是以现有科学数据和相关信息为基础；三是引用的参考资料需权威。

微生物检验结果以及铅、汞、砷、镉、二噁烷等的检验结果应符合《化妆品安全技术规范》(2015 年版)。

3. 功效评价

(1) 美国

美国化妆品的功效评价主要依赖第三方检测机构和企业内部评价系统，政府相关部门要求化妆品功效宣称须有技术性支持文件。FDA 认证的化妆品法规中规定，化妆品对人体安全性与功效性评价方法包括：人体皮肤斑贴试验，人体试用试验安全性评价，防晒化妆品防晒效果人体试验。

---

❶ 李芹，宋华琳. 欧盟化妆品监管法律体系评介及启示[J]. 中国食品药品监管，2020，(02)：74-89.

防晒化妆品是目前唯一具有国际性统一的功效评价体系的产品，其评价体系包含防晒系数（SPF值）人体测定方法、防水性能以及长波紫外线防护指数（PFA值）测定方法。防晒系数SPF值（sun protection factor）表示防晒化妆品（防晒剂）保护皮肤免受日光晒伤程度的一个相对定量指标，SPF表示防晒化妆品对保护皮肤免受UVA和紫外线B（UVB）伤害的有效数值。

目前世界各国化妆品监管机构和知名企业都在加强化妆品功效方面的基础研究，确定功效性评定标准方法，建立并完善功效性评价体系。

（2）欧盟

欧盟相关法规规定，用于化妆品功效宣称的证据支持可以是体内、体外试验研究或消费者认知测试和调查报告、公开情报、专家鉴定意见。但在具体评价方法上，欧盟未给出法规性文件，企业主要参考欧洲化妆品及其他外用产品功效评价协会（EEMCO）发布的化妆品功效评价指南，包括皮肤颜色、表面形态、弹性、微循环、皱纹和平滑度、皮脂、酸碱度、经表皮水分流失、干燥瘙痒、抑汗。欧洲化妆品协会于2008年发布了《化妆品功效评价指南》，对化妆品功效评价中所使用的人体测试、体外测试及离体测试提出了指导性的要求。在功效评估方法方面，欧洲化妆品协会还与国际标准化组织（ISO）合作起草了防晒及人体适用性等国际标准并推广其在欧盟市场的使用。❶

（3）日本

日本在法规层面没有化妆品功效评价方法，日本香妆品学会（JCSS）针对化妆品功效性评价制定了《新功效（部外品许可）抗皱产品评价试验指南》、《新功效（部外品许可）美白作用评价试验指南》等评价指南，为日本化妆品行业提供了重要的技术指导。

日本对化妆品和医药部外品分别进行管理。在日本，化妆品功效宣称只能按规定的宣传内容和用语进行，根据2000年12月日本厚生省医药发第1339号摘要，化妆品功效被严格限制为55种，且无须功效验证。

日本医药部外品的成分包含功效成分和添加物，MHLW会在医药部外品上市前对其功效和成分进行审查，包含四个部分，即概要、质量、安全性、有效性。鉴于日本某品牌销售的美白化妆品曾发生使用后白斑问题，日本厚生省设立了由皮肤科医生和药学家组成的研究小组，对该问题进行研究，并于2017年4月由厚生省颁布《医药部外品临床试验评价指南》。该指南规定，在审查医药部外品的新有效成分时，临床试验中应追加人体长期给药（安全性）试验。该试验要求给药时间为12个月，受试者数量为100人以上，并且在皮肤科医生的指导下取得安全性数据❷。

---

❶ 李亚男，蒋丽刚.国内外化妆品功效宣称法规的最新格局和进展[J].日用化学品科学，2021，44（07）：5-10.

❷ 蒋丽刚.加强功效评价　规范化妆品行业发展[N].中国医药报，2020-06-11（001）.

(4) 中国

根据《化妆品监督管理条例》第六条，化妆品注册人、备案人对化妆品的质量安全和功效宣称负责。

功效评价机构：依靠企业内部或者第三方检测机构进行功效评价。

功效评价相关标准❶：我国在化妆品功效性评价方面虽然也建立了一系列的方法标准，但是仅限于防晒、保湿产品，例如：

①《QB/T 4256—2011 化妆品保湿功效评价指南》——工业和信息化部发布；

②《SN/T 5150—2019 防晒化妆品 UVA 光防护效果体外测定方法》——海关总署发布；

③《化妆品安全技术规范》（2015 年版）中收录的防晒化妆品防晒系数（SPF 值）测定方法、防晒化妆品长波紫外线防护指数（PFA 值）测定方法以及防晒化妆品防水性能测定方法。

由行业协会等社会性组织发布的功效评价标准：《T/ZHCA 001—2018 化妆品美白祛斑功效测试方法》《T/ZHCA 002—2018 化妆品控油功效测试方法》《T/ZHCA 003—2018 化妆品影响经表皮水分流失测试方法》《T/ZHCA 004—2018 化妆品影响皮肤表面酸碱度测试方法》《T/ZHCA 005—2019 化妆品影响皮肤弹性测试方法》《T/ZHCA 006—2019 化妆品抗皱功效测试方法》——浙江省保健品化妆品行业协会及珀莱雅化妆品股份有限公司等联合制定并发布

功效评价主要方法❷包括体外实验、在体实验和感观评价实验。

① 体外实验：

a. 物理化学法：通过检测产品自身的物理特性和特定化学成分含量来评价产品效果。

b. 生物化学法：借助光谱分析、电子显微镜以及其他技术，对特定指标（如自由基）、重要生物分子（如蛋白质）含量进行测试分析的方法。

c. 细胞生物法：针对不同功效评价需求，通过体外培养特定细胞或建立细胞损伤模型的方式分析特定基因通路、相关蛋白表达等指标进行成品或原料的功效评价。

d. 皮肤模型替代法：三维重组皮肤模型是利用组织工程技术将人源皮肤细胞培养在特殊的插入式培养皿上而构建的具有三维结构的人工皮肤组织模型。皮肤模型不仅能高度模拟真人皮肤，而且试验周期短，实验条件可控，结果易于定量，因此已应用于美白防晒、皮肤屏障、保湿抗衰、舒敏修复以及大气污染防护等功效评价实验中。

---

❶ 化妆品功效性评价的现状和发展（中国食品药品网）。

❷ 王新媚，王领. 我国化妆品功效评价发展历程及展望[J]. 中国化妆品，2020，(08)：26-29.

② 在体实验：

a. 人体实验法：化妆品人体功效评价是在特定人群中进行化妆品成品的试用，以评价其功能与效果的实验性研究。

b. 动物实验法：基于动物模型进行功效评价，可以进一步确认成品的作用效果。

③ 感官评价实验：通过视觉、嗅觉、味觉、触觉和听觉等感官评价对产品肤感宣称进行验证，是一类特殊的在体实验。

4. 标签、包装要求

(1) 美国

根据美国《联邦食品、药品和化妆品法案》，“错误标注（misbranded）”是美国化妆品监管的一项工作重点。在美国，没有按照法规要求标注的产品以及带有误导性宣称的产品都将被认为是错误标识，不允许在国内进行销售。据此，美国食品药品管理局在《联邦法规》第 21 篇（21CRF）中发布了化妆品标签、非处方药品标签的相关要求，分别对化妆品以及非处方药的标签要求及内容规范等进行了有针对性的、十分详细的说明。除此之外，美国《公平包装和标签法案》(*Fair Packaging and Labeling Act*，FPLA）中的相关规定对于化妆品同样适用。

在包装管理方面，《联邦食品、药品和化妆品法案》规定，化妆品容器或产品不得含有在使用时可能会引起危害的物质（煤焦油染发剂除外），且产品外包装上的标签信息需要真实准确，没有误导性，此外还需要包含必要的标识内容以及警示用语。所要求进行标识的信息（如产品属性、厂商信息、净含量等）在法律法规中进行了详细的要求，具体可参见《联邦法规》第 21 篇（21CFR）第 701 条和第 740 条。

在防篡改包装、防儿童开启包装方面，美国具有特色鲜明的法规规定。首先，生产厂商应在化妆用液体口腔卫生用品（例如漱口水等）、非处方药等产品上使用防篡改包装，以防止产品在离开生产厂商控制范围后，被人为地添加有毒有害物质。防篡改包装在产品入口处设有阻隔物或标识，还需要有相应的标识以告知消费者防篡改包装的特点，采用何种标识对消费者进行提醒由制造商自行谨慎决定。此外，为了防止儿童因误吸入碳氢化合物而受到严重的伤害，对于含有 10%（以重量百分比计）或 10%以上的碳氢化合物且在 100℉（37.8℃）时黏度为 100 帕斯卡秒（赛波特通用黏度计）以下的非乳液类液体化妆品，应使用防儿童开启包装，但压力气雾剂容器和喷雾装置固定在产品容器上的化妆品不在此范围之内。

MoCRA 在现行化妆品标签法规的基础上，新增两项标签强制标识要求。MoCRA 规定，化妆品标签标识必须包含产品制造商在美国的地址和联系方式，该要求实施日期为 2024 年 12 月 29 日，用于接收产品不良反应反馈；专业化妆品的产品标签应包含拟销售给普通消费者的化妆品所需的相同信息，并说明只有获得许可的专业人员才能使用该产品；该要求实施日期为 2023 年 12 月 29 日；必须包含香精过敏原信息。同时，MoCRA 要求，FDA 颁布相应法规，明确化妆品标签上必须披露的香料过敏原和披露格式，FDA 需在 2024 年之前发布香精过敏原清单。

如果一个化妆品的标签不符合上述要求，将被视为误导。

(2) 欧盟

欧盟（EC）No 1223/2009 规定了产品标签上必须标注的信息内容，其中包括产品名称、“责任人”的相关信息、产品含量信息、保质期信息、产品用途、要求标识的警示信息、生产批号、产品成分信息等。

对于需要标识的警示语信息，欧盟还在（EC）No 1223/2009 关于原料的各附表（附录Ⅲ至附录Ⅵ）中，针对物质特性规定了需要标注的警示语信息等。此外，对于一些特定产品，还需参考与其产品类别相关的法规要求，其中包括了推荐进行标注内容，例如，防晒产品需参考《欧盟委员会关于防晒产品功效及其相关宣称的推荐内容》。

欧盟（EC）No 1223/2009 中并没有对产品包装材料进行直接规定，但根据附录Ⅰ，化妆品安全报告中的安全信息部分（即 A 部分）应包括产品包装材料的相关性质，特别是产品包装材料的纯度和稳定性等信息，而这些信息应在化妆品安全评价时予以充分考虑。产品的包装材料往往成为产品中禁用组分的痕量来源之一，因此，提供产品包装材料信息将有助于进行整体的化妆品安全评价。

(3) 日本

依据日本《药机法》的规定，对化妆品及医药部外品的标识要求如下：

① 化妆品标识

a. 上市许可持有人名称、地址；

b. 产品名称；

c. 生产批号；

d. 全成分列表；

e. 使用期限（厚生劳动大臣指定化妆品）；

f. 其他必要事项（取得进口产品的国外特例许可企业的名称、国别等）；

g. 注意事项（必要时）。

② 医药部外品标识

依据同法律第 59 条，医药部外品的速溶容器或者速溶胶囊必须载明下列事项，但是，如果厚生劳动省令另有规定，则不在此限：

a. 上市许可持有人的姓名和地址；

b. “医药部外品”字样；

c. 厚生劳动省令对第 2 条第（2）款第（ⅱ）项或第（ⅲ）项规定的医药部外品规定的词语；

d. 名称（如果非专有名称可用，则为此类非专有名称）；

e. 制造编号和制造代码；

f. 内容物的重量、体积、数量等；

g. 厚生劳动大臣指定的准医药品的有效成分名称（如果有非专利名称，则为非专利名称）及其数量；

h. 含有厚生劳动大臣指定成分的准医药品的成分名称；

i. 厚生劳动大臣针对第 2 条第 2 款第（ⅱ）项规定的准医药品指定的“注意——非人类使用”字样；

j. 厚生劳动大臣指定的准医药品的有效期；

k. 按照第四十二条第二款规定有标准规定的准医药品，其标准规定的事项印制在速溶容器或者速溶胶囊上；

l. 除上述各项中规定的事项外，厚生劳动省令规定的事项。

除上述《药机法》规定的项目以外，化妆品及医药部外品标签还应符合都道府县条例、公平竞争规约等法规的要求。此外，2014 年日本厚生劳动省还因杜鹃醇导致皮肤白斑事件，发布《有关化妆品等使用的注意事项》，其中第 4 条为，具有抑制黑色素生成作用并获得医药部外品许可的药用化妆品，应在外盒、容器等可视面上，标注白斑有关的使用注意事项。日本化妆品工业联合会根据厚生劳动省的要求，随之发布通知，对于美白产品以及其他护肤产品的说明性材料、包装、容器等，开始逐步开展该注意事项的标注。说明书等说明性材料的过渡期为一年半左右，其他包装、容器等没有具体的时间限制，但建议尽快更新。

对于化妆品的包装材料，原则上应符合《药机法》的一般安全规定，即在可预见的使用条件下，不得对人体健康造成损害。对于化妆品的包装方式，还应符合公平交易委员会发布的《化妆品适当包装规则》，该规则从公平合理的角度，对过度包装等情形做出了规定。

(4) 中国

根据《化妆品监督管理条例》第三十五条，化妆品的最小销售单元应当有标签。标签应当符合相关法律、行政法规、强制性国家标准，内容真实、完整、准确。

进口化妆品可以直接使用中文标签，也可以加贴中文标签；加贴中文标签的，中文标签内容应当与原标签内容一致。

第三十六条　化妆品标签应当标注下列内容：

（一）产品名称、特殊化妆品注册证编号；

（二）注册人、备案人、受托生产企业的名称、地址；

（三）化妆品生产许可证编号；

（四）产品执行的标准编号；

（五）全成分；

（六）净含量；

（七）使用期限、使用方法以及必要的安全警示；

（八）法律、行政法规和强制性国家标准规定应当标注的其他内容。

第三十七条　化妆品标签禁止标注下列内容：

（一）明示或者暗示具有医疗作用的内容；

（二）虚假或者引人误解的内容；

（三）违反社会公序良俗的内容；

（四）法律、行政法规禁止标注的其他内容。

5. 不良反应监测

(1) 美国

根据 MoCRA 规定，责任人的义务包括不良反应记录和严重不良反应报告。责任人需：①将与使用其产品相关的任何化妆品不良反应监测记录保存六年（一些小企业保存三年）；②应当自获知任何严重化妆品不良反应之日起 15 日内向 FDA 报告。负责人还必须在首次提交后一年内提供其获悉的任何与严重不良事件相关的重要医疗信息。

考虑到与化妆品行业相关的特殊因素，MoCRA 扩大了构成严重不良事件的范围；在膳食补充剂和 OTC 药物的严重不良事件现有定义的基础上，化妆品的可报告事件还包括感染或“在正常合理及可预见的使用条件下严重毁容（包括严重和持续的皮疹、二级或三级烧伤、严重脱发或持续或严重的外观改变），但不包括预期的变化”。

责任人通过标签上列出的地址、电话号码或电子联系信息接受不良事件报告。

FDA 作为监管者，负责制定不良反应上报的流程，并负责化妆品的不良反应数据的评估。整体而言，美国化妆品不良反应监测力度较低，一般重点关注 OTC 类化妆品的严重不良反应。FDA 将 OTC 药品的“严重不良反应”定义为可导致如下任一结果的不良反应：死亡、危及生命、住院治疗或现有住院治疗被延长、永久性或严重伤残/丧失工作能力，或先天性异常/出生缺陷。但是该定义并不适用于化妆品。美国个人护理产品协会（PCPC）在“消费者承诺守则”中对“意外不良反应”定义为任何之前未被发现的，产品标签中没有明示的不良反应。

FDA 不良反应报告系统的数据来源于两个方面，一是企业，二是消费者和医疗卫生专家，未对化妆品的不良反应做出定义和强制性规定。目前化妆品不良反应在美国共有三种报告渠道：

① 直接致电 FDA 消费者投诉协调员（FDA Consumer Complaint Coordinator）；

② 在线填写 MedWatch 自愿报告表；

③ 填写纸质版的 MedWatch 表格邮寄给 FDA。

在线表格基本上都是以勾选的模式提供信息，非常方便快捷。

化妆品不良反应报告表的内容主要包括：

① 报告者的基本信息，包括姓名、联系方式等；

② 不良反应患者的基本信息，包括姓名、性别、年龄、体重、既往过敏史、

近期和既往使用产品清单等；

③ 不良反应的情况：包括不良反应发生的时间、性质、过程，对不良反应的检查以及检查数据等；

④ 产品信息：包括产品名称、制造商、有效期、产品编码、产品使用的时间、剂量和频次等。

美国目前使用的不良反应报告系统称为CFSAN（Center for Food Safety and Applied Nutrition，食品安全与应用营养中心）不良反应报告系统，简称CAERS（CFSAN adverse event reporting system，CAERS），共涵盖食品、营养补充剂、化妆品3类产品，报告内容包括各种医疗事件，也包括对产品的味道或颜色、包装缺陷和其他非医疗问题的投诉。一般医疗保健专业人员和消费者自愿向CAERS报告不良事件和产品投诉，医疗保健专业人员和消费者也可以向产品制造商报告不良事件。消费者，卫生专业人员和制造商自愿提交的报告会输入到CAERS中❶。FDA重视风险交流工作，每月定期在网上公开发布安全警示或产品召回信息。CFSAN在网站上回答消费者关注的问题。CAERS定期在其网站上向社会发布其不良反应统计数据，包含报告编号、创建日期、反应开始日期、所报告的品牌/产品名称（已简化以保护商业秘密）、行业代码、年龄、性别、原始结局、原始编码症状等信息。

消费者和医疗卫生专家可通过MedWatch（FDA安全信息和不良事件报告系统 the FDA safety information and adverse event reporting program）在线系统、邮件、传真或电话报告到FDA，也可向卫生保健者、化妆品制造商以及当地的消费者安全委员会报告❷。当消费者报告一个严重的甚至危及生命的不良反应时可以拨打FDA或当地消费者管理部门的24小时紧急电话报告，FDA鼓励消费者直接报告。❸

(2) 欧盟

欧盟关于化妆品不良反应和严重不良反应的相关要求主要体现在（EC）No 1223/2009中。

欧盟要求责任人和经销商在收到严重不良反应后的20个日历日之内上报到严重不良反应所发生的成员国的国家管理部门的同时，要求责任人对非严重及严重不良反应进行收集，并将非严重和严重不良反应信息都记录在化妆品安全报告中。

欧盟还要求责任人应确保公众能够很容易获得所有可归因于化妆品使用的非严重和严重不良反应信息。

为了促进相关条款的执行，确保不同责任人、经销商间的数据具有可比性，同时在欧盟内部建立严重不良反应管理和沟通系统，欧盟委员会与成员国和化妆品行

---

❶ CFSAN Adverse Event Reporting System (CAERS).

❷ MedWatch: The FDA Safety Information and Adverse Event Reporting Program.

❸ 美国化妆品不良反应管理（中国食品药品网）。

业根据欧盟（EC）No 1223/2009 共同制定了《严重不良反应上报指南》及上报表格，并于 2012 年 8 月发布。指南中规定了因果关系评估方法；严重不良反应上报范畴；严重不良反应上报和信息通报要求；责任人、经销商和国家监管部门之间的沟通原则；责任人和国家监管部门所采取的后续行动。因果关系评估方法是指由专家组编制出专门的化妆品不良反应因果关系评估方法，欧盟的监管部门、化妆品企业以及其他相关方都采用此方法进行化妆品不良反应的因果关系评估，从而使得不同来源的不良反应数据具有可比性。

为促进在不良反应管理和向主管部门上报严重不良反应方面实施统一的流程，欧洲化妆品协会代表欧盟化妆品行业制定了《欧盟化妆品不良反应管理及严重不良反应上报指南》，在此指南中增加了不良事件的定义，对严重不良反应的定义进行了详细的解释，并对不良事件的管理进行了详细的阐述。

总而言之，欧盟的不良反应监测重点在严重不良反应。对于严重不良反应，要求责任企业与经销商在收到严重不良反应报告后的 20 个日历日之内上报到严重不良反应发生成员国的国家监管部门，国家监管部门进行后续调查及信息交流。但对于非严重不良反应，则要求由责任企业负责。要求责任企业对非严重及严重不良反应进行收集，并将非严重和严重不良反应信息都记录在化妆品安全报告中备查。欧盟注重化妆品不良反应因果关系评估，并将化妆品不良反应因果关系评估方法详细写入欧盟化妆品上报指南中。欧盟重视化妆品不良反应的监测，并在相关指南中对不良反应的监测方法提出了建议。

(3) 日本

日本由厚生劳动省实施化妆品和医药部外品的不良反应报告制度，政府负责化妆品不良反应报告信息的分析及安全对策的制定，厚生劳动省医药食品局安全对策科负责安全对策的计划和立项，PMDA 下属的安全部门接受来自企业、医院的不良反应信息，并根据不良反应报告的具体情况向责任单位发布警示及采取必要的措施。化妆品制造销售企业对不良反应有评价和报告义务，应设立负责统筹管理安全对策的安全管理责任人。

日本的化妆品不良反应定义为“无法否定与化妆品或医药部外品有因果关系的病例”。严重化妆品不良反应则是指疑似化妆品或医药部外品引起的病例中存在以下状况：①造成死亡；②造成残疾；③可能引起死亡；④可能造成残疾；⑤导致住院治疗或住院治疗时间延长；⑥治疗时间超过 30 天的病例；⑦引起下一代先天性残疾的病例等。

按照《医药品、医药部外品、化妆品及医疗器械的制造销售后安全管理标准的有关省令的部分修订省令》的要求，不良反应上报的时限分为 15 日内和 30 天内报告。对可能属于严重化妆品不良反应的报告必须在 15 日内上报；针对严重化妆品不良反应报告中的已知情况或期限内无法完成全部调查内容的则要在 30 天内报告。

化妆品不良反应的上报方式可以是邮寄、传真、电话、在线上报等。

(4) 中国

根据《化妆品监督管理条例》第五十二条，在中国，化妆品不良反应是指正常使用化妆品所引起的皮肤及其附属器官的病变，以及人体局部或者全身性的损害。国家建立化妆品不良反应监测制度。

2022年2月17日，我国颁布了《化妆品不良反应监测管理办法》（以下简称为《办法》），并于2022年10月1日正式实施，这是我国首部专门针对化妆品不良反应监测管理制定的法规文件。根据该办法，全国化妆品不良反应监测管理工作由NMPA负责，各地方药品监督管理部门负责各自行政区域的不良反应监测工作并建立健全化妆品不良反应监测机构。化妆品备案人、注册人负责监测上市后化妆品的不良反应，按照国务院药品监督管理部门的规定向化妆品不良反应监测机构报告。受托生产企业、化妆品经营者和医疗机构发现可能与使用化妆品有关的不良反应的，应当报告化妆品不良反应监测机构。鼓励其他单位和个人向化妆品不良反应监测机构或者负责药品监督管理的部门报告可能与使用化妆品有关的不良反应。

我国化妆品不良反应报告系统是国家化妆品不良反应监测信息系统，该系统由NMPA制定的国家监测机构建立及维护。国家药品监督管理局组织评估遴选并公布有关医疗机构等作为国家监测基地，并实施动态管理。国家监测基地承担化妆品不良反应报告、分析评价、宣传、培训、技术支持、技术指导、科研等工作。省级药品监督管理部门可以组织评估遴选并公布有关医疗机构、化妆品生产经营者、科研机构等作为化妆品不良反应监测哨点，并实施动态管理。监测哨点承担化妆品不良反应报告、分析评价、宣传、培训等工作。

目前化妆品报告途径分为线上报告和线下报告。线上报告的主体主要是化妆品注册人、备案人、境内责任人、生产经营企业、医疗机构以及监测基地、哨点。化妆品注册人、备案人、境内责任人需要注册为国家化妆品不良反应监测信息系统用户，主动维护其用户信息，在发现或者获知可能与其上市销售化妆品有关的不良反应信息后，及时通过信息系统提交报告，并持续跟踪和处理监测信息。化妆品注册人、备案人、境内责任人应当向社会公布电话、电子邮箱等有效联系方式，指定联系人，主动收集来自受托生产企业、化妆品经营者、医疗机构、消费者等报告的其上市销售化妆品的不良反应信息。受托生产企业、监测基地、监测哨点需注册为国家化妆品不良反应监测信息系统用户，主动维护其用户信息，报告化妆品不良反应。受托生产企业提交化妆品不良反应报告的同时，应当告知化妆品注册人、备案人。线下报告则是不具备线上报告化妆品不良反应条件的化妆品经营者、医疗机构，需通过纸质报表向所在地市县级监测机构报告，由其代为在线提交报告。对于其他单位以及消费者，若需要向化妆品注册人、备案人、境内责任人报告化妆品不良反应，也可以向所在地市县级监测机构或者所在地市县级负责药品监督管理的部门报告，必要时提供相关资料，然后由上述企业或者单位代为在线提交报告。

《办法》对报告时限作出了规定。化妆品注册人、备案人、受托生产企业、化妆品经营者、医疗机构等应当自发现或者获知化妆品不良反应之日起30日内报告，属于严重化妆品不良反应的，应当自发现或者获知之日起15日内报告，属于可能引发较大社会影响的化妆品不良反应应当自发现或者获知之日起3日内报告。对于不良反应情况和分析评价结果等有新的发现或者认知的，应当及时补充报告。

另外，境外化妆品注册人、备案人在中国境内外上市销售的产品因在境外发生化妆品不良反应而被采取停止生产或者经营、实施产品召回、发布安全警示信息等风险控制措施的，境外化妆品注册人、备案人应当在发现或者获知之日起7日内，将相关不良反应信息和采取的风险控制措施书面报告给国家监测机构，境内责任人应当协助境外化妆品注册人、备案人履行报告义务。

第二节　模式演进

一、美国

（一）监管理念

无改动。

（二）监管系统结构

美国FDA隶属于美国卫生与公众服务部（HHS），其主要职责是确保食品、药品、化妆品相关法规的顺利实施，从而保护消费者的健康和利益。其中，具体负责化妆品监管相关工作的是化妆品和色素办公室（OCC）。

1938年以前，美国邮政局（Post Office Department）和联邦贸易委员会（Federal Trade Commission）曾对化妆品产品进行有限的监管。[1] 随着1938年《联邦食品、药品和化妆品法案》（FDCA）的出台，化妆品被正式纳入FDA的监管范围。1960年之后又出台了《色素添加剂修正案》和《公平包装和标签法案》等法律对化妆品的监管进行完善，FDA化妆品监管机构也顺应监管环境的变化进行了改革，详见图4-1。

美国主要化妆品行业协会包括美国个人护理产品协会（PCPC）和美国化妆品原料评价委员会（CIR），其主要职能详见表4-12。除此以外，FDA于官网还列出了美国几十个化妆品行业协会，这些化妆品协会共同推动了美国化妆品行业的发展[2]。

---

[1] Changes in Science，Law and Regulatory Authorities（FDA官网）。

[2] Resources for Industry on Cosmetics（FDA官网）。

1938年 ***1938年以前——监管空白期***

1938～1959年——监管起步期

《联邦食品、药品和化妆品法案》颁布，首次将化妆品纳入FDA监管范围，对化妆品的标签、包装及色素添加剂作出规定

1960年 *1960年至今——监管完善期*

《色素添加剂修正案》颁布，FDA加强对化妆品中色素添加剂的监管

1966年

《公平包装和标签法案》（FPLA）颁布，加强了对标签及包装的监管，要求在化妆品外包装标签上列出配方的成分说明

1970年

FDA整合化妆品与食品的监管职能，下设食品局（Bureau of Food）

1984年

食品局更名为食品安全与应用营养中心（CFSAN）

1992年

CFSAN进行结构改革，设立化妆品和色素办公室负责化妆品具体管理工作

FDA颁布了化妆品GMP指南

2007年

ISO颁布了化妆品生产质量管理规范国际标准ISO 22716：2007

2008年

FDA参考国际标准ISO 22716：2007对化妆品GMP指南进行更新，并未完全采纳ISO 22716：2007

2015年

美国颁布《无微珠水域法案》，全面禁止淋洗类化妆品中使用塑料微珠

图 4-1 美国化妆品政府监管演进时间轴

表 4-12 美国主要化妆品行业协会

名称	成立时间	主要职能
美国个人护理产品协会（PCPC）	1894年	PCPC工作有四个战略重点，分别是现代化政府政策、倡导声音科学、确保全球访问以及维持消费者信心
美国化妆品原料评价委员会（CIR）	1970年	主要负责原料安全性的评估

除对色素添加剂管理较为严格外，美国并没有对新原料设立许可管理制度，对于化妆品也不强制要求注册或备案，而是实行自愿备案管理，对化妆品产品、生产企业、包装商、经销商实行自愿注册计划（voluntary cosmetic registration program，VCRP）。在美国化妆品监管法规体系中，没有关于安全性评价的具体要求。在美国，生产或销售化妆品的公司和个人负有确保产品安全的法律责任，法律和FDA法规都不要求进行特定测试来证明单个产品或成分的安全性，也不要求化妆品公司与FDA共享其安全信息。

（三）监管方法

根据1938年的《联邦食品，药品和化妆品法案》《公平包装和标签法案》，美国FDA的角色主要定位于"信息规范"和"事后制裁"，对化妆品的监管重点在于掺假伪劣和错误标识，不强制产品注册备案、取得生产许可、满足GMP等要求。对于色素添加剂，1938年FDCA要求将那些"无害且适合"用于食品、药物

和化妆品的煤焦油色素（煤焦油染发剂除外）列入清单，监管方法变化见表 4-13。

表 4-13 美国化妆品监管方法变化

指标	1938 年
安全评估	有（只涉及掺假和贴错标签）
产品准入	自愿备案
生产准入	无
GMP 要求	有（非强制性）
原料要求	有（仅着色剂）
标签要求	有（错误标识）

二、欧盟

（一）监管理念

欧盟委员会是欧盟化妆品监管的主要机构，根据欧盟第 2001/83/EC 号指令规范药品生产，销售和使用的任何规则的根本目的必须是维护公众健康。

“一体化”的理念在（EC）No 1223/2009 中得到体现。该法规前言中明确，在较大程度保护消费者安全的同时，该法规在各个方面对欧盟的法规要求进行了统一，以达到欧盟内部化妆品市场一体化。

（二）监管系统结构

欧盟最早的相对完整的化妆品法规是于 1976 年颁布的 76/768/EC 指令❶，该指令旨在维护公众健康，建立一个在欧共体范围内统一协调的化妆品监管框架，并在规定时间内遵守并建立具体制度来确保规定生效。该指令主要是对化妆品的成分、标签和包装等进行规定，各成员国仍对化妆品的监管负主要责任。明确了欧盟委员会主要负责参与市场准入的法规架构，监督整个法规和监管系统的运行。欧盟各成员国化妆品主管部门则分别负责其国内上市产品的市场监督管理。

2009 年，欧盟委员会颁布了 1223/2009/EC 法规，完全取代了 76/768/EC 指令，该法规将欧盟化妆品的监管主要依据由指令上升至法规，并在原来的 76/768/EC 指令上进行了扩充与完善，各成员国可以根据自身情况在 1223/2009/EC 法规上进行补充，以满足实际监管需求，并且各成员国仍保留有各自的监管职责和适用法规。欧盟监管演进情况见图 4-2。

欧盟主要化妆品行业协会包括消费者安全科学委员会（Scientific Committee on Consumer Safety，SCCS）、欧洲化妆品协会（Cosmetics Europe-The Personal Care Association，COLIPA）和欧洲毒物控制中心及临床毒理专家联合会（EAPC-CT），其主要职能见表 4-14。

❶ 欧盟委员会条例（EU）2022/720。

1976年　***1976年以前——监管空白期***

1976～2009年——生产规范期

76/768/EC指令颁布，主要对化妆品的成分、标签和包装作出统一要求

1993年

93/35/EEC修正案颁布，首次对化妆品安全评估和生产质量管理规范作出规定

1995年

欧盟化妆品生产质量管理规范指南（GMPC）出台

1997年

化妆品和非食用消费品科学委员会（SCCNFP）成立，主要负责化妆品原料药安全评估工作

2004年

SCCNFP被消费品科学委员会（SCCP）取代

2006年

欧盟《关于化学品注册、评估、授权与限制的法规》（REACH）法规出台，对化妆品中成分的安全评估作出规定

2007年

ISO颁布了化妆品生产质量管理规范国际标准ISO 22716：2007

2008年

SCCP更名为消费者安全科学委员会（SCCS）

2009年　***2009年至今——产品备案期***

（EC）1223/2009出台，替换76/768/EC指令，对欧盟化妆品监管作出了较为完整的规定：

√首次提出化妆品责任人制度、化妆品上市备案制等；

√进一步提高化妆品安全评估要求，化妆品负责人在化妆品上市前必须确保化妆品完成安全评估，形成安全评估报告；

√规定生产企业需遵守符合欧盟官方认可的GMP

2011年

ISO 22716：2007成为欧盟化妆品GMP协调标准

图 4-2　欧盟化妆品监管演进时间轴

表 4-14　欧盟主要化妆品行业协会

名称	成立时间	主要职能
消费者安全科学委员会（Scientific Committee on Consumer Safety，SCCS）	1977 年成立的美容科学委员会是其前身 2015 年被欧盟委员会保留为 SCCS	就食品之外的消费产品和服务的健康及安全风险进行评估，特别是评估化学、生物、机械和其他物理风险，并提供科学建议
欧洲化妆品协会（Cosmetics Europe The Personal Care Association，COLIPA）	1962 年	本身不具有法定的管理职能，但在沟通和协调政府管理部门和生产企业之间的关系以及本行业自我约束方面起着十分重要的作用。 在一定程度上，它作为企业的代言人，影响着法规的制定。 行业协会另一个重要作用是帮助政府部门制定技术性标准和指导原则。 这些技术性资料一旦被政府管理机构采用，便成为官方文件
欧洲毒物控制中心及临床毒理专家联合会（EAPCCT）	1964 年	主要工作是提供与人体健康相关产品和物质方面的信息

从1976年到目前为止，欧盟法规层面上对化妆品生产者并无相关生产准入规定。在1223/2009/EC法规颁布之前，欧盟没有相关指令或法规来明确化妆品进入市场前需要进行事前许可或备案等准入程序。在1223/2009/EC/出台后，根据法规第4、5、6条，欧盟首次确立了化妆品责任人制度，规定化妆品需要有指定的责任人方可上市，且该责任人对化妆品产品的安全与风险负主要责任。该法规还确立了化妆品备案制度。化妆品上市实行备案制度。化妆品上市前化妆品责任人只需通过化妆品通报门户（CPNP）向欧盟委员会提交产品备案信息：化妆品的类别及其名称、独特标识；化妆品责任人的姓名和地址；进口产品的原产国；化妆品将要上市销售的成员国；以纳米形式出现的物质的鉴别特征及合理可预见的暴露条件；致癌、致突变或生殖毒性物质（CMR）1A和1B类的名称和编号；原始标签及相应的合法包装照片。经销商在特定情形下，也有义务向欧盟委员会提交相关信息。❶欧盟委员会并不审核备案信息，只是对备案信息存档，在化妆品上市后发生安全问题时，可以调取这些信息。生产者需要对自己的产品负责。

（三）监管方法

欧盟1976年的76/768/EC指令对于化妆品监管方法没有具体的规定，到了1993年的修正案93/35/EEC才首次对化妆品的生产质量管理规范作出要求、首次对化妆品的安全评估作出规定。根据1223/2009/EC第10条，化妆品负责人在化妆品上市前必须确保化妆品完成安全评估；第8.1条规定，欧盟化妆品生产者应遵守化妆品生产质量管理规范，第8.2条进一步指出生产企业需符合欧盟官方认可的化妆品生产质量管理规范——国际标准ISO 22716：2007。欧盟在1223/2009/EC中首次确立了化妆品责任人制度，确立了化妆品备案制度等；还规定了化妆品禁用组分、限用组分（其中包含染发剂）以及允许使用的防晒剂、防腐剂、着色剂，化妆品中所使用的原料必须符合相关要求，以及产品标签上必须标注的信息内容。第27条规定，当某成员国确定市场上的化妆品存在或可能存在威胁人类健康的风险时，该国可采取临时措施以对该产品采取撤柜、召回等限制手段，该成员国应当立即与委员会及其他成员国进行沟通，通报所采取的措施以及任何支持该举措的数据，欧盟化妆品监管方法变化详见表4-15。

表4-15 欧盟化妆品监管方法变化

法规指令	76/768/EC（1976年）	93/35/EEC（1993年）	1223/2009/EC（2009年）
安全评估	无	有	有（强制性）
产品准入	无	无	有（强制性备案）
生产准入	无	无	无

❶ 李芹，宋华琳.欧盟化妆品监管法律体系评介及启示[J].中国食品药品监管，2020，(02)：74-89.

续表

法规指令	76/768/EC（1976 年）	93/35/EEC（1993 年）	1223/2009/EC（2009 年）
GMP 规定	无	有（指导性）	有（强制性）
原料要求	无	无	有（强制性）
标签要求	无	无	有（强制性）

三、日本

（一）监管理念

无改动。

（二）监管系统结构

日本厚生劳动省主要承担社会福祉、社会保障与劳务的相关职能，以保障和提高国民生活水平、促进经济发展为目的。厚生劳动省医药生活卫生局负责日本境内化妆品、医药部外品、药品及医疗器械等的监督管理工作；法规的制定和修订工作；对医药部外品的注册许可；生产和进口企业的许可；新原料审批；产品标签及上市后监管。

目前，与化妆品以及医药部外品相关的法律法规共计五百项左右，如《与化妆品标识相关的公平竞争公约》《药事法实施令》《化妆品基准》《医药部外品原料规格》等，涉及化妆品以及医药部外品的研究开发、制造销售、使用时的注意事项、报废及召回、功效性与安全性、广告宣传、监督指导等多个方面。其化妆品监管演进情况见图 4-3。

日本主要化妆品协会有日本化妆品工业联合会（JCIA）、日本香精香料协会（JFFMA）和日本肥皂洗涤剂工业会（JSDA），其主要职责见表 4-16。

表 4-16 日本主要化妆品协会

名称	成立时间	主要职能
日本化妆品工业联合会（JCIA）	1959 年	负责讨论和制定行业的自主管理标准，并参与国际组织的合作交流活动。除政府监管部门所发布的法规，也会发布一系列相关的指导文件，以供化妆品企业进行参考
日本香精香料协会（JFFMA）	1970 年	其中安全小组委员会与厚生劳动省合作，对政府指定的对健康有害的化妆品成分进行安全评估。此外，还会收集国内的安全、法规信息，并将这些信息向社会公开
日本肥皂洗涤剂工业会（JSDA）	1950 年	就脂肪衍生化学品工业和洗涤剂工业健康发展所需的话题形成公正的行业意见，努力实现，并以此为提高人们生活的稳定性做出贡献

1948年 ***1948年以前——监管空白期***

1948～1959年——监管起步期

《药事法》颁布（昭和23年7月29日法律第197号），化妆品受《药事法》的监管

1960年 ***1960～2000年——监管完善期***

《药事法》颁布（1960年第145号法），对医药部外品生效

从注册系统到许可系统的转换，每个项目都需要许可

1967年

化妆品质量基准、化妆品原料基准制定

1980年

引入指定成分的有效期和标签规定（医药部外品/化妆品）

1986～1991年

建立每种化妆品类型的许可基准

2001年 ***2001年至今——监管调整期***

取消化妆品批准制度的原则（化妆品）

引入"全成分表示"制度，建立化妆品基准

2005年

实施生产销售批准制度，制造销售业和制造业的分离

引入化妆品制造和销售业务的质量控制业务准则（GQP：药物质量管理规范），以及化妆品制造和销售业务的售后安全管理准则（GVP：药物警戒质量管理规范）

2014年

改名《确保药品、医疗器械等的质量、有效性和安全性的法律》（2013年第84号法，简称《药机法》）。

图 4-3 日本化妆品政府监管演进时间轴

根据推进规制缓和三年计划（日本内阁于 2000 年 3 月 31 日决定），日本对于化妆品相关的法律《化妆品质量基准》（厚生省公告 1967 年第 321 号）等进行规制缓和的修订，取消了现行的每种类型的批准制度，与欧洲和美国一样，将法规转移到禁用/限制成分清单和可混合特定成分的清单❶。2001 年之前，日本对化妆品和医药部外品都实行审批制，要求化妆品在上市前须经政府部门审查通过后方能进入市场。2001 年日本对《药事法》进行了修订，自 2001 年 4 月 1 日起取消了对化妆品的审批，普通化妆品上市前进行产品备案。但是，对于医药部外品，则仍然需要事先取得厚生劳动省的许可。目前，对于部分明确制定有许可标准的医药部外品，有些许可权限已委托至各都道府县知事，有些甚至已经不需要获得许可。

依据《药机法》第 14 条第 9 款，以及施行规则第 70 条，日本国产的普通化妆品在上市之前应向各都道府县提交"化妆品制造销售备案书"，其中需提供的产品信息包括产品名称、生产工艺简述、生产场所等，受理后方可上市销售。日本国内的制造场所，应取得都道府县的"制造业"许可。对于国外生产的化妆品，在提交"化妆品制造销售备案书"之后，还应向地方厚生局提交"化妆品进口备案"，取得受理章，从而办理化妆品进口相关手续。

---

❶ 化粧品規制緩和に係る薬事法施行規則の一部改正等について（平成一二年九月二九日）（医薬発第 990 号）。

企业按照政府的有关规定自行规范自己的生产行为，对产品的质量和安全性负全部责任。化妆品生产企业或进口商只要向厚生省医药安全局申报就可以生产销售。医药品、医药部外品、化妆品及医疗器械的制造销售企业，应事先取得制造销售业许可。根据 2005 年的修订版等文件，日本将药物警戒质量管理规范（GVP）、药物质量管理规范（GQP）作为制造销售业许可的必要条件。制造销售业许可体系的正式建立，旨在明确产品上市后的品质安全责任由制造销售企业负责，以加强产品的安全管理。化妆品及医药部外品应取得制造业或制造销售业许可，但原则上 GMP 不作为许可的必要条件。

（三）监管方法

日本在 2001 年之后开始放松监管，根据 2001 年修改的《废止化妆品的承认制度，导入全成分表示制度》规定，由于以向消费者公开信息为目的导入了“全部成分表示”制度，原则上取消了批准制度，日本化妆品监管方法变化见表 4-17。

表 4-17 日本化妆品监管方法变化

指标	2001 年以前	2001 年
安全评估	无	有（法律+ 协会指南）
产品准入	有（审批制）	有（备案制）
生产准入	有（审批制）	有（审批制）
GMP 规定	有（推荐性）	有（推荐性）
原料要求	有（强制性）	有（放宽+ 企业自律）
标签要求	有（强制性）	有（强制性）

四、中国

（一）监管理念

1989 年，《化妆品卫生监督条例》第一条：为加强化妆品的卫生监督，保证化妆品的卫生质量和使用安全，保障消费者健康，制定本条例。

2021 年，《化妆品监督管理条例》第一条：为了规范化妆品生产经营活动，加强化妆品监督管理，保证化妆品质量安全，保障消费者健康，促进化妆品产业健康发展，制定本条例。

（二）监管系统结构

我国化妆品监管目前主要由国家药品监督管理部门负责，包括制定并监督实施化妆品相关的各项政策、部门规章、规范性文件、标准法规等，同时还负责化妆品注册备案、生产许可等有关审批工作，以及组织监督检查、处罚处置等。此外，有海关部门负责进出口化妆品检验检疫，市场监管部门负责化妆品广告管理及流通监管等。

由于机构改革，2013 年成立国家食品药品监督管理总局，将质检总局除进出口化妆品的检验检疫和监督管理外的化妆品生产许可与质量监督职能和食药监局负责的行政许可、备案、生产许可和上市后监管等职能统一归入国家食品药品监督管理总局的职能。至此，我国对化妆品的管理基本形成了统一综合管理的格局。2018 年，成立国家药品监督管理局，省级以下不再设独立的药品监督管理局。国家化妆品技术审评职能由国家食药监总局保健食品审评中心交由中国食品药品检定研究院承担。

2020 年，我国化妆品监管法规体系发生了深刻变革。2020 年 6 月 29 日，国务院发布《化妆品监督管理条例》，我国化妆品监管法规的“四梁八柱”正加速构建中，多项法规也已经陆续出台，如《化妆品生产经营监督管理办法》《化妆品注册备案管理办法》《化妆品标签管理办法》《化妆品注册备案资料管理规定》《化妆品新原料注册备案资料管理规定》《化妆品分类规则和分类目录》等。中国化妆品政府监管演进情况见图 4-4。

1984年 ***1984年以前——监管空白期***

1984～2013年——多头管理期

国家经济委员会制定《工业产品生产许可证试行条例》，化妆品的生产许可工作由国家经济委员会领导，中央人民政府轻工业部负责管理

1987年

卫生部颁布了《化妆品卫生标准》（GB 7916—1987）

1988年

组建国家技术监督局，承接国家经济委员会的质量管理职能

1989年

卫生部颁布了《化妆品卫生监督条例》，化妆品卫生监督工作由卫生部主管

1993年

国家工商行政管理局发布《化妆品广告管理办法》，化妆品广告由工商局管理

1998年

成立国家质量技术监督局，负责化妆品生产许可及生产、流通的质量监督管理

1999年

卫生部发布了《化妆品卫生规范》

2001年

成立国家质检总局，全面管理化妆品质量工作及生产许可工作

2007年

国家质检总局发布《化妆品标识规定管理》，要求化妆品应当全成分标识

2008年

卫生部将化妆品卫生监管职能移交国家食品药品监督管理局

2011年

国家食品药品监督管理局发布《关于印发国产非特殊用途化妆品备案管理办法的通知》，要求首次投放市场的国产非特殊用途化妆品，应当按要求备案

2013年 ***2013年至今——统一管理期***

成立国家食品药品监督管理总局，将化妆品行政许可、备案、生产许可和上市后监管等统一归入国家食品药品监督管理总局职能，生产许可与卫生许可两证合一

2015年

发布《化妆品安全技术规范》（2015年版）、《已使用化妆品原料名称目录》（2015版）、《化妆品生产许可工作规范》，要求次年统一换发《化妆品生产许可证》

2018年

成立国家药品监督管理局，发布《关于在全国范围实施进口非特殊用途化妆品备案管理有关事宜的公告》，首次进口非特殊用途化妆品政策调整为全国备案管理

2020年

国务院第77次常务会议通过《化妆品监督管理条例》，自2021年1月1日起施行。

图 4-4 中国化妆品政府监管演进时间轴

中国化妆品行业协会主要是中国香料香精化妆品工业协会（CAFFCI）和全联美容化妆品业商会，其主要职能详见表 4-18。

表 4-18 中国主要化妆品行业协会

名称	成立时间	主要职能
中国香料香精化妆品工业协会（CAFFCI）	1984 年	受政府委托起草行业发展规划和产业政策，积极推动行业发展 开展行业调查研究，向政府部门提出有关行业法规和政策的意见或建议，参与政府部门有关本行业法规、政策、标准等的制定、修订工作，并组织宣讲培训和贯彻实施 制订并组织实施行业自律性管理制度，规范行业行为，推动行业诚信建设，维护公平竞争的市场环境；等等
全联美容化妆品业商会	1995 年	指导行业内企业、团体和会员执行政府的方针、政策和法规；向政府有关部门提出制定我国美容化妆品行业发展规划、技术政策、行业标准、经济立法等方面的建议等

（三）监管方法

2008 年食药监部门负责化妆品卫生监管，国家质检总局及所属的各级监管部门负责化妆品生产许可、生产安全和产品质量监督、化妆品质量标准和进出口化妆品标签审批及口岸检验检疫等工作。2013 年，国务院机构再次改革，国家质检总局的化妆品生产行政许可、强制检验职责，被划入国家食药监总局。

2020 年 6 月 16 日，国务院公布了《化妆品监督管理条例》，从市场准入、注册备案、生产进口、宣传销售到售货服务全流程各个环节的监管都作出规定。本报告从安全评估、产品准入、生产准入等指标来看近 20 年中国化妆品监管方法变化，详见表 4-19。

表 4-19 中国化妆品监管方法变化

指标	2013 年以前	2013—2020 年	2020 年之后
安全评估	无	有	有
产品准入	特化审批+ 非特备案（国产非特上市后备案）	特化审批+ 非特备案（国产非特上市前备案）	特殊注册+ 普通备案
生产准入	卫生许可+ 生产许可（强制性）	生产许可（强制性）	生产许可（强制性）
GMP 规定	生产卫生规范	生产许可检查要点	化妆品生产质量管理规范
原料要求	有（强制性）	有（强制性）	有（强制性）
标签要求	有（强制性）	有（强制性）	有（强制性）

第三节　模式对比

一、监管方法对比

监管方法对比见表 4-20。

表 4-20　化妆品监管方法对比表

项目	美国	欧盟	日本	中国
监管机构	有	有	有	有
法规标准	有	有	有	有
生产准入	自愿备案	强制备案	强制申报	强制许可
GMP 要求	有规范 推荐性	有规范 强制性	有规范 推荐性	无规范 无要求
产品准入	上市后强制注册（2022 年） 相同基础配方按单品注册	强制备案	强制申报	强制注册或备案
销售准入	无	无	制造销售许可	无
原料准入	一般性原料设禁用、限用清单；功能性原料设允许使用清单，但美国数量很少			已使用目录 禁限用目录 新原料审批
GMP 检查	主要监管部门为 FDA	各成员国主管部门负责	PDMA 或者都道府县的药事监督机构进行	药品监督管理部门负责
检验	企业自己负责	由各成员国负责	非强制性	上市前检验主要是对产品的安全性进行检验（企业自行检验并提交报告） 上市后检验主要是抽样检验（药品监督管理部门负责）
成分标识	全成分	全成分	全成分	全成分
净含量	强制标注	强制标注	强制标注	强制标注
安全评估	充分证明安全性	未给出法规性文件 企业主要参考指南	法律规定 遵循企业自主管理的原则 行业协会发布建议	法律规定注册申请人、备案人自行或委托专业机构开展

续表

项目	美国	欧盟	日本	中国
功效评价	主要依赖第三方检测机构和企业内部评价系统	未给出法规性文件 企业参考协会指南	法规层面没有化妆品功效评价方法 依靠协会发布的指南	依靠企业内部或者第三方检测机构进行功效评价
不良反应监测	应当报告	重点在严重不良反应	应当报告	应当报告
质量责任	企业完全责任、政府市场监管责任	企业完全责任、政府市场监管责任	企业完全责任、政府市场监管责任	企业主体责任、政府许可责任和市场监管责任

从表 4-23 中可以看出，各国的化妆品监管方法在销售准入、成分标识和净含量标注上已经形成共识、达成一致，但在其他方面仍然有较大差别。按照政府监管介入时机进行监管模式分类的话，美国模式实施的是企业、产品上市后强制注册，相对注重事后监管；欧盟模式实施的是企业、产品上市前强制备案，相对注重事中监管；中国模式实施的是企业、产品上市前强制生产许可、产品注册与备案，相对注重事前监管。按照政府监管的侧重点进行监管模式分类的话，美国模式以规范原料和标签为重点，重心在原料和标签监管；欧盟模式以产品责任和安全评估为重点，重心在产品安全监管；中国模式把原料、生产、产品、标签等均作为重点，重心在全面质量安全监管。日本的情况介于中国、美国、欧盟之间。

二、监管时机对比

美国、欧盟、日本和中国在监管方法方面有很多不同。按照政府监管介入的时机进行监管模式的分类，美国实施企业、产品上市后强制注册，从历史演进的角度来说，美国也一直是注重事后监管。欧盟实施的是企业、产品上市前强制备案，相对注重事中监管，从历史演进的角度来说，欧盟对 GMP 的要求从推荐性到采用 ISO 22716：2007，标准统一化；化妆品责任人制度和备案制度的确定也是事中监管的体现；所以欧盟的监管强度是由弱到强的，由空白到逐渐完善和统一，相对注重事中监管。日本实施的是企业、产品上市前强制申报，相对注重事前、事中监管，从历史演进的角度来说，日本从 2001 年开始放松化妆品管制，取消了现行的每种类型的批准制度，向欧洲和美国学习，有由注重事前监管到逐渐转变为事中监管的趋势；中国实施的是企业、产品上市前强制许可，相对注重事前监管，从历史演进的角度来说，中国一直注重事前监管，但是从 2011 年《国产非特殊用途化妆品备案管理办法》颁布开始有转向事中、事后监管的趋势。

三、监管强度对比

对美国、欧盟、日本和中国的药品监管模式类型和监管强度进行比较分析，从政府主导型、市场主导型、社会共治型总结各个国家的药品监管模式类型；从事前监管、事中监管、事后监管划分政府监管的强度，比较详情见表 4-21。

表 4-21 化妆品监管模式比较

模式类型	政府监管	市场自治	社会共治	模式名称
美国模式	+	+ +	+ + +	社会共治模式
欧盟模式	+ +	+ + +	+ +	市场主体模式
日本模式	+ + +	+ +	+ +	政府—市场混合主导模式
中国模式	+ + +	+	+	政府主导模式

注：“+”代表监管强度。

美国政府的监管强度较小，市场主体依照法律法规和技术标准生产经营，制造商对于确保所销售的化妆品在人体的使用是否安全负有唯一责任；美国有强大的社会组织，其中，美国个人护理产品协会（PCPC）是企业与政府部门的桥梁，美国化妆品原料评价委员会（CIR）由 FDA 和美国消费者联盟支持、由 PCPC 出资成立，是独立于政府和企业的第三方，主要负责原料安全性的评估。相对而言，政府负责安全要求较高的风险管理，其他则交由市场主体自治和社会共治，因此，美国模式且称之为社会共治模式。

欧盟政府监管强度较美国大，实施产品责任人制度，企业和产品实施上市前的强制备案制度；产品不能对消费者产生健康危害的责任完全由生产者或进口商承担，生产者或进口商被要求事先确认产品在正常或合理的可预见使用条件下的安全性；欧盟也有欧洲化妆品协会（COLIPA）、欧洲化妆品成分联合会（EFfCI）等行业组织，在发布本国或成员国的法规实施指南、发布推荐性的最佳标准/操作/指南等方面起到规范行业的作用，这些标准一旦被政府管理机构采用，便成为官方文件，但较美国的行业组织作用弱。因此，相对而言，欧盟各国政府监管强度显然高于美国的风险管理，社会组织作用也弱于美国，市场主体的自律作用较大，欧洲模式且称之为市场主体模式。

从历史演进的维度来看，美国 FDA 食品安全与应用营养中心在化妆品监管方面的职责并没有太多的变化，在 1938 年建立，将化妆品监管置于 FDA 的结构之下，美国的化妆品制造商不需要注册他们的产品，也不要求消费者向 FDA 提出投诉，这导致了 FDA 在强制产品召回方面的权力有限，现有的 FDA 数据库系统在收集与化妆品有关的不良事件中发挥的公共卫生效用有限。但是随着消费者的持续关注和最近几起与化妆品有关的公共卫生事件的发生[1]，FDA 未来是否应该被赋

[1] Cosmetics Recalls & Alerts（FDA 官网）。

予更多的资源和更广泛的权力来保护消费者的安全处于一个争论中。❶

所以，美国化妆品监管模式一直保持着社会共治模式，20 世纪 70 年代在化妆品、盥洗品和芳香品协会（CTFA，PCPC 前身）领导行业协会试图说服监管机构和消费者团体，用行业对产品的安全和自我监管的承诺排除了化妆品新立法的必要性，现阶段政府和利益相关方仍在不断进行博弈，将来政府的监管强度是否会加强还是一个未知数。从历史演进的维度来看，欧盟对化妆品的监管经历了空白（1976 年 76/768/EEC 颁布以前）——生产规范（1976～2009 年）——产品备案（2009 年至今）的演进，确立了产品责任人制度且不断进行细化和出台具体要求，由此我们可以看出欧盟的化妆品监管模式经历了空白监管模式——政府主导监管模式——市场主导监管模式的演进。从历史的演进维度我们可以看出，2001 年法规管理制度放宽以后，日本从对化妆品一律实行事前许可审批转化为上市前备案，对原料的管理也在遵循相关规定的基础上允许企业自行判断使用和管理，产品生产和上市后安全性责任由企业承担，由此可见日本化妆品的监管模式由政府主导模式向市场主导模式转变的趋势。从历史的演进维度我们可以看出，我国对于化妆品的监管一直是政府主导模式，行业协会和企业发挥的作用有限。

---

❶ Cornell E M，Janetos T M，Xu S. Time for a makeover-cosmetics regulation in the United States[J]. J Cosmet Dermatol，2019，18 (6)：2041-2047.

第五章
创新监管建议

第一节　药品创新监管建议

一、药品检查

(1) 出台基于风险检查模型的检查指南

在药品生产过程的检查方面，2005 年起，FDA 对人用药品生产场所进行常规 CGMP 监督检查中，采用基于风险的生产场地选择模型（site selection model，SSM）。EMA 检查分为批准前现场检查（针对集中审评的新药、生物制品）、按各成员国的规定开展的其他程序的现场检查、由第三方进行的欧洲药典适用性（COS）认证监管检查（药典收载的仿制原料药）。不论是 FDA 还是欧盟，均发布了基于风险检查模型的检查计划/指南。每个模型都有明确的风险因子类型，而已确定的风险因子中，都有将药品生产场地的合规性历史情况，尤其之前的检查缺陷类型及数量情况、药品不良反应、产品召回、产品固有的风险列为重要的风险因素。通过采用不同的数学模型，将风险因素设置不同的权重，进行评估，从而确定检查的频率和范围。风险因子的评分都是基于前期收集的经验证据以及专家的判断，从而持续保证模型的科学性和合理性。

我国在《药品检查管理办法》中也明确了风险评估中需重点考虑的因素，且有与国外相似的风险因子，如：药品特性以及药品本身存在的固有风险、场地违法违规情况以及具有质量安全提示作用的药品不良反应数据、投诉及举报的情况。但是国家层面还未制定操作性强的风险等级评估模型工具，比如采用何种分级分类方式、各风险因素的权重、计算方法，也未明确后续采用何种方式保证模型的持续性和科学性。建议尽快出台基于风险检查模型的检查指南，建立适合全国国情的企业分级模型，提升监管针对性。❶

❶ 江虹，吴春敏. 国外药品 GMP 检查风险管理模式及对我国的启示[J]. 中国医药导刊，2021，23 (08)：630-634.

(2) 强化信息化建设和数据挖掘分析

美国、欧盟、日本注重大数据汇集和应用，建立了可以进行高级检索的药品GMP数据库和企业评估系统（EES），通过数据库可以查询所有药品生产企业及品种相关信息，利用数字技术提升监管效率和决策水平。目前我国监管数据库有国家级和省级，但是均存在信息上传不及时、数据不完整、检索查询功能不完善等问题，建议国家尽快完善网络化信息平台，方便各省可以安全、快速传输数据，同时不断优化数据检索和数据统计分析功能，配有专业的监管人员对平台信息进行筛选、分析、评估和公布，让监管部门及时了解检查过程中发现的高频问题以及药品质量风险情况和处置情况，从而为实行精准监管和科学监管提供强有力的技术支撑。❶

(3) 成立涉及药品全生命周期的学术专家组

国外药品监管部门均设有全生命周期的学术专家组，专家组成员一般是行业权威，为药监系统提供强有力的技术支撑，保证风险评估模型工具的可持续性。我国专家组成员主要是来自药检、注册审评等相关岗位的兼职人员，尚未建立涉及药品全生命周期的学术专家组，专家组的权威性有待提高。建议结合我国现有的检查模式分别成立国家及省级层面涉及药品全生命周期的学术专家组，可以依托专家组对生产场地评估审核的结果进行综合评定。

(4) 委托第三方机构对药品经营企业开展现场检查

负责美国各州内药品经营许可工作的机构是各州药房委员会（Board of Pharmacy，BP），美国药房委员会（National Association of Boards of Pharmacy，NABP）则负责协助各州药房委员会制定统一的行业指南和许可标准。药品批发企业首先需向BP提出申请，BP或者其指定的第三方机构对资料进行审查，并依照州政府法律进行现场检查，对符合条件的企业发放许可证。药品批发企业在每一个经营场所的活动都需要取得BP的认可，每年都要更新自己的证书。同时，在申领许可证之前，药品批发企业每个设施都要经过BP或者其认证的第三方机构的检查，设施的检查频次由BP确定，但不得低于三年一次。美国零售药房的注册申请流程类似于批发企业，BP对获得经营许可的零售药店颁发药房许可证。

我国药监部门可以借鉴美国该模式，通过委托第三方机构来对药品经营企业开展现场检查，以此缓解检查压力，提升监管效率。

二、上市后风险管理

(1) 完善风险管理的法规体系

1999年，FDA出台药品风险管理的框架（management the risks from medical

---

❶ 江虹，吴春敏. 国外药品GMP检查风险管理模式及对我国的启示[J]. 中国医药导刊，2021，23 (08)：630-634.

product use)。2005 年，FDA 发布并正式实施了 3 部风险管理的行业指南(guidance for industry)，分别是：①《上市前风险评估指南》(*Premarketing Risk Assessment*)。②《药物警戒管理规范和药物流行病学评估指南》(*Good Pharmacovigilance Practices and Pharmacoepi-demiological Assessment*)。③《风险最小化行动计划的开发和使用指南》(*Development and Use of Risk Minimization Action Plan*，RiskMAP)。2005 年，欧盟采纳 ICH-E2E 建议，结合自身经验并吸收专家、公众意见，发布欧盟《人用药品风险管理体系指南》(*Guideline on Risk Management Systems for Medicinal Products for Human Use*)。该指南的核心为以欧盟 RMP 为核心的欧盟风险管理体系，为上市许可申请人（MAA）/上市许可持有人（MAH）如何满足 RMP 要求提供指导，对如何以 RMP 形式向监管机构介绍风险管理体系进行描述。2012 年，MHLW 发布《药品风险管理计划指南》，在 ICH E2E 指导原则的安全性讨论事项和药物警戒计划的基础上，增加了风险最小化计划，推出 RMP 模板。该指南以确保药品上市后安全性为目的，对药品研发至上市审批销售的全生命周期进行风险-收益评估，并以此为基础实施必要的安全对策。目前我国在法律层面要求 MAH 须制定 RMP，且药物警戒在我国已有一定的制度基础。然而，我国尚未明确对药品 RMP 的监管要求，缺乏必要的规范性文件。针对医药企业和监管机构制定适合我国的风险管理计划指南文件，明确风险管理计划目的，规范风险管理计划内容、审评依据，指导企业制定及提交风险管理计划，同时为监管机构科学审评提供参考和依据。[1]

(2) 完善风险沟通工具和平台，建立风险沟通咨询委员会

随着公众对自身健康关注程度提高，药品风险管理逐渐受到重视，药品风险沟通作为贯穿风险管理全过程的保障尤为重要。政府部门和药品生产企业是风险沟通的主要责任方，而药品销售企业、医疗卫生专业人员和公众是主要的沟通对象，良好的风险沟通能够促使目标受众及时了解药品的风险-收益信息。为解决如何进行良好的风险沟通的问题，美国国会批准成立了一个下属于政策办公室的“FDA 风险沟通咨询委员会”，协助 FDA 改进其沟通政策、方法，审评、制定沟通策略。

我国的药品风险管理起步较晚，风险沟通工作亟待完善，只是初步建立了一些信息发布工具，比如在网站发布一些风险管理信息、定期或不定期出版《药品不良反应信息通报》《药物警戒快讯》和《中国药物警戒》等，风险沟通工具还不完善。我国可借鉴美国的经验，学习 FDA 的理念，实时与公众沟通风险信息，在 NMPA 下设立一个风险沟通咨询委员会，成员可招纳风险沟通专家、市场药物风险专家和了解患者、消费者与健康专业组织工作并具有经验的个人，保护公众用药健康

[1] 贾国舒，梁毅. 日本药品上市后风险管理计划研究及对我国的启示[J]. 中国药房，2021，32 (19)：2305-2313.

安全。

(3) 建立处方药监控程序，规范处方流转行为

美国的州政府负责管理处方药监控程序（PDMPs），主要收集分发有关联邦管制药物的处方和配药的数据。PDMP数据涵盖了一州医院外药店的所有配药信息，非常适合用于识别可能存在的控制药物的非医疗使用与转移，以及可疑处方与配药。此外，PDMP提供有关患者处方受控物质使用历史的信息。当药剂师向患者分发受管制药物时，他们必须将处方输入PDMP。

PDMP不仅仅是被动数据库。作为一种公共卫生工具，州卫生部门可以使用PDMP来了解流行病的行为并告知和评估干预措施。PDMP还可用于向授权用户发送“主动”报告，以保护处于最高风险的患者并识别不适当的处方趋势。

各州已采取多项措施使PDMP更易于使用和访问，包括将PDMP集成到电子健康档案（EHR）系统中，允许医生将PDMP访问权委托给其办公室的其他专职卫生专业人员（例如，医师助理和执业护士），简化PDMP注册的流程等。[1]

我国的地方政府可借鉴美国的经验，建立一个省级处方药监控程序，帮助医疗保健专业人员、公共卫生和执法机构减少处方药的非医疗使用、滥用和转移，促使医疗保健提供者专业用药，保证患者获得最佳药物治疗的权利。目前，零售药店为提高药店销售额，普遍开展处方流转活动，但规范零售药店的处方流转行为亟需加强。省级药监部门可以通过处方药监控程序了解流行病的行为并告知和评估干预措施，并且注意简化处方药监控程序的注册流程，使该数据库更易于使用和访问。

三、药品追溯

欧盟和美国非常重视药品追溯制度建设，建立了较为完善的法律法规体系。欧盟于2011年7月颁布了《欧盟反伪造药品指令》(*European Falsified Medicines Directive*，EuFMD)，要求生产企业为在欧盟境内流通的每一盒药品赋予唯一性标识，实现药品序列化。美国于2013年颁布了《药品供应链安全法案》(Drug Supply Chain Security Act，DSCSA)，要求药品供应链上的生产商、批发商、零售药房等分期分步骤实施处方药序列化管理，实施药品信息在交易中的电子记录和验证，最终实现处方药全供应链信息化追溯。除了有完善的法律法规体系，欧盟和美国都建设了完善的追溯体系、统一的追溯码标识以及追溯平台。美国的追溯模式为全程追溯，而欧盟的追溯方式则为“一头一尾”的端到端验证，这两种追溯方式各有侧重点，美国旨在保障药品供应链中各节点的安全，欧盟则将目标指向打击假药。目前，我国的药品追溯标识不统一，有中国药品电子监管码、码上放心追溯码、药品追溯码，且标注的方式多样；追溯平台有中国药品电子监管平

[1] Prescription Drug Monitoring Programs（PDMPs）（CDC官网）。

台，还有众多企业自建的追溯平台，追溯标识和追溯平台的不统一都不利于追溯体系的建立。

① 完善药品追溯的法律体系，对药品生产商和销售商在法律法规层面上进行要求，健全相关的指导文件，制定相关标准，对企业做好指导和规范工作，明确药品生产追溯管理体系建设过程中各方的责任，通过法律法规规范相关企业的行为。

② 建议我国使用统一的GS1国际标准编码，GS1国际标准的使用使得全球彼此协作进行产品标识、数据采集和共享成为可能。这也为全球医疗供应链的效率提升和成本效益管理提供了支持。GS1标准的使用也有助于监管要求的统一实施。

③ 建立全国统一的信息综合管理平台，强化技术方面的支撑，提高信息平台对药品追溯信息数据的兼容性，规范整合药品追溯信息，这样不仅能够方便药品监管部门对企业的监督管理，同时也给消费者提供一个可以随时进行药品信息验证的方式，让消费者也参与到药品追溯的过程中。

④ 追溯体系的建设应充分考虑药品生产、运输、经营和使用环节中的监管需求，完善追溯机制，提升实用性；可以利用区块链技术优化追溯体系，提升药品监管水平和追溯效率。

⑤ 建议我国对药品追溯根据监管需求同样使用分级分类管理，可结合欧盟和美国的两种追溯模式。对于风险级别较高的一级追溯药品，可以采用“全流程追溯”的模式进行监管；对于风险级别较低的药品，则采用“一头一尾”的模式进行监管。

四、药物警戒

(1) 搭建省级药物警戒信息化平台

药品上市后的不良反应（ADR）监测是美国药物警戒的主要工作内容。目前，美国的药品安全信息报告分为两种情况：一种由患者、消费者和医疗保健专业人员自愿向FDA MedWatch系统报告；另一种是药品生产、经营企业收到患者、消费者和医疗保健人员的报告后需要强制向FDA报告。两种情况的报告最终都会输入到FDA不良事件报告系统（FDA adverse events report system，FAERS)，供FDA检索使用。药物警戒报告收集有非征集报告（自发报告、文献报告、非医疗来源的报告、来自互联网或数字媒体的疑似不良反应信息）和征集报告。

EudraVigilance是欧盟用于收集和处理可疑不良反应报告的数据管理系统，具有自动化的安全保障和信息处理机制以及药物警戒数据库，可以提供信息查询和追踪功能，通过收集到的已知ADR报告检测出未知的可疑ADR信号以及其他的信号。

美国优势：

① 不同利益相关方参与，接收医疗保健专业人员（如医生、药剂师、护士等）和消费者（如患者、家庭成员、律师等）自愿报告；

② 信息结构遵循 ICH 指南；

③ 数据库报告由药品评价与研究中心（CDER）和生物制品评价与研究中心（CBER）的临床审查员进行评估。

欧盟优势：

① 欧洲药品管理局（EMA）代表欧盟（EU）药品监管网络运营该系统；

② 在 EMA、国家主管当局（NCA）、上市许可持有人（MAH）和欧洲经济区临床试验的赞助商之间进行个案安全报告（ICSR）的电子交换；

③ 符合国际人用药品注册技术要求协调委员会（ICH）的格式和标准；

④ EudraVigilance 数据在欧洲数据库中发布；

⑤ EMA 和国家主管部门负责定期审查和分析 EudraVigilance 数据；

⑥ 包括上市许可持有人、监管机构、学术界、医疗保健专业人员和患者在内的利益相关者可以访问 EudraVigilance 数据库中保存的数据，不同的利益相关者具有不同的访问级别。

总结：可以看出美欧数据库都是多主体参与上报，由国家部门来运营监管，都符合 ICH 标准。

我国可以参考美国、欧盟搭建省级药物警戒信息化平台，该平台由省级药监部门试点运营，符合 ICH E2B 标准，让上市许可持有人、监管机构、学术界、医疗保健专业人员和患者在内的利益相关者都参与到不良反应的上报过程中，对不同利益相关者采用不同的访问权限，基于主动的方式来披露保存的信息；用来对授权药物进行更有效的安全监控；更好地支持信号检测和潜在安全问题的评估；为研究提供更多数据；更好地为医疗保健专业人员和患者提供有关疑似不良反应的信息。

(2) 发挥行业协会在药物警戒方面的作用

美国医疗机构评审联合委员会（JCAHO）与联邦及州一级政府机构合作加强对患者安全的监管。与 WHO、NCC MERP 等机构合作开展患者安全的相关项目。美国国家用药错误报告和预防协调委员会（NCC MERP）是致力于用药差错报告的专业非政府组织，其使命是最大化用药的安全性，通过公共传播、改进的报告和用药差错预防策略的推广提高对用药差错的警惕。

英国采取政府监管与民间监管相结合的方式来对药品市场进行有效监管，部分行业协会可以参与对药品市场的监管。相较于美国、日本等国的行业协会，我国的行业协会在药品监管中发挥的作用较弱，对于药品监管，我国政府可借鉴国际经验，加大与行业协会的合作，充分发挥行业协会的上传下达作用，适当让行业协会参与药品监管。

我国目前的药物警戒主要由上市许可持有人主导，药监部门可以参考美国相关行业协会的做法，发挥行业协会在药物警戒方面的作用。

第二节　医疗器械创新监管建议

一、加大医疗器械的法规和标准建设

(1) 适当提高医疗器械监管法律法规位阶

1938 年美国 FDCA 出台，对医疗器械的监管仅涉及贴错标签和掺假范畴，属于宪法授权的成文法，直到 1976 年 MDA 颁布，才正式开始医疗器械的全面管理，后续美国国会通过了一系列的法案，形成了完备的医疗器械监管法律体系。欧盟医疗器械的监管文件从 1993 年的指令级别上升至 2017 年的法规级别，现阶段施行的 MDR 属于欧盟特别立法法案。日本于 2013 年将《药事法》的名称改为《确保药品、医疗器械等的质量、有效性和安全性的法律》，正式将医疗器械加进法律文件的标题。上述医疗器械监管文件的变化与发展，不论是与药品监管联合立法，还是医疗器械专门立法的方式，都反映出美国、欧盟和日本对医疗器械监管愈加重视的现状。自 2000 年《医疗器械监督管理条例》出台，使中国的医疗器械监管依据从部门规章上升到行政法规的层次，至今已有 20 多年的实施经验，为我国医疗器械监管奠定了坚实的现实基础；近年来我国医疗器械行业快速发展，我国已成为全世界第二大的医疗器械市场，为了保障公众的用械安全，对行业监管应尽快建立法制化的制度规则。因此可考虑借鉴各主要国家的立法经验，将医疗器械监督管理依据文件的法律位阶提升至法律级别，甚至可采取单独立法的形式，给予医疗器械与药品同等程度的重视。

(2) 建立国家标准化战略，丰富医疗器械指导性文件

在 2000 年，美国国家标准学会（ANSI）批准了美国国家标准战略（NSS），完成了美国国家标准化战略的制定任务，从医疗器械的生产到使用环节都十分详尽；在 1998 年，欧洲标准化委员会（CEN）和欧洲电工标准化委员会 CENELEC 发布 CEN2010 战略和 CENELEC2010 战略，欧盟在 1998 年通过了欧洲理事会决议“欧洲标准化的作用”战略决议，核心为建立强大的欧洲标准化体系，进一步扩大欧洲标准化体系的参加国；日本政府高度重视标准化战略的制定工作，在 2001 年 JISC 完成日本标准化发展战略制定，向政府提交标准化战略报告。美国、欧盟和日本都早已建立相关的标准化战略，目前中国在该方面尚未有科学完整的战略，只有基础和较为单薄的标准化管理体系。

中国政府应借鉴先进国际经验，尽早建立国家标准化战略，省级平台可以率先出台医疗器械指导性文件，细化标准内容，提高标准的专业性和指导性，加快完善

医疗器械标准化体系，更好地指导医疗器械企业开展日常工作。

二、充分发挥社会组织的优势和作用

我国与欧、美、日一样，将医疗器械按预期用途和风险程度实行分类管理，但是在上市前的监管方面则有所不同。我国根据产品类别不同、境内境外注册人不同需向不同的行政管理部门进行注册申报；美国通过立法允许 FDA 授权第三方机构审核部分中低风险器械的 510(k) 申请；欧盟则将绝大部分医疗器械的审批权交由第三方有相应认证授权资质的机构执行，欧盟各成员国负责指定第三方机构即公告机构，由制造商自主选择公告机构和符合性评价途径，并告知欧盟委员会，国家主管部门负责监督和管理第三方机构。

我国政府的监管范围宽泛，监管权力集中，对医疗器械每个阶段的监管都较为严格。在医疗器械行业快速发展的情况下，医疗器械申请的数量庞大，可借鉴欧美的经验，在医疗器械上市前的注册环节引入第三方机构，有利于减轻政府工作负担的同时，优化社会资源配置，节约行政成本。

医疗器械行业协会作为政府和企业的桥梁，具有非政府非营利和代表行业利益的特点，在监管工作中承担着制定和实施行业发展规划、参与相关法规制定、执行行规行约和各类标准、行业知识宣传甚至直接参与监管工作的职责。在国际上医疗器械监管先进国家和地区如美国、欧盟等，均在法律层面对行业协会在监管工作中的职责进行了明确说明。美国的医疗器械标准大多由社会组织来制定，FDA 可以官方发布的形式，认可由国家或国际公认的标准机构所制定的适宜标准的全部或部分内容；欧盟的《医疗器械条例》(2017/745) 中明确规定：公告机构负责监督、执行符合性评估程序和颁发 CE 证书；欧盟 83/189/EEC 规定，医疗器械相关标准由欧洲标准化委员会（CEN）和欧洲电工标准化委员会（CENELEC）制定。

我国的医疗器械行业协会在监管中发挥的作用较小，政府应该充分利用行业协会专业性高的优势，可在法律层面上明确行业协会的监管作用，如负责医疗器械标准制定、协助政府开展医疗器械日常管理工作等。

三、重视医疗器械上市后的监管

(1) 进一步落实医疗器械注册人、备案人备案不良反应的主体责任

美欧均执行医疗器械不良事件强制报告，要求制造商提交产品不良事件报告，大部分不良反应报告都由制造商提供。我国不良反应报告主要依赖使用单位，注册人、备案人的主体责任尚未贯彻落实到位，应加强对备案人、注册人建立医疗器械不良事件监测体系的监督，促使其主动监测和上报不良反应事件。

(2) 加强信息化建设，建立信息数据库系统

医疗器械不良反应的监测离不开功能完善的信息资源体系。为此，美国 FDA

建立了20多个与医疗器械相关的信息数据库，主要包括法规数据库、产品类别标识数据库、器械标识唯一数据库等；欧盟于2011年启用了统一的医疗器械数据库(EUDAMED)，数据库内容由各成员国主管当局录入，包含了制造商登记信息、上市产品信息、产品增补、改良、下架信息、预警信息及临床研究数据等。欧盟和美国数据库的共同特点是互联互通，欧盟的EUDAMED数据库尽管不对外开放，但在成员国与欧盟委员会、成员国与成员国之间是信息透明的。近年来，我国也建立了医疗器械注册、评审、标准、分类、不良反应、唯一标识等多个信息平台，但是各个数据库的数据量小而分散，且互相独立，即使在系统内部也不公开，难以满足监管对数据信息的要求。因此，我国应加强信息化统筹规划、统一管理、信息资源共建共享，为实现医疗器械监管的高效性和科学性提供有效的数据支撑，从而发挥数据库巨大的基础性作用。

四、建设医疗器械追溯制度，加强产品全生命周期管理

美国和欧盟等国制定的药品和医疗器械追溯政策，对追溯所涉及各相关企业的法定职责及应遵守的程序作出了明确的规定，并为供应链上各参与方开展信息化系统建设提供了有力的政策支持。推行产品编码和电子文档交换的国际标准，有利于整个行业快速、协调地整体推进。美国鼓励第三方建设市场化追溯服务平台的模式，使供应链各环节企业可自行选择符合法规的商业模式，通过增加市场竞争，来降低追溯的成本，保护企业的利益。

第三节　化妆品创新监管建议

一、构建完善的化妆品法律法规体系及标准体系

欧盟化妆品监管以化妆品原料的安全风险评估为基础，以化妆品上市后监管为主，强调化妆品安全信息、产品信息与监管信息的共享，注重政府监管与行业自律相结合。美国对化妆品原料监管、上市前准入以及上市后的不良反应的监管都有较为完备的制度。我国企业自我监管力度较差，同时对化妆品的原材料以及上市前监管、不良反应的检测等程序与发达国家之间存在一定的差距，需借鉴国外先进模式，根据外部市场和环境的变化对国家化妆品监管政策做出调整。一是健全化妆品监管法规体系，建成以《化妆品监督管理条例》为核心，行政法规、部门规章、规范性文件和技术指南相辅相成的化妆品监管法规体系。二是构建化妆品标准体系，完善标准管理体系，协调组建化妆品标准化技术委员会和分技术委员会，加强标准化管理，推进标准提高行动计划，逐步完成技术规范向国家标准转化，启动急需急用标准的制修订。

二、加强上市前的风险监测和评估，完善上市备案制度

美国《2022 化妆品监管现代化法案》（*Modernization of Cosmetics Regulation Act of 2022*，简称 MoCRA），对 FDCA 增加了第 608 节的要求，责任人确保并保留支持性证据记录，以证明化妆品是“安全的”，并制定了在美国市场销售的产品必须符合的安全标准。没有充分安全证据的化妆品将依据 FDCA 第 601 节被视为掺假。在欧盟，企业是化妆品质量安全的第一责任人。根据（EC）1223/2009 第 10 条的规定，在化妆品上市前，化妆品生产企业要评估化妆品成品及其所有原料的安全，形成化妆品安全报告（cosmetics product safety report ，CPSR）。

欧盟地区对上市前的化妆品主要实行备案制度。相关负责人不仅要保证该产品在上市前已进行过相关的安全性评估，还要向欧盟委员会上报该产品相关负责人的联系方式、产品名称、所属类别、特殊标识和该产品的来源国、上市国及产品的使用方式、不涉及商业秘密的配方信息，甚至还要包括使用该产品过程中可能出现的问题及应采取的措施，用于市场监管及市场经济评价❶。2023 年 8 月 7 日，美国食品药品管理局（FDA）根据《2022 化妆品监管现代化法案》（MoCRA）的规定，发布了《化妆品设施注册和产品清单的指南草案》。MoCRA 颁布之前，化妆品的工厂注册和产品注册都是自愿的，但新增加的第 607 节要求，化妆品生产企业需向 FDA 注册化妆品工厂、产品及对应的成分清单。

由此可见，欧美对化妆品上市前的备案越来越重视，我国可借鉴国外的经验，完善化妆品的市场准入制度，可成立相应的化妆品安全性评估委员会，在化妆品上市之前请专家对产品进行盲审，在保证公平、公正、专业的前提下对化妆品的安全性进行评估，希望国家在制定相关政策和标准的过程中，充分考虑评估专家对化妆品安全性评估的结果，以保证政策制定的有效性和科学性。

三、完善上市后化妆品不良反应监测和报告制度

欧盟建立了比较完善的化妆品监管体制，对有关化妆品的不良反应和严重不良反应的规定很清晰，遵循的基本规范是由欧洲化妆品协会（COLIPA）于 2005 年发布的化妆品不良事件报告管理指南，该指南介绍了化妆品不良反应/事件如何处理，对化妆品不良反应的监测管理、随访报告、数据分析和处理各种不良反应/事件中应当遵循的法律准则或规章制度等问题进行了全面的规定。

在化妆品不良反应报告方面，FDA 为报告人提供了在线、邮件、电话等多种不良反应报告途径，并在 FDA 网站上提供详细信息指导报告者如何进行填报；MoCRA 对化妆品不良反应有了进一步的要求，新增了“责任人”与“严重不良反

---

❶ 顾亚杰，成洁，翁开源. 欧美化妆品监管体系的研究以及对我国的启示[J]. 广州化工，2017，45（06）：45-47.

应”的定义以及对不良事件记录和严重不良反应强制报告制度的要求。欧盟委员会、化妆品行业协会通过制定化妆品不良反应报告指南，促进欧盟内化妆品不良反应报告的管理和在向主管部门上报严重不良反应方面实施统一的流程，并且建立了针对非严重不良反应/事件的自愿上报制度；日本同样通过邮寄、传真、电话、在线上报等方式进行化妆品不良反应的报告。我国的不良反应报告主要通过国家化妆品不良反应监测系统收集，来源多为医疗机构报告。《化妆品监督管理条例》对化妆品注册人、备案人、受托生产企业、医疗机构、个人等报告不良反应有明确规定，加强各报告主体不良反应报告的收集上报仍需进一步推进。

我国可借鉴国际经验，丰富不良反应报告途径，进一步提升报告的便捷性；发布相关指南文件，加强对消费者、企业、医护人员等报告化妆品不良反应的指导；利用行业协会的力量，促进化妆品企业更好地履行报告义务。多措并举加强消费者、企业、医护人员等各方报告化妆品不良反应的意识和对报告表填写的了解，促进报告数量和质量的提升，推进《化妆品监督管理条例》落实。

四、加强技术支撑，提升化妆品监管水平

(1) 建立化妆品信息化监管平台

从监管体系来看，各国大多采用政府部门主管、行业协会协助的方式，与我国不同的是，国外政府部门或行业协会会建立信息化监管平台。如美国个人护理产品协会（PCPC）建立了 On-Line info Base，为 PCPC 成员提供化妆品有关成分和技术报告以及最新数据资料等；欧盟创建化妆品通报门户（CPNP），产品负责人在产品上市前通过该系统提交产品相关信息，CPNP 以电子形式提供信息给主管当局和欧盟国家设立的毒物中心或类似机构；欧盟还建立了欧洲化妆品市场监督机构（PEMSAC）平台，为各成员国共享信息提供交流平台，促进合作等。信息化已成为社会发展的大趋势，信息化监管在数据处理分析、管理的综合性与智能化上有着巨大的优势，但我国现阶段仍无国家层面上统一的信息化监管平台。

因此，我国可先建立地方信息化监管平台，进行试点工作。由地方到国家层面，最终打破地域限制，构建一体化、标准化的全国层面的政府部门、行业协会、企业多方联动的平台。也可由政府出资、行业协会建立，以电子的形式提供信息给化妆品监管部门，提供一个升级的化妆品信息交流平台。

(2) 完善化妆品原料监管，加强安全评估

2006 年，欧盟已建立起全世界最严格的原材料管理法规，即 REACH 法规。该法规将在欧盟市场上出现的年产量或进口量超过 1 万吨的化学物质的注册、评估、授权与限制等事项一并纳入欧盟统一监管体系。欧盟（EC）1223/2009 法规中明确列出了禁止使用物质，同时还指出管制及允许使用的物质必须满足化妆品及个人护理产品成分的相关要求方可投入使用。美国在 FDA 的法规里明确禁止 14 种化妆品原材料的使用，除此之外美国对色素的监管相对严格，色素添加剂的使用须

经色素认证部门登记或认证。

目前，我国原材料信息收录于《已使用化妆品原料目录（2021 年版）》，但是原材料的安全信息不足，有些类别原料定义不清，所包含的具体原料也不清，难以针对性地开展安全评估。因此，加强化妆品原料安全信息采集，建立化妆品原料安全信息库，以实现监管部门、原料企业和化妆品生产企业信息互通，更好地服务化妆品企业，保障化妆品原料合规、安全和可追溯。

国际上化妆品原料安全管理制度和框架大多以风险评估为基本技术手段。在美国，由 FDA 支持、PCPC 出资成立的 CIR 是独立于政府和企业的第三方机构，负责化妆品原料安全性的评估。CIR 以开放，无偏见和专业的方式审查和评估化妆品中成分的安全性，供 FDA 市场监督时参考。在欧盟，SCSS 为欧盟委员会的独立风险评估机构，会对化妆品原料进行评估并在此基础上对化妆品原料禁用、限用、准用目录的修改向欧盟委员会提供意见。

目前，我国的化妆品原料安全评估能力有待提升，在搭建化妆品原料安全评估技术交流平台，完善化妆品原料标准、安全评估等制度建设的基础上，可借鉴欧美经验，通过设立专业性评审和监管组织，对化妆品原料安全与风险进行评估，进而制定并及时更新已使用的化妆品原料目录和禁止使用的化妆品原料目录，实现源头监管。

五、引入化妆品行业协会或第三方机构参与技术监督

(1) 引导化妆品行业协会参与技术监督

从职能来看，大多国外行业协会都参与协助国家相关监管机构进行技术监管，如美国个人护理产品协会（PCPC）成立专家小组评估化妆品成分的安全性；欧洲化妆品协会（CE）对可替代动物实验的体外实验方法加以评估；日本香精香料协会（JFFMA）下设的安全小组委员会会与厚生劳动省合作，对政府指定的对健康有害的化妆品成分进行安全评估等。而我国目前行业协会的职能主要还是体现在“上传下达”上，即协助政府部门指导企业执行法规，向政府部门反映行业诉求等。

因此，我国可以借鉴国外经验，充分发挥行业协会的引领作用以及技术监督的职能。行业协会可以制定化妆品相关技术标准、与政府合作开展化妆品的安全评估、承担部分化妆品检验等技术工作，既能大大减轻政府部门的工作负担，提高其工作效率，同时又能通过社会共治让化妆品监管更为全面，确保产品安全。

(2) 引入独立或第三方机构参与化妆品的安全评估

各国对化妆品原料、产品的安全评估一般是由企业自行开展，企业对化妆品的安全性负主要责任，然而其他国家的独立或第三方机构在化妆品安全评估的工作上也发挥了巨大的作用。在美国，由 FDA 支持、PCPC 出资成立的 CIR 是独立于政府和企业的第三方机构，负责化妆品原料安全性的评估。CIR 以开放、无偏见和专业的方式审查和评估化妆品中成分的安全性，供 FDA 市场监督时参考。在欧盟，

SCSS为欧盟委员会的独立风险评估机构，会对化妆品原料进行评估并在此基础上对化妆品原料禁用、限用、准用目录的修改向欧盟委员会提供意见。

因此，我国化妆品监管部门可以支持化妆品相关行业协会出资成立第三方机构或建立独立机构来负责原料安全性的评估或对已经批准、备案的化妆品原料进行安全性再评价。NMPA在化妆品成分安全性评估中可以充分考虑独立或第三方机构的建议，进而制定并及时更新已使用的化妆品原料目录和禁止使用的化妆品原料目录。